APPLICATIONS

DE

LA GYMNASTIQUE

MEAUX. — IMPRIMERIE JULES CARRO.

APPLICATIONS

DE LA

GYMNASTIQUE

A LA GUÉRISON DE QUELQUES MALADIES

AVEC DES OBSERVATIONS SUR

L'ENSEIGNEMENT ACTUEL DE LA GYMNASTIQUE

PAR

NAPOLÉON LAISNÉ

PROFESSEUR DE GYMNASTIQUE A L'HOPITAL DES ENFANTS MALADES, etc. etc.

Que les tendres mères l'apprennent, que les pères prudents se le disent sans cesse : c'est mutiler l'homme et lui préparer bien des douleurs, bien des faiblesses et bien des vices, que de ne point améliorer son corps, en le cultivant avec le soin qu'on met à cultiver son esprit.

BARTHÉLEMY SAINT-HILAIRE,
Membre de l'Institut, 1850.

PARIS

LIBRAIRIE DE LOUIS LECLERC

Rue de l'École-de-Médecine, 14

1865

A MON AMI

M. LE DOCTEUR BLACHE

Ex-Médecin de l'Hôpital des Enfants,

MEMBRE DE L'ACADÉMIE IMPÉRIALE DE MÉDECINE

Officier de la Légion-d'Honneur

MÉDECIN CONSULTANT DE LA MAISON IMPÉRIALE-NAPOLÉON DE SAINT-DENIS
ET DE L'INSTITUTION IMPÉRIALE DES JEUNES AVEUGLES, ETC., ETC.

QUI, PAR LA SÉDUISANTE AMÉNITÉ DE SES MANIÈRES,
PAR L'EXQUISE SENSIBILITÉ DE SON COEUR,
ÉTAIT LE MÉDECIN NÉ DE L'ENFANCE,
COMME IL FUT DE TOUT TEMPS
LE ZÉLÉ ET SYMPATHIQUE PROTECTEUR DE NOS EFFORTS,

DÉDIÉ COMME UN FAIBLE TÉMOIGNAGE
DE DÉVOUEMENT ET DE PROFONDE ESTIME.

NAPOLÉON LAISNÉ.

AVERTISSEMENT

Avant d'entreprendre cette tâche, toujours difficile à bien remplir, qu'on appelle une préface, je tiens à faire trois déclarations, que je crois utiles, pour établir dans toute leur intégrité, les sentiments qui m'ont dicté cet ouvrage.

1°

Je n'ai j'amais pris sous ma responsabilité propre le traitement d'une maladie quelconque, et je n'ai jamais agi que quand le malade m'a été confié par son docteur.

2°

Pour ne pas m'attirer le reproche de vanité

ou d'orgueil déplacé, je me suis défendu en tout temps, et même après avoir obtenu des succès assez remarquables, de me croire d'une capacité particulière. Loin de là ; j'ai toujours regretté de ne pas être plus avancé dans la connaissance de mon art, et j'ai toujours été dominé par cette idée, que, si j'avais été plus favorisé par les circonstances, j'aurais pu rendre de plus grands services.

3°

En dernier lieu, je déclare n'être animé, dans mes observations, par aucune malveillance envers qui que ce soit ; mais je crois être aujourd'hui assez expérimenté pour connaître le mal que je signale, et je n'ai qu'un seul désir, une seule pensée, c'est de contribuer à le guérir.

Ceci dit, je me hasarde à soumettre au public l'ouvrage qui suit, le recommandant à son attention et à sa bienveillance.

PRÉFACE.

Lorsque j'ai pris la résolution de composer ce livre, je me sentis fort embarrassé pour ne pas sortir de ma mission de professeur de gymnastique, tout en rapportant les résultats remarquables obtenus par l'application de la gymnastique à quelques maladies.

Mais, après réflexion, cette tâche, quoique délicate et assez compliquée, ne m'a pas paru insurmontable. Je me dis pour me rassurer, que je ne l'accomplissais qu'après avoir passé par une pratique constante de la gymnastique. Ainsi, je l'ai professée ou pratiquée pendant neuf années comme militaire ; dix années comme professeur au Couvent des Oiseaux ; vingt-cinq ans, comme directeur des gymnases des Lycées ; dix-huit ans des mêmes fonctions à l'École polytechnique ; et dix-huit années de pratique dans les hôpitaux, etc.

Ces fonctions diverses m'ont amené successivement à puiser dans la gymnastique générale les ressources thérapeutiques, qui me sont venues tant de fois en aide, et j'ai dû en faire des applications aussi étendues que variées.

Nos efforts ont été constatés authentiquement dans les hôpitaux ; mais si nos notes quotidiennes n'étaient pas tenues dans un parfait état de netteté, j'aurais moi-même, aujourd'hui, quelque peine à croire que nous ayons pu, dans un temps si court, supporter tant de fatigues et suffire à tant d'occupations. J'extrais de nos états de fin d'année quelques relevés exacts, qui donneront une plus juste idée de ce que j'avance ici. En 1854, et complètement en dehors de notre service ordinaire dans les hôpitaux (1), nous avons donné à l'Hôpital des Enfants malades, ainsi qu'à celui de Sainte-Eugénie, aux infortunés qui nous ont été recom-

(1) Le service ordinaire des hôpitaux consiste à donner aux enfants de chaque sexe trois séances d'une heure et demie chacune par semaine, et à tous les enfants, femmes ou hommes, qui peuvent venir prendre part à nos exercices.

mandés d'une façon toute particulière par MM. les docteurs, *cinq cent seize séances* d'exercices, massages et frictions, à un ou plusieurs enfants à la fois. Je fus donc naturellement obligé de faire *mille trente-deux courses* pour aller et venir. En 1855, *trois cent trente-trois séances*, et *six cent soixante-six courses*. Enfin, en 1856, *cinq cent trente-quatre séances* et *mille soixante-huit courses*. Rien ne serait plus facile que de prouver l'exactitude de ces chiffres. Je prends bien entendu les trois années pendant lesquelles nous avons été le plus occupé de cette façon.

Je dois ici au nom de l'humanité, des remercîments tout particuliers, à M. Poulin, professeur de gymnastiqne dans les Lycées, pour le concours désintéressé, qu'il nous a prêté tant de fois à l'Hôpital des Enfants, et même en ville chez des familles malheureuses, quand nous étions par trop surchargé de besogne. Je dois aussi des remerciments à M. Banié qui, bien que étant venu plus tard, nous a aussi prêté son concours désintéressé en plus d'une circonstance.

Ces énergiques concours ne nous auraient pas encore permis d'accomplir tant de travaux, si les moyens que nous employons dans les hôpitaux pour exercer jusqu'à cent enfants à la fois, ne nous étaient pas venus en aide.

Voici en deux mots comment sont exercés les enfants dans ces maisons de charité.

Nous faisons autant de pelotons qu'il y a de fois douze à quinze enfants présents ; nous nommons des chefs de classe pris parmi les plus intelligents, mais surtout parmi les plus dévoués et les mieux disciplinés. Ces petits chefs portent un signe qui les distinguent des autres enfants. Nous leur donnons, toutes les semaines une petite récompense, et je puis dire qu'ils rendent de véritables services ; il n'est pas rare d'en rencontrer qui ne le céderaient en rien à beaucoup de professeurs, aussi bien pour la manière dont ils tiennent leur peloton, que pour démontrer les exercices. Les filles surtout nous donnent beaucoup de satisfaction dans ce genre d'emplois ; nous en avons eu à l'Hôpital des Enfants, qui, après s'être dévouées pendant six ans à ces fonctions, sont sorties guéries, emportant une somme de *cent cinquante francs*, résultant de toutes les petites récompenses qu'elles avaient reçues, pour leur dévouement constant envers leurs petites compagnes.

En résumé, voilà ce que j'ai fait depuis trente ans

tout à l'heure, et ce n'est qu'après avoir pratiqué et appliqué la gymnastique à peu près sous toutes les formes, que j'ai cru pouvoir tenter de publier quelque chose sur ce sujet, et de proposer des améliorations.

D'abord il y a lieu d'être étonné de la protection équivoque qu'on semble accorder à la gymnastique, aussi bien que des faux jugements dont elle est si constamment victime.

Je ne veux pas revenir sur les dispositions du règlement de 1854, qui, soi-disant, avait été fait pour étendre l'enseignement de la gymnastique dans les Lycées de l'État. J'ajouterai seulement que, depuis l'apparition de ce règlement, non-seulement la gymnastique a perdu une grande partie de son importance auprès du public, parce qu'elle a été soumise au seul régime militaire, mais elle a perdu davantage encore sous le rapport moral, depuis qu'il a été décidé, par un article spécial de ce règlement, que des militaire sortis du service seraient des maîtres remplissant suffisamment les conditions nécessaires pour enseigner cet art.

Je m'explique sur la question morale, et je dis qu'avant la publication du règlement, un professeur civil avait encore une considération relative à son mérite, pour la gymnastique ordinaire ; mais, depuis ce moment, convaincu comme on l'est que toutes les gymnastiques se ressemblent, cette considération, si elle n'est pas complétement détruite, est du moins beaucoup diminuée. Je me suis trouvé moi-même, et plus d'une fois, à même de pouvoir juger de cet effet fâcheux, dans des circonstances où, par mes services antérieurs, j'avais tout droit de compter sur une plus juste protection. Mais la bienséance m'impose ici de ne rien dire de ces regrettables incidents.

Comme on le voit, c'est une grave imprévoyance d'avoir confié à la discrétion du premier venu l'enseignement d'un art qui touche à tant de points délicats : perfectionner l'être humain dans ses formes, dans sa tenue, dans sa santé, tout en augmentant d'une façon certaine le développement de toutes les autres facultés.

Ces imperfections de l'enseignement font qu'en général les parents, attirés par les merveilles de quelques Pédotribes, mènent leurs enfants au gymnase, non pas dans l'espérance qu'ils y seront exercés comme ils devraient l'être, mais bien pour leur procurer une simple récréation. Il s'ensuit que, si les enfants ne s'y amusent pas, ils n'y retournent plus ; et c'est pour éviter ces défaites, que tant de professeurs improvisés mettent à profit tout ce qui peut amuser leurs clients, ou paraître extraordinaire à des juges peu éclairés.

Aussi les directeurs de gymnases naissent et se produisent avec plus de facilité qu'il n'en faut pour se mettre à la tête d'une industrie quelconque, même la plus simple.

J'ajoute que l'absence d'une idée de surveillance quelconque de ces établissements fait qu'on ne leur accorde pas même la faveur qu'ont les établissements acrobatiques, d'être soumis à une enquête lorsqu'il arrive quelque malheur.

Il y a eu, vers la fin de l'année 1863, un exemple frappant de cette négligence. Dans un de ces établissements, un jeune homme fort et vigoureux s'était souvent fait remarquer par ses dispositions excentriques, comme dans le corps des sapeurs-pompiers, auquel il appartenait. Une fois libéré du service, il fut admis, comme professeur de gymnastique civile, dans un établissement que je ne veux pas nommer. Mais le chef, au lieu de chercher à calmer cet homme, pour son bien et pour celui de tous ses élèves, encourageait ses excentricités, qu'il augmentait au fur et à mesure qu'il y réussissait mieux ;

mais un jour où, à la suite d'un tour de force mal calculé, ce malheureux tomba sur la tête, se rompit la moëlle épinière, et fut porté dans ce triste état dans un hôpital où il expira quelque temps après. Personne ne pensa le moins du monde à s'informer comment et de quelle façon ce triste accident était arrivé. Il est bien certain que, si cela s'était passé à l'Hippodrome, une enquête aurait eu lieu sur-le-champ.

Toutes ces lacunes et ces négligences n'empêchent pas que la gymnastique ne soit une des nécessités impérieuses de nos jours. Le besoin d'exercices nous entraîne comme malgré nous vers les lieux où nous pouvons nous y livrer, et les parents, comme pour réparer une faute dont ils se sentent avoir été victimes, commettent une faute aussi et livrent, dans un âge beaucoup trop précoce, leurs enfants à une gymnastique qui n'est point encore faite pour eux. Cet abus amènera d'ici à peu de temps, si l'on n'y met obstacle, des résultats pernicieux.

Je ne voudrais point passer en revue tous les ouvrages plus ou moins développés qui traitent de la gymnastique ; mais je puis dire que ces méthodes, en général, ne renferment que des notions élémentaires bien plus appropriées à une simple satisfaction de lecture, qu'à une pratique sérieuse, comme il le faudrait, pour le sujet qu'ils traitent. Plusieurs même, bien que décorés de titres scientifiques, contiennent des erreurs qui ne sont pas sans gravité. Ici je ne demande pas qu'on s'en rapporte à mon jugement personnel pour faire cette observation ; la vue seule de certaines poses dans les figures, qu'on donne pour exemples, est plus démonstrative que toutes les critiques qu'on pourrait justement en faire.

Je ne veux pas prétendre par là que personne ne fasse bien en matière de gymnastique ; et ce dénigrement d'autrui n'est nullement dans mon caractère. J'affirme seulement que la grande majorité de ceux qui s'occupent d'enseigner la gymnastique n'ont pas fait d'études suffisantes, et ils le laissent bien voir par les moyens si restreints qu'ils emploient dans leur pratique.

Je prie mes lecteurs de me permettre de citer un ou deux faits, qui pourront donner une idée de la confiance extrême, mais trop justifiée, de certains praticiens.

M. Clias, le professeur de gymnastique, dont je suis loin, d'ailleurs, de contester le mérite, constate d'une façon très-détaillée, dans l'ouvrage qu'il a publié en 1819 (*Gymnastique élémentaire*, page 11), un résultat obtenu par l'emploi de sa méthode appliquée, par lui-même, sur un enfant qu'il a traité et guéri en 1815. Puis M. Clias, dans un second ouvrage qu'il publia en 1842 (*Somascétique naturelle*, p. 52), c'est-à-dire vingt-trois ans plus tard, reproduit, mot par mot, sans même rien changer à la forme du style, le même résultat déjà constaté depuis vingt-trois années. Dans ce long intervalle n'avait-il donc rien appris de nouveau? Et ses longs voyages pour propager ses théories et ses pratiques ne lui avaient-ils donc rien fourni ? Pouvait-il juger sa méthode d'après un seul succès? Un fait isolé prouve-t-il ici quelque chose plus que dans toute autre matière ? On conviendra qu'il faut être doué d'une grande confiance en soi, pour se trouver satisfait d'un aussi mince résultat.

Voici un autre fait qui, bien que peu important, vu la position très-obscure de la personne dont il s'agit, n'en a pas moins un certain intérêt.

En 1858, une grande et forte fille, qui avait été exercée à titre d'élève-professeur, dans un gymnase de la rive gauche de la Seine, s'est présentée à l'Hôpital des Enfants, pour suivre nos cours, afin de se rendre plus habile dans la profession qu'elle voulait embrasser. Nous la reçûmes avec toute la sympathie que notre mission nous impose dans les hôpitaux; mais nous ne tardâmes pas à reconnaître que l'éducation gymnastique de cette pauvre fille avait été dirigée d'une façon bien insuffisante : tous ses mouvements étaient d'une excessive brusquerie, et sans la moindre coordination. Elle suivit assiduement nos cours pendant cinq ou six mois. Mais à peine commençait-elle à se familiariser avec les principales règles, que l'ambition s'empara d'elle; elle nous quitta, et notre surprise fut grande, lorsque, peu de temps après, nous reçûmes un prospectus, annonçant que Mlle ***, élève-professeur de gymnastique des hôpitaux, se chargeait d'enseigner cet art dans les maisons d'éducation. Le prospectus ajoutait même qu'elle employait des procédés tout spéciaux pour combattre les difformités. Je n'adressai à cette jeune fille aucune critique; mais je me trouvai très-satisfait, quand elle abandonna, peu de temps après, la profession qu'elle n'avait fait qu'effleurer; elle se maria et n'exerça plus, sauf de rares exceptions.

Voilà comment se forment en général les professeurs de gymnastique.

Ceci m'amène à exprimer le regret de n'avoir pu

former, comme je l'ai toujours désiré, quelques élèves laborieux, qui auraient contribué à étendre sur une plus large échelle les méthodes que nous avons été contraint de restreindre, d'après nos propres ressources. Je ne crains pas de me rendre ce témoignage, que j'ai tenté plus d'un essai pour qu'il en fût autrement ; et je crains encore moins d'ajouter, que j'ai dû plusieurs fois faire des sacrifices énormes, et je les regrette d'autant plus que, au lieu de produire le fruit que j'en attendais, ils ont plutôt concouru à empêcher que l'arbre ne les produisît.

Je suis cependant heureux de pouvoir faire une exception concernant Mlle Clémentine Lebègue. Si je réussis une seconde fois à former une jeune élève qui suit nos cours déjà depuis deux ans, Mlle Louise Lefranc, mais sur laquelle je ne puis encore porter aucun jugement définitif, puisqu'elle atteint à peine sa seizième année, je saurai me contenter de ces deux résultats. Ma résignation sera même d'autant plus facile qu'ils auront réussi au profit du sexe qui mérite le plus de sympathiques secours.

Il est bien clair que je n'entends parler que de la gymnastique destinée à soulager les maux de l'humanité.

Ici, on élèvera sans doute une question essentielle, et l'on ne manquera pas de se demander, ce qu'il faut faire en faveur des enfants et comment on doit les exercer, pour que la gymnastique leur soit le plus profitable possible. Aussi, je crois devoir entrer dans quelques explications pratiques, que mon expérience me permet de donner avec pleine assurance.

Je vais traiter d'abord de la gradation des exercices généraux, appliqués aux constitutions normales, depuis l'enfance jusqu'à l'âge mûr.

A partir du jour où les enfants commencent à marcher librement et jusqu'à l'âge de quatre ou cinq ans, je voudrais qu'on ne leur demandât que des exercices d'une simplicité qui répondraient à leur faible intelligence. Par exemple, rouler une brouette peu chargée, lancer des balles légères, abattre des quilles, courir après un ballon qu'on lancerait légèrement devant eux, tirer de petits charriots peu pesants, porter des petits seaux remplis de sable, dans chaque main, etc., etc. On ne leur demanderait non plus aucune application à des jeux qui pourraient les embarrasser. C'est une manie fâcheuse de donner des jeux compliqués à des enfants qui sont trop jeunes pour en comprendre le mécanisme; ces jeux-là les excitent et les impatientent, plutôt qu'ils ne les amusent. On peut ajouter que cette imprévoyance a pour effet de dégoûter peu à peu les enfants, au point qu'ils n'éprouvent plus aucun besoin de se servir de tous ces joujoux ingénieux, dans un temps où ces mêmes divertissements devraient être le principal sujet de toutes leurs récréations.

Je voudrais encore que, pendant cet âge, les enfants fussent frottés et frictionnés légèrement à nu, sur tout le corps, au moins deux fois par jour, et qu'ils fussent soumis une fois à un lavage général à l'eau tiède; je dis tiède, afin d'éviter que les personnes peu initiées à la manière d'appliquer l'eau froide, soient exposées à commettre des erreurs au préjudice de la santé des enfants. Voici, pour confirmer cette recommandation, un passage consigné par M. le docteur Thiriat, dans un ouvrage qu'il a traduit de l'anglais en 1784, page 12 de la préface :

« Je me suis élevé contre l'usage trop généralement répandu des bains froids, dans lesquels on » jette les enfants, sans aucun discernement et sans » souci des conséquences. M. Underwood, qui paraît les autoriser, balance, et avoue enfin que, si » l'eau du bain n'était pas tout à fait froide, le bain » n'en serait pas moins utile. »

Voici également une citation du même auteur, qui est encore propre à appuyer ce que j'ai dit plus haut au sujet des frictions, page 466.

« Un autre exercice convenable à ce très-jeune » âge et qui lui devient de la plus grande utilité, » c'est de frotter les enfants avec la main. On le fera » partout, au moins deux fois par jour, lorsqu'on les » habille et les déshabille. »

Je voudrais aussi qu'ils fussent habitués, dès cet âge, à se nettoyer et à se laver eux-mêmes. Il est souvent pénible de voir le peu d'attention que les parents apportent à ces premiers essais de propreté, qui passeraient si facilement à l'état d'habitude, et qui apporteraient à toute la constitution un très-utile bien-être, au moral non moins qu'au physique. A cet âge, les enfants n'ont encore besoin que d'une grande liberté des mouvements qui leur sont naturels. Aussi l'on ne comprend pas pourquoi les familles qui ont de vastes salons, servant toujours si rarement, n'ont pas au moins une pièce semblable pour les récréations des enfants, qui en profiteraient d'un bout de l'année à l'autre, d'une façon si heureuse et si facile pour tout le monde.

Enfin les enfants de cet âge n'ont pas plus besoin

d'être menés dans les gymnases que dans les spectacles.

Je passe à ceux de cinq ans, jusqu'à huit ou neuf ans.

Tout en continuant les mêmes soins que j'ai conseillés ci-dessus, je voudrais que les enfants, devenant progressivement plus âgés, apprissent à se servir graduellement de tous les jeux de leur âge. On commencerait par leur montrer les plus simples, et on ne leur en donnerait qu'un seul à la fois, qu'ils garderaient jusqu'à ce qu'ils sussent parfaitement s'en servir, avant d'en essayer un nouveau. Je voudrais dès cet âge qu'ils fussent exercés, sous forme de récréations, à beaucoup d'exercices d'une grande utilité, tels que des courses et des sauts. Les courses devraient être peu longues et sans lutte. Quant aux sauts, ils ont une tout autre importance que celle qu'on leur accorde ordinairement ; car on doit dire que, s'il était possible de faire un relevé des accidents provoqués par les enfants qui se livrent à ces exercices, sans savoir ce qu'il font, on ne tarderait pas à leur enseigner cet exercice avec les mêmes soins qu'on met pour leur apprendre à lire. La natation serait aussi un excellent exercice et doublement salutaire à cet âge. En un mot, on peut leur enseigner tous les exercices d'adresse qui ne provoquent aucune violence ni aucun développement de force prématurée.

Viennent ensuite les enfants de neuf ans à douze ans.

On répéterait d'abord pour eux tout ce qui vient d'être indiqué ci-dessus, en s'arrêtant plus sérieusement aux principes de chaque jeu ou exercice. Les marches un peu soutenues par petits pelotons, et toutes espèces de mouvements et petites manœuvres exécutés en marchant et en bon ordre, seraient d'excellents exercices pour habituer ces enfants à la discipline, avec beaucoup de profit pour leur santé. Il serait encore prudent de ne faire exécuter à cet âge que des courses sans violence et de très-peu de durée. Les luttes, quel qu'en fût le genre, ne doivent pas être pratiquées par ces enfants, à moins qu'elles n'aient pour objet un acte d'adresse, qui n'exigerait l'emploi d'aucune force au-dessus de leurs moyens.

On sait que, jusqu'à cet âge, les enfants ont un besoin de mouvements qu'on ne peut comprimer qu'en portant atteinte à l'œuvre même de la nature. Un autre point sur lequel j'insiste très-fortement, c'est que tous les mouvements provoqués par des jeux et des exercices devraient être dirigés vers un but utile, et je profite de l'occasion pour dire, qu'il ne faut pas accepter aussi légèrement qu'on le fait d'ordinaire, l'idée qu'il est indifférent qu'un enfant se livre à un jeu ou à un autre, pourvu qu'il s'y livre.

Voici à ce sujet quelques observations pleines d'autorité, qui ne peuvent être mieux placées qu'ici ; elles sont extraites du livre de Locke, traduit en 1737 ; on y trouve page 376.

« Comme l'on doit toujours tourner l'humeur » agissante des enfants vers quelque objet qui » puisse leur être utile, on peut ici avoir égard à » deux sortes d'utilité. Il faut considérer, en pre- » mier lieu, si l'habileté qu'on acquiert, par l'exer- » cice, est estimable en elle-même. Cela posé, les » langues et les sciences, ne sont pas les seules » choses dignes de l'application des hommes : l'art » de peindre, de tourner, de jardiner, de tremper » le fer, et de le travailler, en un mot, tous les arts » utiles à la société, méritent aussi qu'on s'y rende » habiles. »

Voici encore un passage du même auteur ; il est extrait de la page 45.

« Nous sommes généralement assez avisés pour

» songer à discipliner les animaux dans le temps » qu'ils sont fort jeunes, et à dresser de bonne heure » toute autre créature de cet ordre que nous vou- » lons employer à notre usage. Nous ne manquons » en ce point qu'à l'égard des créatures que nous » mettons au monde. »

Enfin, voici un dernier passage extrait de la page 381 :

« Les divertissements ne sont pas destinés pour » des gens qui vivent sans rien faire, et qui ne sont » pas fatigués et épuisés par l'exercice de leurs em- » plois. Pour mettre à profit nos divertissements, le » grand secret serait d'employer nos heures de ré- « création de telle sorte, que le divertissement servît » à nous délasser, en faisant pourtant des choses » qui, outre le plaisir et le rafraîchissement présent, » nous procurassent quelque utilité pour l'avenir. »

Je fais une autre classe des enfants de douze à seize ans. Pendant cet espace de temps, on devra, avec une sage gradation, augmenter l'énergie des jeux et des exercices. Mais, comme c'est pendant cet espace de temps que la nature opère ordinairement son plus grand développement, il faut encore éviter tous les exercices qui exigeraient un développement de force trop soutenu, ou d'une trop grande puissance. Il ne serait pas même plus prudent d'en agir autrement, même avec les jeunes gens qui, à cet âge, seraient doués d'une force prématurée. C'est surtout à ce moment qu'il faut éviter la pratique de tous ces exercices qui portent les jeunes gens, animés du désir de briller, à faire des efforts très-nuisibles au développement régulier de leur être; il y en a d'autres à l'infini qu'ils peuvent pratiquer avec grand avantage et sans aucun inconvénient.

Voici encore, pour mieux justifier la prudence que je recommande, un passage extrait du livre de M. Sabatthier, publié en 1772, page 291; il prouvera que de tout temps la nature a toujours conservé ses droits.

En parlant des exercices du corps chez les anciens, M. Sabatthier dit : « Il était rare de rencontrer des athlètes d'une constitution si heureuse que, après s'être signalés dès leur plus tendre jeunesse dans les combats gymniques, ils fussent en état d'y recueillir la même gloire, lorsqu'ils entraient en société de gymnastique avec les hommes faits.

» Aristote assure que, parmi les Olympioniques (les vainqueurs à Olympie), à peine en pouvait-on

» compter deux ou trois à qui la nature eût accordé » un pareil avantage. La raison qu'en allègue ce » philosophe, c'est que la violence des exercices » auxquels on accoutumait ces enfants, leur faisait » acquérir une vigueur prématurée, qui s'énervait » dans la suite, et ne pouvait les accompagner jus- » qu'à la jeunesse et l'âge viril. C'est pourquoi il » voulait que l'on proportionnât aux forces des » jeunes gens les exercices qui faisaient partie de » leur éducation, et que l'on eût grand soin de ne » rien outrer sur cet article. Les Éléens étaient en- » trés dans ces vues dès la trente-huitième Olym- » piade, après laquelle, suivant Pausanias, ils ces- » sèrent de proposer des prix pour le pentathle, en » faveur des enfants ; et le Lacédémonien Eutéli- » das fut le seul athlète de cette espèce, qui reçut » la couronne d'olivier sauvage. »

En ce genre, voici un second passage non moins intéressant ; il est extrait de la gymnastique médicinale et chirurgicale du docteur Tissot, publiée en 1780, page 131.

« Quant à l'âge, un jeune homme et un vieillard » supportent plus facilement telle espèce d'exercice » actif qu'un homme dans l'âge de la maturité, qui » n'est point accoutumé au mouvement et au tra-

» vail. Cependant, les jeunes gens et les vieillards » doivent s'exercer moins violemment et moins long- » temps que les hommes faits. La raison en est que » tous ceux qui prennent, avant le temps, des exer- » cices qui ne sont pas faits pour leur âge, vieil- » lissent et tombent dans une rigidité prématurée. »

La danse serait un excellent exercice à faire pratiquer pendant cette période, de douze à seize ans, ainsi que l'équitation.

Je vais maintenant parler d'un exercice spécial d'une très-haute importance ; mais je prévois, non sans peine, les difficultés qu'on devra vaincre pour la faire accepter, attendu qu'il n'a rien été fait de semblable par nos devanciers : c'est la vocifération, qu'il conviendrait mieux peut-être de nommer phonation. Comme je connais, dès longtemps, l'heureuse influence que le travail de la voix a exercée sur beaucoup de nos petits malades de l'Hôpital et en ville, je puis dire qu'on apporte trop peu d'attention au développement de cette partie essentielle de notre être.

Ces exercices compléteraient tous les autres d'une façon très-heureuse pour la santé, et ils ne seraient pas ceux qui présenteraient le moins d'attraits aux élèves. Ici, comme ailleurs, la vraie difficulté serait de trouver des gens de goût et de savoir, pour diriger les élèves. C'est une tâche assez délicate ; car il ne faudrait pas s'écarter beaucoup des principes pour commettre des erreurs qui détruiraient, en peu de temps, le bien qu'on voudrait faire.

La chose est assez sérieuse pour que je m'arrête un moment sur la manière de procéder.

On ne devrait d'abord y appliquer que des jeunes gens en état de santé normale, quoique en prenant les précautions sur lesquelles je vais m'étendre un peu, les jeunes gens d'une santé peu robuste pussent aussi s'y livrer sans danger.

Voici, d'une façon très-abrégée, les règles que je propose de suivre, assez analogues aux règles des écoles d'instruction dans l'armée.

Dans une grande salle, saine et bien aérée, où l'on aura placé tout d'abord un orgue d'une certaine puissance, et un métronome proportionné à cet usage, on réunira vingt, quarante, soixante, quatre-vingts ou cent élèves; ils seront mis en rangs, et de façon à ce qu'ils ne puissent se gêner entre eux. La tenue qu'ils devront observer, avant de commencer aucun exercice, sera celle-ci :

Les jambes et les cuisses seront un peu tendues sans les raidir, le corps sera bien assis sur les hanches, le ventre plus rentré que sorti ; les mains seront placées l'une sur l'autre devant le dos, leur face supérieure appuyée sur la partie lombaire, ni plus haut ni plus bas ; les épaules seront bien effacées, sans chercher à les porter en arrière, de façon à laisser à toute la partie thoracique la plus entière liberté de mouvements, la tête droite, et toute l'attitude bien régulière.

Cette tenue étant vérifiée, les élèves feront ensemble, à un signal donné, une inspiration aussi grande que possible, en laissant la poitrine se dilater et s'étendre en tous sens sans aucune contrainte. Pendant cette inspiration, on fera dire à l'orgue un son franc et des plus faciles à répéter, de façon que, pendant tout le temps de l'expiration, les élèves reproduisent ce son avec toute l'expression possible et sans aucun effort saccadé. Ici je ne veux hasarder aucune réflexion sur les organes qui concourent à la formation de la voix ; je sortirais de la mission que je me suis imposée ; mais je donnerai, à la fin de cet article, les savantes observations du docteur Londe, concernant les organes dont il est question en ce moment. Je me contenterai de dire, pour les personnes peu initiées à l'art de produire les sons, qu'il faut procéder comme si l'on voulait tirer le son de plus bas que le larynx, en agrandissant et en retirant en quelque sorte le pharynx en arrière, vers le bas, pour les sons graves, et en le remontant suivant que les notes seront plus élevées. On ouvre la bouche d'une façon proportionnée à la puissance et à la durée du son qu'on doit lancer. Cette première épreuve sera répétée plusieurs fois de suite. Dès le début, il sera facile de remarquer ceux des élèves qui n'auront pas su faire convenablement l'application des principes indiqués ci-dessus; car leur visage deviendra aussitôt rouge, et souvent pourpre, et la voix s'altèrera au lieu de s'harmoniser. Il faut toujours se rappeler que l'expression des sons n'a rien à demander au visage, quelqu'énergiques qu'ils soient, excepté bien entendu la bouche. Après quelques séances de quinze à vingt minutes de durée, on pourra, au lieu de faire entendre un son pendant l'expiration, en produire deux, trois, quatre et même cinq, et toujours suivant les procédés les plus faciles.

Lorsqu'on s'apercevra que les poumons et toute la partie thoracique se seront sensiblement fortifiés, on mettra le métronome en action, suivant un rhythme modéré; puis on répétera tout ce qui vient d'être dit, en marchant et en posant un pied à terre à chaque temps marqué par le métronome. Puis on changera de ton pour chacune de ces périodes, l'orgue accompagnant de temps à autre les élèves pour éviter qu'ils ne faussent.

Ces séances, pour être profitables, devront avoir lieu trois fois par semaine. Il est clair qu'on augmentera les difficultés suivant les progrès des élèves; et plus tard rien ne sera plus facile que d'établir des concours entre eux. Je cite un seul exemple. Supposons qu'on veuille faire un concours sur la résistance et l'expression de la voix. On place un certain nombre d'antagonistes sur une même ligne; on règle le mouvement du métronome sur lequel devra s'accorder la marche; puis on fixe, à deux, trois, ou quatre oscillations du métronome, le temps où l'on se préparera à une ample inspiration. Au moment indiqué, les antagonistes partent ensemble, en donnant à pleine voix les notes indiquées d'avance, et en changeant de ton à chaque pas. Dès qu'un élève cesse de pouvoir exprimer le ton, il s'arrête court à la place où il se trouve, et ainsi de suite pour les autres. Comme on le devine, il n'est pas difficile de connaître le plus résistant, qui ne sera pas toujours le plus robuste, mais bien celui qui aura mieux su mettre à profit ce qu'on lui aura enseigné jusque-là.

Ayant cultivé l'exercice de la voix dans beaucoup de circonstances assez difficiles, je ne puis pas avoir le moindre doute des résultats immenses que cette pratique procurerait, et j'affirme que la somme de bien qu'on en retirerait dépasserait en peu de temps tout ce qu'on aurait osé en espérer. Il est bien entendu que les deux sexes pourraient y être soumis indistinctement, ainsi que les adultes, en modifiant seulement les effets de cet enseignement, suivant les élèves sur lesquels on devrait les appliquer.

Voici, comme complément de ce que je viens de dire, les observations du docteur Londe (Charles), *Gymnastique médicale*, 1821, page 140 :

« Les effets primitifs des exercices de la voix, en » général, se portent d'abord directement sur l'ap- » pareil vocal (larynx et dépendances) ; et à cause » de la liaison intime qui existe entre la manifesta- » tion de la voix et l'accomplissement de la respira- » tion, ils se portent aussi sur les organes respira- » toires (poumon, trachée-artère et membrane mu- » queuse pulmonaire). Ces exercices appellent » donc l'action, la sensibilité, etc., dans les organes » de la respiration et de la voix. Celle-ci est rendue » plus forte, plus sonore, plus étendue, plus flexi- » ble par le jeu plus complet et plus répété des

» cordes vocales et des muscles intrinsèques du la- » rynx ; celle-là est rendue plus libre, plus accom- » plie, plus grande par les inspirations plus fré- » quentes et plus profondes, par les contractions » plus fortes et plus répétées du diaphragme.

» Les effets secondaires des exercices dont nous » traitons se portent sur l'appareil digestif, ainsi » que nous allons le démontrer : 1° Les contractions » plus fortes et plus souvent répétées du diaphragme » impriment aux viscères abdominaux des secousses » mécaniques continuelles qu'augmentent leur éner- » gie, fortifient leur structure, accélèrent leurs » fonctions, déterminent surtout la prompte absorp- » tion des substances alimentaires de dessus les » surfaces muqueuses ; 2° la salive, devenue plus » abondante, par le mouvement stimulant imprimé » aux glandes qui secrètent ce fluide, de la part des » muscles en action dans le voisinage de ces glan- » des, aide puissamment la digestion stomacale par » la propriété dissolvante de l'eau et stimulante des » différents sels de potasse et de soude qui entrent » dans sa composition ; 3° enfin, ne pourrait-on pas » encore, pour l'explication du fait dont il est ques- » tion, avoir recours au nerf pneumo-gastrique, qui, » se distribuant principalement aux organes respi-

» ratoires et digestifs, établit entre ces organes les » relations les plus intimes? L'estomac malade ne » donne-t-il pas des preuves évidentes de sa liaison » avec le poumon, dans certaines gastrites qui ont » pour symptôme une toux sèche sans expectora- » tion ?.... »

Je suis d'autant plus fondé à vanter l'efficacité de ces exercices vocaux, que j'ai fait personnellement plusieurs essais très-utiles et très-démonstratifs sur des enfants qui avaient la voix très-fausse. Je les plaçais au centre d'une douzaine d'enfants, qui avaient la voix très-juste, et qui entonnaient tous nos chants à pleine voix. Les deux ou trois enfants mal disposés chantaient avec eux pendant trois mois. Ceci fut répété trois fois par semaine, et pendant un quart d'heure seulement; au bout de ce temps, la voix des enfants mal disposés n'était plus reconnaissable, tant elle avait gagné d'étendue et de justesse. Ceci s'est passé à l'Hôpital des Enfants, où les ressources sont grandes pour faire toutes sortes d'expériences de ce genre.

Je reviens à la suite des exercices.

Les jeunes gens de 16 ans qui ont eté convenablement préparés, par tous les exercices antérieurs, peuvent dès ce moment, sans danger et sans rien négliger de leur éducation physique, commencer des mouvements spéciaux qui eussent été hors de saison et plutôt nuisibles qu'utiles avant cette époque. Je veux parler de l'escrime, de la canne, etc. De plus, ces jeunes gens pourraient commencer à faire des applications sérieuses de tout ce qu'ils auraient appris, les courses soutenues, les sauts énergiques, les marches en portant des fardeaux plus ou moins lourds, le jet des javelots, etc., etc. Si un jour, comme je l'espère bien, on en arrive à comprendre l'art d'élever les hommes, je suis sûr qu'on organisera des concours de telle façon qu'on en bannira tous les tours de force, qui font de l'homme une bête si laide quand il les exécute. Je voudrais qu'on n'y fît que des mouvements dont l'application réelle serait utile. Ainsi, pour les luttes de résistance, au lieu de chercher à s'entre-détruire comme cela se fait encore dans certains pays, je voudrais que les lutteurs fussent chargés, de la même façon et d'un poids égal, de sacs remplis de sable par exemple. Ils pourraient encore entreprendre une marche avec de certains obstacles, qui seraient les mêmes pour tout le monde; au bout de l'épreuve, le premier arrivé ou le plus résistant serait déclaré vainqueur.

S'agirait-il de lutte de force matérielle, mais non sans adresse ? des sacs encore remplis de sable et pesant de 100 à 300 kilos, seraient placés sur une même ligne. Ils seraient chargés sur les épaules des lutteurs, par les lutteurs eux-mêmes, qui les porteraient ensuite à un point déterminé, où les sacs devraient être posés d'une certaine façon régulière et non jetés au hazard.

S'agirait-il de lutte d'énergie et de vélocité? des sauts précédés d'une course, pour franchir un espace en largeur, ou des obstacles en hauteur, rempliraient parfaitement cet objet.

Voudrait-on organiser des luttes d'adresse et d'énergie ? on disposerait une certaine quantité de petits troncs d'arbres d'une même dimension, fixés debout et de façon à ce que les lutteurs ne pussent être gênés entre eux. Puis, munis chacun d'une même hache, ils se mettraient en devoir d'abattre leur tronc d'arbre à un signal donné, en le frappant chacun suivant ses forces, jusqu'à ce que l'un de ces troncs fût le premier renversé à terre. Je crois que la vue de ces hommes en action et l'émulation qui se produirait entre eux, ne manqueraient pas d'un certain intérêt pour tous les spectateurs.

Si la préparation de ces troncs d'arbres paraissait

devoir causer trop d'embarras, il y aurait mille moyens de remplacer cette lutte, soit par des piquets de mêmes formes et de mêmes dimensions qu'ils s'agirait d'enfoncer dans le sol au moyen de masses en bois ou en fer, du même poids pour tout le monde ; soit encore en disposant, sur des objets convenables pour les recevoir, des boulets en plomb qu'il s'agirait de réduire à une certaine épaisseur, en frappant dessus avec des masses en fer d'un même poids.

L'escrime, le jeu de la canne, la danse, le jet du javelot, le tir à l'arc, et l'effort pour atteindre un point déterminé, en lançant un boulet, ou un projectile quelconque, seraient d'excellents motifs de luttes. On pourrait les varier à l'infini, pourvu qu'on n'oublie jamais que tout ce qui dans ces jeux pourrait compromettre la bonne tenue et la dignité de l'homme, doit être impitoyablement mis de côté.

A ce que je viens de dire, j'ajoute une citation qui ne laisse pas d'être instructive ; elle prouvera qu'il n'est pas raisonnable de croire que, pour montrer qu'on est fort, il suffit d'imiter un singe dans ses excentricités bestiales, ou d'abattre son semblable d'un coup de poing, comme on le voit souvent chez nous. A cet égard, des peuples que nous regardons comme barbares peuvent nous donner des leçons.

J'extrais le passage suivant d'un voyage fait en Perse, en 1812 et 1813, par Gaspard Drouville, colonel de cavalerie au service de S. M. l'empereur de toutes les Russies, 1825, page 22, chapitre XXVII.

Des Athlètes en Perse et de leurs exercices.

« Les exercices des athlètes, leurs danses, leurs » luttes, sont aussi des spectacles dont les Persans » sont fort curieux ; mais, il n'y a guère que les » riches qui puissent en jouir. Les hommes voués à » cet état se font payer fort cher et n'exercent ja- » mais en public ; les amateurs de ce genre d'amu- » sements doivent avoir un local convenable dans » leurs maisons. »

Puis, après la description de l'arène, où les athlètes descendent, l'auteur continue :

« Aussitôt que les athlètes y sont appelés, ils » sautent dedans avec une légèreté dont on ne les » croirait pas capables, quand on ne les a vus que » dans les rues. Ils sont nus, et n'ont qu'un simple » demi-caleçon de cuir, fortement attaché sur les » hanches, et qui ne descend que jusqu'au milieu » des cuisses. Ils entrent ordinairement une

» vingtaine à la fois dans l'arène, et commencent » leurs exercices par une danse où ils font toutes » sortes de contorsions, prenant mille postures diffi- » ciles, semblables à celles où ils pourront se trou- » ver pendant la lutte, dont cette pantomime semble » n'être que le prélude. Ils continuent cet exercice » en augmentant graduellement la vivacité des mou- » vements, jusqu'à ce qu'ils tombent épuisés de fa- » tigue. Celui qui reste le dernier debout est re- » gardé comme le vainqueur de la danse, et il reçoit » le prix qui est assigné pour cet exercice.

» Les lutteurs font une courte pause et repa- » raissent bientôt, portant dans chaque main une » énorme pièce de bois de chêne, faite en forme de » poire allongée, qui a près de trois pieds de lon- » gueur, y compris le manche, et dont le gros bout » a souvent plus de quinze pouces de diamètre. Ils » les manient et les font passer en tous sens, l'une » après l'autre, sur leurs têtes, les enlevant toujours » d'une manière différente, et toujours sans balan- » cement ni élan. A de certains points d'orgue mar- » qués par la musique, ils restent sur une jambe, » les bras étendus en croix, et soutiennent, pendant » quelques secondes, ces deux énormes massues, » avec une force incroyable. Cet exercice dure quel-

» quefois plus de deux heures, pendant lesquelles » ils prennent des pièces de plus en plus pesantes; » les dernières, qui sont rarement soulevées, pèsent » plus de soixante livres..... Le Kaïmakhan m'as- » sura que ces exercices étaient de la plus haute » antiquité en Perse, et qu'ils avaient été inventés » pour délier les bras des jeunes gens et les accou- » tumer de bonne heure à manier des armes lourdes.

» L'athlète qui a manié les plus grosses pièces de » bois et qui reste le dernier dans l'arène, est le » vainqueur de ce fatigant exercice, et il reçoit les » compliments et les présents de toutes les personnes » qui assistent à ce spectacle. »

Ainsi les athlètes persans sont moins brutaux et tout aussi forts que les nôtres.

Après ces conseils sur les précautions à prendre pour exercer les jeunes gens, je laisserais ce sujet trop incomplet, si je ne disais pas un mot sur les demoiselles. D'après tout ce qui a été exposé pour les garçons, je crois pouvoir me borner à quelques détails succincts; ils feront suffisamment connaître l'erreur dans laquelle on reste depuis trop longtemps sur la manière d'enseigner tous ces exercices aux jeunes personnes du sexe.

Je dirai tout d'abord que, sauf les luttes qui sont

purement de grâce ou d'adresse, il ne faut provoquer de lutte d'aucun genre entre les demoiselles. Les exercices qu'on peut leur enseigner doivent leur être démontrés avec des formes de langage beaucoup plus douces, avec plus de modération dans l'intensité des mouvements, et avec une souplesse générale dans toutes les attitudes. Ceci n'empêche nullement les jeunes filles de faire preuve d'une certaine énergie, tout en restant dans ces limites décentes qu'elles ne doivent jamais dépasser.

Aujourd'hui, les demoiselles sont moins bien traitées encore que les garçons, dans l'enseignement de la gymnastique. Comme il n'existe guère qu'une méthode pour tout le monde, sans aucun discernement, les garçons sont déjà très-mal enseignés par l'application de ces méthodes uniformes et aveugles; et les demoiselles le sont doublement mal, puisque leur nature devrait être le sujet d'une foule de ménagements délicats, qu'on n'est pas obligé de prendre pour les garçons. N'est-il pas déplorable, en effet, de voir avec quelle insouciance et quel défaut de tact et de goût elles sont dirigées, ou plutôt abandonnées?

Je le demande : est-ce que les perches, les petits mâts, les cordes-lisses, l'exercice hideux qu'on appelle vulgairement la sirène dans les barres parallèles, les équilibres sur les poutres, soit debout, soit à cheval, ainsi que tous les mouvements du trapèze, ne sont pas pour elles autant d'exercices inconvenants, que le bon sens aurait dû repousser depuis longtemps?

N'y a-t-il pas pour elles aussi tant d'autres ressources, tant d'autres machines, telles que les échelles horizontales, les balançoires brachiales, quelques sauts, les échelles orthopédiques, les poignées à sphères mobiles, les barres à sphères fixes, les haltères, puis une multitude de mouvements libres, accompagnés de chants, etc., etc.?

Après ces remarques générales, je dois dire que, jusqu'à l'âge de quatorze ou quinze ans, il y a peu, ou pas de précautions à prendre, pour le choix des exercices que les demoiselles devraient pratiquer de préférence. J'excepte, toutefois, le cas où le genre de constitution d'une jeune personne exigerait des applications particulières. Mais, à partir de quinze à seize ans, époque à laquelle commence à s'opérer le développement des seins, on fera bien de modérer tous les exercices qui provoquent la suspension du corps par les mains.

Je ne crois pas devoir pousser plus loin mes observations spéciales sur les demoiselles.

Quoique je trouve moi-même cette Préface déjà un peu longue, je ne puis la terminer sans quelques autres détails d'une réelle importance.

Je veux parler des procédés trop peu intelligents qu'on emploie pour divertir les enfants.

L'ignorance des parents à cet égard, ou de ceux qui les remplacent, est bien grande. Ce mal, bien regrettable, a déjà été signalé mille fois par des hommes instruits et prévoyants; mais ma pratique m'a permis de constater quelques nouveaux faits, bons à faire connaître. La faiblesse est souvent poussée bien loin envers les enfants ; et à la façon dont on agit, il semble que l'on compte plus tard sur quelque secours imprévu et imaginaire, qui devrait remédier à tout le mal qu'on fait, ou qu'on laisse faire si gratuitement.

Au mépris des devoirs les plus sacrés, on ne sait obéir qu'au funeste entraînement de la mode, et les enfants sont de pauvres victimes qu'on abandonne à ce torrent, comme si l'on cherchait à s'en occuper le moins possible.

Il faut, en effet, que tout les amuse ; et, sous prétexte de les divertir, on les entoure de milliers d'objets dont ils ne savent tirer aucun parti, et qu'ils brisent, la plupart du temps, sans même avoir essayé de s'en servir. A ce premier abus des joujoux extravagants, se joignent les divertissements qu'on prétend leur procurer en les menant voir les pantins qui envahissent, depuis quelque temps, tous les jardins publics, et l'on ne fait qu'aggraver la mauvaise direction que quelques familles impriment aux enfants.

Je tiens d'un homme digne de foi et des plus sympathiques, M. A.-P. Boissonneau fils, oculariste, que depuis quelques années, mais surtout dans ces derniers temps, il avait eu à poser une bien plus forte quantité d'yeux factices, pour remplacer ceux que les enfants perdaient en jouant avec ces petits fusils qui font éclater des capsules. M. Boissonneau en était épouvanté ; et beaucoup de pères ont eux-mêmes payé chèrement, et à ce prix douloureux, l'apprentissage qu'ils voulaient faire faire à leur fils, en leur montrant à se servir de ce dangereux joujou. Je doute que cette observation, quelque judicieuse qu'elle soit, fasse diminuer le nombre des accidents ; car, ce joujou amuse, et, de plus, il est à la mode.

Voici deux autres faits, non moins irrécusables, puisque j'ai été appelé près des victimes pour les soigner.

Vers la fin de 1859, je fus demandé par M. le

docteur Blache, pour donner des soins à un jeune enfant, G. de M...., atteint de chorée. Cet enfant avait effectivement de vrais symptômes de chorée, et je ne fus pas peu surpris, après être resté un moment avec lui, de le voir se pincer le nez, pour singer, plusieurs fois, le nazillement et les gestes des principaux acteurs des théâtres de Guignol; je ne pouvais l'en empêcher qu'en lui tenant bras et jambes. Après quelques informations, j'appris que les bonnes, pour avoir la tranquillité, menaient fréquemment l'enfant à ces spectacles. De là était venue son affection. Une vingtaine de séances de massages, frictions, et de mouvements bien coordonnés, ont suffi pour que tout rentrât dans l'état normal.

Peu de temps après, je fus appelé, de nouveau, près d'un autre enfant, atteint de la même façon; mais il fut beaucoup plus long à guérir, vu son état nerveux, et, surtout, vu l'empire déraisonnable qu'on lui avait laissé prendre sur toutes les personnes qui l'entouraient.

Je souhaite, de bon cœur, que ces deux exemples servent à éclairer quelques parents.

La manière dont on habille les enfants est aussi fort importante; et, quelquefois, elle n'est pas moins nuisible que le reste au développement de leur être.

Dans l'âge où la plus grande liberté de mouvements est surtout nécessaire, on entortille l'enfant, dès le matin, de flanelle, de caleçon, de double brassière ; souvent même on ajoute un petit corset, plusieurs paires de manches, soutenues de la façon la plus ridicule par des cordons qui leur gênent les épaules, sans un instant de répit, vu la pression irrégulière qu'ils exercent. Voilà ce petit malheureux qui, préparé de la sorte, est mené en promenade. S'il reste en voiture, il est juste emmaillotté pour n'éprouver aucun effet de la température qu'il traverse. Mais, s'il lui prend envie de se livrer à quelques jeux, il s'y laisse aller avec l'impétuosité passagère d'un enfant qui est ordinairement privé de mouvements. Alors, entortillé comme il l'est, il suffit de quelques minutes d'ébats, pour provoquer une sueur abondante ; on s'empresse, dans cet état, de le faire monter en voiture, où il passe immédiatement à un repos complet, bien heureux si on ne lui donne pas, sur sa demande, de boisson fraîche ; puis, on le ramène à domicile, et on est tout étonné qu'il ait pris un rhume. Comme on ignore la cause de cet accident, on déclare l'enfant faible ; on le couvre davantage, et on ne lui fait plus prendre l'air qu'à un certain degré de température, qui puisse être en rapport avec l'état de sa santé débilitée.

Plusieurs fois j'ai été appelé pour donner des soins à des enfants affaiblis par ces procédés, et presque toujours il m'a suffi de quelques mois de procédés tout spéciaux pour les ramener à un état normal très-satisfaisant.

Un changement complet dans leur habillement, une simple brassière permettant une grande liberté d'allure, portant bien sur les épaules sans les serrer, et après laquelle venait se boutonner le pantalon à la hauteur de la ceinture ; des frictions ménagées sur toute la surface du corps ; quelques mouvements rhythmés avec chants, et quelques petites précautions hygiéniques, comme celle de les découvrir proportionnellement au degré de température, dès qu'ils commençaient à jouer ; de les couvrir dès qu'ils cessaient leurs jeux, en les faisant marcher jusqu'à ce que le calme se fût rétabli chez eux ; jamais de boisson fraîche, tant qu'ils étaient encore échauffés ; tels sont les soins qui ont généralement suffi pour obtenir cette amélioration.

Je ne puis passer sous silence les cordons qui taquinent les épaules des enfants, et font le plus triste effet sur leur tenue et leur humeur. Plusieurs fois j'ai été appelé pour soigner un tic bien caractérisé des épaules, qu'on avait pris pour un commencement de mouvements choréiques. Après avoir examiné l'enfant en détail, il m'était facile de reconnaître que le tic, qui existait en réalité, ne devait son origine qu'à des mouvements réitérés que l'enfant avait faits en haussant et en tournant les épaules en tous sens, pour tâcher de se débarrasser des cordons qui retenaient des manches et le tourmentaient sans interruption. Pour guérir ces pauvres petits malheureux, les mêmes réformes furent faites dans l'habillement ; les épaules furent soigneusement massées, puis soumises à des mouvements rhythmés avec chants ; et une vingtaine de séances suffisaient pour tout faire rentrer dans l'ordre.

Cette pernicieuse monomanie d'habillements extravagants a malheureusement gagné bien des familles ; car il est peu d'enfants qui n'en soient plus ou moins victimes. Je ne puis me rendre compte de l'inattention imprudente dont on fait preuve à cet égard, bien que ce soit là une partie essentielle de l'entretien et de la conservation de nous-mêmes. Dès qu'on a pu établir une ridicule uniformité, qu'on prend à tort pour de l'ordre, on croit avoir tout fait. Ni l'hygiène, ni la liberté de mouvements, qui n'est certes pas de peu d'importance chez la jeunesse, ni la libre circulation du sang, ni le maintien aisé de l'individu, ne sont pris en considération. Il en résulte une foule de malaises dont on cherche en vain la cause. On est en droit de supposer que le degré d'affaiblissement général qu'on constate dans la jeunesse de notre temps, tient en bonne partie à l'étranglement des vêtements dans lesquels elle se trouve constamment emprisonnée.

A l'appui de ce que j'avance, j'aurais mille preuves à citer, mais je me contenterai d'en citer une seule; je pense qu'elle suffira pour faire comprendre l'importance capitale de ce que je viens de dire. Lorsque j'étais au service militaire, je me rappelle les souffrances que nous faisaient endurer nos vêtements. Dans les prises d'armes un peu prolongées, la compression de la poitrine, l'étranglement des épaules par les vêtements et par les bretelles du sac (1), nous faisaient endurer dix fois plus de fati-

(1) Quand on a fait usage de ces bretelles, on ne comprend pas le peu d'amélioration qu'on y a apporté. Pourtant il serait facile de fixer au sac deux parties ceintrées non flexibles, qui prendraient la forme de la partie supérieure des épaules et qui viendraient se poser sur elles sans les gèner en aucune façon. Ceci n'empêcherait pas d'y adapter un cuir qui viendrait se fixer au bas du sac, comme cela s'est toujours fait, mais qui ne viendrait plus comprimer l'épaule, là justement où elle a le plus grand besoin de liberté.

gues que la prise d'armes elle-même. Je sais qu'on est généralement peu disposé à accepter une modification, surtout quand elle doit s'étendre à une si grande masse d'hommes. Cependant, il y aurait un moyen bien simple à mettre en pratique pour se rendre compte de l'immense avantage que ce changement exercerait sur la santé de nos soldats.

Je désirerais qu'on fît un seul essai, et voici ma proposition. Qu'on prenne au hasard deux cents hommes parmi les soldats; j'en excepte les zouaves, qui, par la forme de leur costume, respirent déjà plus librement, ce qui ne contribue pas peu à leur former cette poitrine que nous admirons en eux; qu'on prenne donc deux cents hommes, sans faire aucun choix, en se renfermant seulement entre les limites de vingt-deux à vingt-cinq ans; qu'on leur retire leurs vêtements, qui seront mis en dépôt pour six mois seulement, pendant lesquels ces deux cents soldats seront habillés de façon à avoir une grande liberté de mouvements, surtout de la partie thoracique. Après les six mois expirés, qu'on essaye de faire remettre à ces hommes leurs anciens vêtements, et l'on pourra voir alors combien peu pourront parvenir à rentrer dedans. L'expérience que je propose ici produirait les mêmes effets sur tout le monde; mais les résultats seraient encore plus remarquables, si l'on agissait ainsi à l'égard de la jeunesse.

Je pourrais encore m'étendre sur la pratique des frictions, des massages, de l'eau froide, etc. Mais cela m'entraînerait dans des détails beaucoup trop longs, et qui ne rempliraient pas probablement le but que je me serais proposé d'atteindre en les exposant. D'ailleurs, tout ce que je pourrais dire n'aurait qu'une bien faible valeur, si on le comparait aux observations de M. le docteur Tissot, qui a traité si minutieusement toutes ces questions.

Je me contenterai donc de dire qu'il est infiniment regrettable que des applications aussi délicates soient, comme le reste de la gymnastique, abandonnées à la discrétion du premier venu. Là, encore, règnent des méthodes arbitraires, qui, jusqu'à ce qu'elles soient soumises à l'examen des hommes compétents, provoqueront certainement plus d'indispositions qu'elles n'en guériront.

Pour moi, la seule règle admissible, c'est de varier les traitements autant qu'il convient, selon la constitution de chaque malade. A cet égard, voici un principe qui pourra servir en beaucoup de circonstances, à ceux qui ne la connaissent pas : quand une personne, affaiblie par une indisposition quelconque, réclame des soins de ce genre, si au début, on lui fait dépenser une somme d'action plus grande que celle qu'elle peut donner pour qu'elle en éprouve du bien-être, on peut s'assurer qu'on la rendra plus malade, au lieu de la soulager.

Je serais heureux, si ce simple conseil pouvait inspirer plus de prudence à tous les *pinceurs* de nerfs, et aux *refouleurs* de muscles, qui, sous le prétexte de n'appliquer que les principes d'une méthode spéciale, qui leur évite, avant tout, de se donner de la peine, font presque toujours du mal, et très-rarement du bien.

Sans quelques notions d'anatomie, je ne crois pas que l'application du massage, des frictions, l'emploi de l'eau froide et des mouvement passifs ou mixtes, puissent jamais provoquer de sérieux résultats.

J'ai décrit, dans le cours de ce livre, une assez grande variété d'applications pour pouvoir me dispenser d'en parler ici de nouveau. Je terminerai en disant, que le meilleur engin que puisse posséder un masseur, ce sont, après tout, ses mains, dont il doit avoir le plus grand soin ; et s'il réunit à de vigoureuses mains une excellente santé, il se trouvera dans les meilleurs conditions possibles pour faire du bien. Quant à moi, je ne me suis jamais servi de gants que pour les grandes frictions générales, et seulement dans les cas où la moiteur de la peau empêchait les mains de glisser convenablement.

Je voudrais me résumer, après cette longue Préface, et je termine par quelques réflexions très-générales.

On ne peut pas dire qu'en France, nous ne cultivions pas la gymnastique, bien que fort peu de personnes soient en état de comprendre les bienfaits qu'elle peut produire. Mais, comme on en parle partout, partout on place des machines et des engins, sur lesquels la jeunesse vient se pendre, s'accrocher, se disloquer, d'une façon ridicule, sans recevoir d'exemple ni de conseil, et souvent même sans être l'objet d'aucune surveillance. Pour les personnes qui ne s'y connaissent pas, c'est là de la gymnastique ; et, dans les maisons où l'on agit plus sérieusement, les jeunes gens sont exercés une fois, tout au plus, par semaine, et seulement quand le temps le permet.

A l'École Normale supérieure, il y a quelques machines, sur lesquelles les élèves s'exercent sans aucune direction. A l'École polytechnique, bien que la gymnastique soit obligatoire, par décision ministérielle, les élèves prennent en moyenne *trente-cinq séances par année*, et à l'époque de l'année seulement où il leur est permis de se livrer à quelque délassement. L'examen d'aptitude physique pour l'admission des candidats à l'école de St-Cyr, est confié à un inspecteur, qui n'a propablement jamais pratiqué la gymnastique. Néanmoins, il fait exécuter, à l'instar de ce qui se fait pour les autres examens au tableau, deux ou trois exercices, tout au plus, à chaque élève, séparément : et le degré d'aptitude physique est numériquement coté d'après cette épreuve gymnastique.

On peut juger de la fâcheuse influence que cette façon de procéder peut avoir sur tous les élèves qui travaillent en vue de se faire recevoir à cette école.

Au début de ces examens, qui datent déjà de 1856, il fut décidé que l'exercice le plus important aurait lieu sur le trapèze, auquel on avait ajouté la corde lisse. Dès que les élèves apprirent qu'on ne demandait que ces deux exercices à l'examen, ils ne voulurent plus faire autre chose dans leurs exercices ordinaires, prétextant qu'on n'exigeait que ces deux-là. Ce n'a été qu'à la cinquième année d'examens semblables, qu'à force d'insistances, j'ai pu supprimer le trapèze. L'inutilité n'en était pas contestable, surtout pour un examen militaire, et je le remplaçai par la planche à rétablissements. Je pus aussi faire adopter le principe du saut. Au jour de l'examen, les candidats vinrent comme d'habitude, pleins de confiance dans leur vigueur; mais ils furent bien désappointés, lorsqu'ils virent que tout était changé. Depuis cette défaite, les nouveaux candidats se préparent un peu plus sur toutes les machines.

Ces observations ne montrent-elles pas, de la façon la plus irrécusable, où en est, en ce moment, l'enseignement de la gymnastique, en France? En effet, voilà les hommes ayant passé par les trois écoles les plus importantes de l'État, qui ignorent presque complétement les effets des exercices gymnastiques, sur la santé, sur le moral, etc., etc. Et, cependant, ces hommes auront un jour pour mission, les uns, de former des hommes, les autres, de les conduire! Ce qui est regrettable, c'est que la première erreur que commettent ces hommes, c'est d'élever leurs enfants, ou ceux des autres, comme ils ont été élevés eux-mêmes. Pour ce qui me concerne plus particulièrement, j'ai eu à m'apitoyer, plus d'une fois, sur de malheureux enfants, très-jeunes, et excessivement faibles, que ces aveugles parents pendaient tous les jours à un trapèze, dans l'espérance de leur faire venir des forces. Rien n'est plus ordinaire encore aujourd'hui que de voir de pauvres petites filles, à peine âgées de six ans, soumises à ce procédé barbare. Tout récemment encore, j'ai vu un incident qui m'a courroucé, et je ne crains pas de le rapporter ici. Une charmante petite fille, à peine âgée de huit ans, avait une tumeur, au genou gauche, qui était lui-même presque ankylosé ; et on la soumettait, sur la recommandation d'un directeur de gymnase, à des exercices d'haltères, d'un poids monstrueux pour son âge, et à des ressorts, qu'elle tirait avec la jambe malade, en prenant toutes les positions imaginables, pour ne pas souffrir ! Cette fois, le trapèze n'était pas le coupable. Mais, voilà l'application qu'on faisait de la gymnastique, pour traiter une indisposition, qui exigeait impérieusement les frictions et les massages les plus doux, et des mouvements passifs les plus modérés possible.

Dira-t-on que ce défaut de prudence dans l'éducation des hommes, n'a pas des conséquences funestes sur leur avenir ? Est-ce qu'il suffit de pouvoir résister, en perdant la santé avec la force, à un travail assidu de cabinet ? Existe-il une seule fonction dans la société petite ou grande, qui n'exige pas de la part de l'individu qui la remplit un certain degré d'ativité et de vigueur ? Si l'on n'habitue pas les hommes, dès leur jeunesse, à cette activité nécessaire, qui augmente si merveilleusement la valeur de toutes les autres qualités, où la trouveront-ils plus tard ? Faute de la posséder eux-mêmes, ils devront la demander aux personnes qui les entoureront. Mais ce n'est certainement pas ainsi que l'on réussit; rien ne remplacera jamais la main, pas plus que l'œil du maître et du chef.

Pour réformer la gymnastique et en étendre les bienfaits, je voudrais que des professeurs fussent régulièrement instruits, dans une école normale, comme celle dont je sollicite la fondation auprès de M. le ministre de l'instruction publique (page 310). Grâce au secours de ces professeurs, tous les jeunes gens élevés dans les écoles de l'Empire pourraient être exercés trois fois par semaine dans les conditions de leur âge; et, pendant les trois autres jours, ils seraient tenus de prendre part, pendant une heure au moins, à un exercice libre quelconque qui les forcerait de se donner du mouvement.

Pour les enfants libres, je voudrais qu'on supprimât toutes ces barraques de pantins, établies dans les jardins publics, et qu'à la place, on construisît de magnifiques salles fournies de tous les objets nécessaires à des exercices nombreux et faciles; et, en dehors des exercices réguliers qui n'auraient lieu qu'à certaines heures de la journée, les enfants pourraient y prendre aussi des récréations en toutes saisons.

Pour les jeunes gens, je voudrais qu'il y eût des établissements semblables, tout au moins un établissement-modèle dans chaque arrondissement.

Je voudrais, enfin, qu'on n'oubliât jamais de diriger cette éducation physique de manière à développer aussi toutes les qualités morales de l'homme. La gymnastique bien comprise doit le rendre plus apte à remplir tous ses devoirs, soit envers lui-même, soit envers ses semblables, soit même, j'ose le dire, envers Dieu, qui l'a créé pour le travail et la vertu. Plus capable de se diriger et de se dompter, il serait plus respectueux envers les lois, plus dévoué pour le bien des autres hommes ses frères, et surtout pour le service de son pays.

Au lieu de ne parler jamais aux jeunes gens comme on le fait que de batailles et de guerre, il faudrait ne les entretenir que de saints et pacifiques devoirs, que la gymnastique peut les aider à bien accomplir. Ce qu'il faut avant tout c'est de faire de bons citoyens, et quant aux conflits internationaux qui peuvent surgir, il faut bien se persuader que l'homme a toujours bien assez de moyens terribles et cruels à sa disposition, quand il s'agit de se défendre, et que la bravoure ne fait jamais défaut, quand il sagit de défendre l'honneur de la patrie. Mais ce sont là de douloureuses exceptions dans la vie des peuples et ce n'est pas exclusivement pour elles qu'il convient de former la jeunesse.

P. S. — Je n'ai pas parlé dans tout le cours de cet ouvrages d'un sujet très-important en même temps que très-pénible, je veux dire l'*Idiotie*. Je n'en dirai qu'un seul mot. Je conseille aux familles dont les enfants seraient si gravement atteints de les confier à M. Vallée, rue de Benserade n° 5 à Gentilly (Seine), près Paris.

Son expérience consommée égale sa bonté et sa douceur. Je puis en toute sécurité recommander cette excellente maison.

Comme les titres exacts que doivent prendre les personnes qui se chargent d'enseigner publiquement les exercices du corps, sont en général peu connus et très-mal appliqués, il est utile de les reproduire ici, en les classant justement dans l'ordre que leur donnaient nos devanciers. J'extrais en partie ces notes du livre de Sabbathier (1772.)

GYMNASIARQUE.

Le gymnasiarque était celui qui réglait souverainement la tenue et la police de tout le gymnase ; il était le dispensateur des récompenses et des châtiments, etc.

GYMNASTE.

Le gymnaste était, sous le gymnasiarque, un directeur principal qui joignait la théorie à la pratique du service, et qui ordonnait les exercices, suivant les besoins de chaque constitution, etc.

XYSTARQUE.

L'autorité du xystarque, ou chef des frictions, s'étendait seulement sur les parties du gymnase, où s'exerçaient les athlètes. Ces parties où ils se frictionnaient s'appelaient les xystes. Le xystarque était un peu inférieur au gymnasiarque, etc.

PÉDOTRIBE.

Le pédotribe était simplement le gymnaste, dont

les connaissances se bornaient au détail mécanique des exercices qu'on faisait faire aux enfants.

ALIPTES, IATRALIPTES.

Étaient les noms qu'on donnait aux gens qui étaient chargés d'oindre les athlètes. Ils étaient peut-être sous les ordres des xystarques.

ÉPISTATES.

L'épistate, dont le nom figure assez rarement dans la gymnastique des anciens, était un préfet, un préposé et surveillant supérieur de tout un gymnase.

Pour compléter ces observations, qui se rapportent aux anciens plus qu'à nous, voici l'explication des dénominations les plus usuelles de nos jours, et que les professeurs ont adoptées, chacun suivant leur façon d'envisager les choses.

GYMNASTIQUE.

Nom que les anciens Grecs donnaient aux exercices du corps, et que nous leur avons emprunté. Ce mot grec signifie particulièrement les exercices qu'on fait nu ou à demi-nu. (Sabbathier.)

SOMASCÉTIQUE.

Ou exercice du corps. Mot proposé par Dally pour remplacer celui de gymnastique. (E. Littré, Dictionnaire de médecine.)

CALLISTHÉNIE.

Nom donné par Clias à l'exposé des procédés de somascétique, qui conviennent dans l'éducation physique des jeunes filles, etc., pour développer à la fois en elles la force et la beauté. (E. Littré, Dictionnaire de médecine.)

KINÉSITHÉRAPIE.

Ou guérison par le mouvement. Procédé de gymnastique consistant à provoquer la contraction volontaire des muscles, pendant qu'on s'oppose à leur raccourcissement, etc. (E. Littré, Dictionnaire de médecine.)

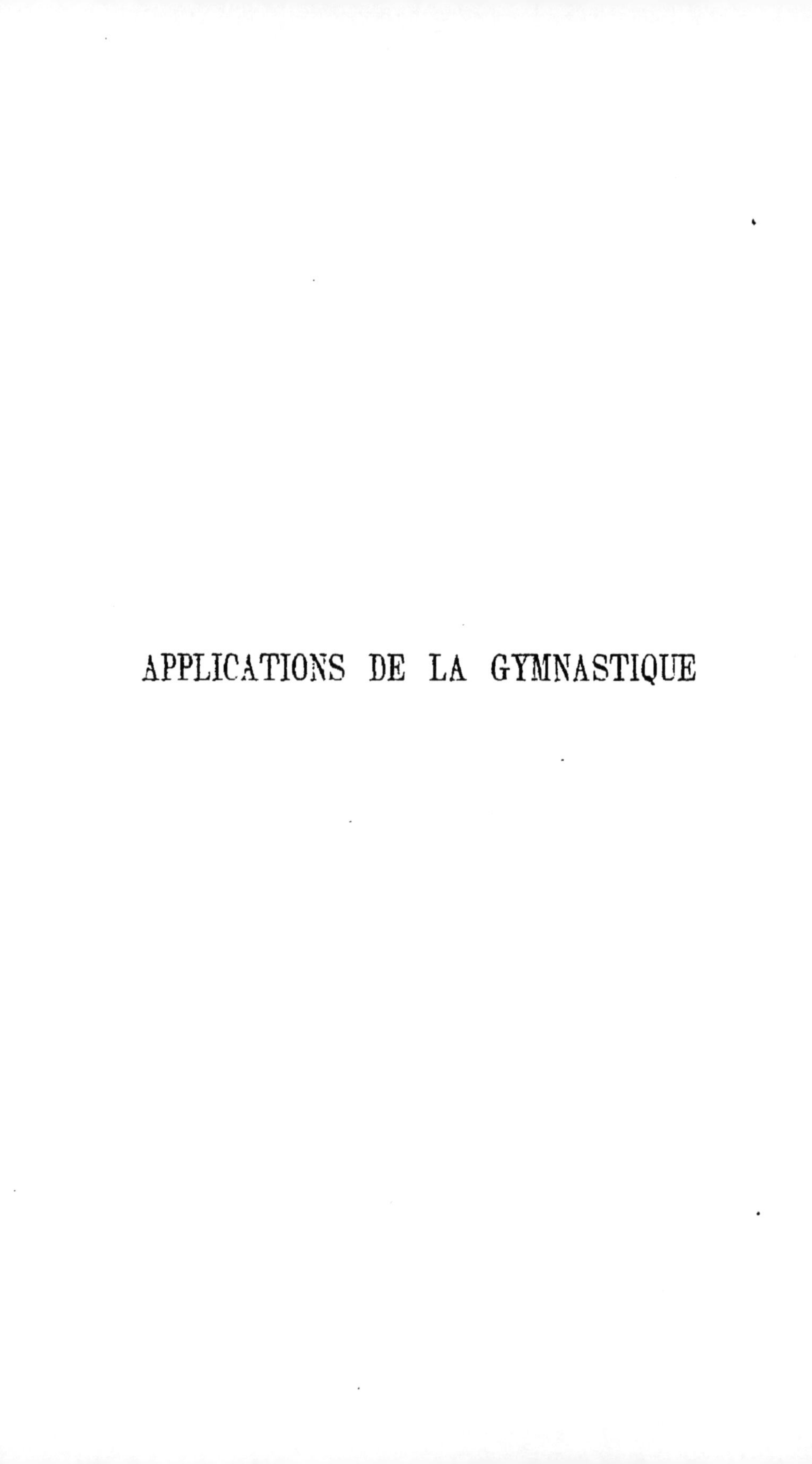

APPLICATIONS DE LA GYMNASTIQUE

PREMIÈRE PARTIE.

APPLICATION THÉRAPEUTIQUE

DES EXERCICES, DU MASSAGE, ET DES FRICTIONS

A DIVERSES INDISPOSITIONS

Et à quelques maladies parfois très-graves,

RÉSULTATS OBTENUS DANS LES HÔPITAUX

ET EN VILLE.

Bien qu'il m'en coûte de parler de moi, je ne puis éviter cet inconvénient pour expliquer comment je suis parvenu progressivement à la position que j'occupe aujourd'hui.

Quand j'arrivai au service militaire en juin 1829, le 2e régiment du génie, où je venais de m'engager, établissait d'immenses machines gymnastiques dans la citadelle d'Arras, lieu de sa garnison. Jeune et vigoureux, comme l'étaient bien d'autres soldats de mon âge, je me trouvai très-heureux de participer aux travaux de cette construction, en pensant que je pourrais bientôt me livrer à toute espèce d'exercices, sous la direction d'un colonel plein de sympathie et de prévoyance pour ses subordonnés, M. Thuillier.

D'Arras, nous partîmes pour Metz, où, après deux années de service, je fus chargé de diriger le gymnase du régiment, en qualité de sous-officier.

Puis, nous quittâmes de nouveau cette garnison pour nous rendre à Lyon, où je fus chargé, une année après notre arrivée, de surveiller les travaux d'un gymnase à peu près complet que le génie avait ordre d'établir dans le quartier de la Croix Rousse. La surveillance de ces travaux réunis à ceux qui étaient déjà accomplis dans les forts, m'a valu, de la part de mes chefs, le certificat ci-dessous que je reproduis, non par orgueil mais par nécessité :

« Le capitaine du génie soussigné certifie que le
» sieur Laisné, sergent à la 2e compagnie du
» 1er bataillon du 2e régiment du génie, a été pen-
» dant deux ans, chargé de la surveillance de tra-
» vaux considérables de maçonnerie et de char-
» pente, et qu'il a une entente solide de ces
» travaux, les toise bien, et les calcule d'une ma-

» nière sûre. Si ce jeune homme avait un peu plus
» d'instruction théorique, ce serait un rare sujet. »

Lyon, le 27 avril 1835.

Signé : ROUBAUD.

Approuvé : Excellent sujet, intelligent et actif,
Signé : le général baron DE FLEURY.

De cette garnison, nous partîmes pour Montpellier, d'où vers la fin de 1835 je fus détaché au Gymnase normal de Paris. C'était par ordre du ministre de la guerre, et sur la demande de M. Amoros, qui m'avait remarqué, lorsqu'il était passé à Metz en 1832. Peu de temps après mon arrivée, je fus nommé sous-inspecteur des travaux et exercices de cette école ; j'ai conservé ces fonctions jusqu'à la suppression de cet établissement, qui eut lieu par ordonnance royale le 1er janvier 1838.

Quand je quittai M. Amoros, il me remit le certificat que voici :

« GYMNASE NORMAL.

« Je soussigné, colonel-directeur du Gymnase
» normal de Paris, certifie que le sieur Laisné
» (Alexandre-Napoléon), sergent au 2e régiment du
» génie, a été, pendant l'espace de deux ans, em-

» ployé dans cet établissement comme professeur » sous-inspecteur des travaux et des exercices, » commission qu'il a très-bien remplie, et que la » place que M. le ministre de la guerre lui a accor- » dée de moniteur au gymnase divisionnaire » d'Arras, est une récompense de ses bons ser- » vices. »

Paris, 20 janvier 1838.

Le colonel, directeur du gymnase normal,
inspecteur des gymnases militaires,
Signé : AMOROS.

J'étais à peine rentré dans la carrière civile, que je fus appelé par les dames du couvent des Oiseaux pour enseigner la gymnastique aux élèves de leur institution. C'est dans cette maison que, pour la première fois, je m'aperçus de l'ignorance extrême où m'avait laissé ma position de sous-inspecteur au Gymnase normal de Paris, et je sentis tout ce qui me manquait, quand je dus enseigner régulièrement cet art à de jeunes personnes intelligentes. Mais je ne veux pas insister maintenant sur ce point, et je poursuis mon récit.

En 1839, année de l'Exposition quinquennale, j'exposai un projet de gymnase complet. Toutes les machines étaient modelées en relief, d'après les principes du colonel Amoros, avec les seules modifications que mes faibles connaissances à cette époque m'avaient permis d'y apporter.

En 1840, j'ai pris la direction des gymnases des Lycées impériaux, et je tentai, la même année, d'appliquer les exercices gymnastiques aux jeunes aveugles de la rue Saint-Victor. Cet essai réussit complétement, puisque, trois années plus tard, on vota des fonds pour l'établissement de deux gymnases, dans la nouvelle maison du boulevard des Invalides, un pour chaque sexe.

En 1842, j'ai établi le gymnase et fondé le cours des exercices au Lycée de Versailles.

En 1846, je fus désigné par M. le ministre de la guerre pour dessiner toutes les machines gymnastiques, acceptées par la Commission du règlement de la gymnastique militaire. Cette même année, je fis établir des gymnases pour les deux sexes à l'institution des Sourds-Muets, et j'établis aussi celui de l'École polytechnique.

En 1847, je commençai, sur la demande de MM. les médecins, à appliquer les exercices gymnastiques aux jeunes infortunés de l'hôpital des Enfants-Malades. Je fis aussi alors l'invention d'une perche à escalade, qui fut adoptée, après expérience, dans les écoles du génie militaire.

En 1849, je fis établir un second gymnase à l'hôpital de la Salpétrière. J'exposai, à l'Exposition quinquennale, une collection de machines gymnastiques qui me mérita une médaille de bronze de la part du jury. Je publiai une brochure intitulée : *Quelques conseils aux soldats*; et j'eus la satisfaction de voir ce petit ouvrage bien accueilli par l'administration de la guerre.

En 1850, je publiai, avec le concours bienveillant de M. B. Saint-Hilaire, membre de l'Institut, un ouvrage formant un grand vol. in-8°, et intitulé : *Gymnastique pratique* etc., chez M. Dumaine, éditeur.

En 1851, M. le directeur-général de l'Assistance publique, voulut bien m'écrire une lettre flatteuse, qu'on trouvera dans la partie où je traite des exercices gymnastiques des hôpitaux, et je reçus une médaille de bronze de la Société pour l'instruction élémentaire, comme récompense de la *Gymnastique pratique*, publiée en 1850.

En 1852, par ordre de M. le ministre de la guerre, je fus adjoint à M. le commandant d'Argy, aujourd'hui colonel, pour établir le gymnase normal militaire à la redoute de la Faisanderie.

En 1853, j'ai reçu, au nom de l'Empereur, une médaille en argent, comme marque de satisfaction, pour la gymnastique pratiquée dans les hôpitaux, et j'établis un troisième gymnase à la Salpétrière.

En 1854, je fis établir le gymnase de l'hospice de Bicêtre, ainsi que celui de l'hôpital Sainte-Eugénie. Je publiai, aussi dans la même année, un second volume intitulé : *Gymnastique des demoiselles ;* ce qui m'a valu un rappel de médaille de la part de la Société pour l'instruction élémentaire.

En 1861, je fis établir le gymnase de l'hospice des Enfants-Assistés.

En 1862, je portai à l'Exposition universelle de Londres le relief du gymnase de l'hôpital des Enfants-Malades, et le jury m'accorda une grande médaille.

Dans la même année, je reçus, de M. le docteur Meding, une très-intéressante brochure sur la gymnastique, avec cette suscription qui me toucha beaucoup : « A M. Napoléon Laisné, au savant et zélé » promoteur de la gymnastique générale en France, » témoignage d'estime de l'auteur. »

Si tous ces souvenirs, par leur forme toute personnelle, paraissent trop intéressés, je m'en excuserai en disant qu'ils m'ont paru indispensables à rappeler, afin de donner une idée du travail et de la persévérance qu'il m'a fallu, pendant de longues années, pour me mettre le plus possible à la hauteur de la mission que mes dispositions naturelles et aussi un peu de hasard m'ont fait embrasser.

Quand je parle de la hauteur de ma mission, je n'ai pas la vanité de me croire un savant ; je veux seulement dire que, guidé par les conseils que j'ai été heureux de trouver dans beaucoup d'ouvrages et principalement dans ceux de Tissot, il m'a été possible, en plus d'une circonstance, de rendre la santé à de pauvres êtres souffrants, qui n'avaient pu être soulagés par aucun autre moyen.

Mais je me hâte de quitter ces détails où il ne s'agit que de moi, et je vais maintenant passer aux faits, en exposant le mode d'action que j'ai pu mettre en pratique pour les produire. Je me tiendrai pour amplement récompensé, si mes observations peuvent être utilement comprises par les personnes qui, comme moi, ont le bonheur de se dévouer au soulagement de ceux qui souffrent.

Un mot préliminaire sur l'influence des exercices ne sera pas ici déplacé, puisque ces exercices ont été la base principale de toutes mes tentatives.

Il n'est personne qui ne sache que le mouvement

est une des conditions les plus essentielles à l'entretien de la vie, ainsi qu'au rétablissement de la santé. La seule difficulté, c'est de savoir le prendre ou le donner convenablement.

A ce sujet, voici quelques citations qui ne manqueront pas d'intérêt ; elles sont empruntées d'hommes éminents et dévoués au bien de leurs semblables. Je reproduis ce petit nombre de préceptes, entre des centaines d'autres, moins pour prouver l'utilité du mouvement que pour constater que ces conseils m'ont été d'un grand secours, et m'ont puissamment servi dans une foule de circonstances.

Traité des erreurs populaires sur la santé, par M. J.-D.-F. DE BIENVILLE, *docteur en médecine* (1775), *p.* 53, *en parlant de l'éducation des enfants.*

« Erreurs dans l'éducation morale. On voudrait
» former l'esprit des enfants avant leur corps.
» Ignore-t-on que jamais l'esprit ne se forme le
» premier sans accabler l'autre ? »

DU MÊME AUTEUR, PAGE 89.

« Cherchez des phlegmatiques décidés parmi les
» ouvriers et les soldats, vous n'en trouverez pas

» un seul. Le travail donne des vertus aux tempé-
» raments qui en paraissent le moins susceptibles. »

Et quoique ce soit une simple copie, il est curieux de voir ce même passage se reproduire exactement, cinq années plus tard, sous la plume de M. le docteur Tissot, qui adopte cette pensée dans la *Gymnastique chirurgicale*, 1780, page 139 :

« Cherchez des phlegmatiques décidés parmi les
» laboureurs et les soldats, vous n'en trouverez pas
» un seul. L'exercice gradué donne des vertus aux
» tempéraments qui en paraissent le moins suscep-
» tibles. »

Gymnastique médicinale et chirurgicale, par le docteur TISSOT (1780), *page* 28.

« Que faudrait-il penser d'un homme qui croirait
» se procurer la santé en vivant dans l'inaction ? La
» même chose qu'on penserait d'un autre homme
» qui se condamnerait au silence pour perfectionner
» sa voix. »

DU MÊME AUTEUR, PAGE 29.

« Le mouvement peut souvent tenir lieu de re-
» mèdes, et tous les remèdes du monde ne peuvent
» pas tenir lieu du mouvement. »

DU MÊME AUTEUR, PAGE 29.

« Ajoutons que le mouvement ne peut procurer » tant d'avantages au corps, sans que l'âme ne se » ressente en même temps de ses bons effets. »

DU MÊME AUTEUR, PAGE 31.

« Il est peu de personnes qui n'aient été dans le » cas de s'agiter, et de faire plus d'exercice dans » de certains temps que dans d'autres. Que ces » personnes observent l'époque de leur vie où elles » auront joui d'une meilleure santé, ce sera celle- » là. »

Traité de l'éducation corporelle des enfants, par le docteur J.-C. DESESSARTZ (1799), *page* 342.

« Quiconque voudra un peu réfléchir sur les » mauvais effets de l'oisiveté, qui rend le corps » mou, lâche, faible, surtout dans un âge aussi » tendre, conviendra aisément qu'il n'est point de » coutume plus funeste pour les enfants, que de » les tenir continuellement en repos. Leur âge, en- » nemi de l'indolence et de la contrainte, est le » temps de la plus grande vivacité. Malgré la déli- » catesse de leurs membres, la nature leur inspire » cette mobilité, cette promptitude, cette souplesse

» que nous remarquons dans tous ceux qui ne sont » point gênés, afin qu'ils se fortifient par l'exercice, » et prennent un prompt et solide accroissement. » Par quel aveuglement nous opposons-nous aux » lois et aux besoins de la nature ! »

La gymnastique de la jeunesse, par M. A. Amar Durivier *et* L.-L.-F. Jauffret, (1803), *page* 5.

« Le vœu constant de tous les sages, le but principal de l'éducation chez tous les peuples qui ont » brillé sur le grand théâtre du monde, par leurs » exploits et par leurs vertus, fut toujours de rendre l'esprit sain et le corps vigoureux.

« Par quelle étrange fatalité est-il donc arrivé » que l'on ait insensiblement perdu de vue ce principe salutaire, et que l'éducation physique des » enfants soit absolument nulle chez les peuples » modernes, qui ont d'ailleurs sur les anciens tant » d'autres avantages ? »

Essai sur l'influence de l'exercice sur l'Économie animale dans l'état de santé et de maladie, par G.-C.-F. Fouré, *médecin* (1808), *page* 18.

« On peut donc, en général, poser en principe » que le degré de force de tempérament, est en

» raison directe du degré d'exercice. C'est une vé-
» rité de fait que constate l'observation de tous les
» siècles. Nous puisons dans un exercice fatigant
» les éléments d'une force nouvelle, parce que la
» nature tend toujours à surmonter les obstacles
» qu'on lui oppose. Tel est l'ordre immuable des
» lois de notre organisation. »

DU MÊME AUTEUR, PAGE 35.

« L'exercice ne joue pas un rôle moins impor-
» tant dans les maladies dont le siége existe dans le
» système lymphatique ; telles sont les scrofules,
» le carreau des enfants, la phthisie pulmonaire,
» l'hydropisie, les obstructions, etc. L'exercice est,
» dans ces maladies, le plus puissant des atténuants,
» des incisifs, des fondants, des apéritifs, parce qu'il
» attaque directement la cause du mal, en rehaus-
» sant le ton du solide vivant. Il n'est pas de partage
» de sentiment sur cette opinion. Il est beaucoup
» d'autres maladies dans le traitement desquelles
» l'art peut retirer de l'exercice des avantages
» signalés......... On peut, en général, poser en
» principe, que, dans l'immense série d'affections
» chroniques et de langueur dépendantes de la fai-
» blesse du sytème ou de quelque organe en parti-

» culier, les différents genres d'exercices, actifs et » passifs, gradués avec art et adaptés à l'état et à la » nature de la maladie, sont d'une si haute impor- » tance, que, sans leur concours, la plupart des » médicaments, dont on fait un si fastueux étalage, » sont équivoques, impuissants, et le plus souvent » nuisibles. »

De l'Hygiène des gens de lettres, par ETIENNE BRUNAUD, *docteur en médecine* (1819), *page* 315.

« L'exercice est une des choses les plus néces- » saires à la conservation de la santé de l'homme, » quels que soient son âge, le pays qu'il habite et la » profession qu'il exerce. C'est une vérité démon- » trée par l'expérience journalière, et sur laquelle » l'assentiment est général. C'est un des moyens les » plus importants de l'hygiène des gens de lettres, » et celui qui devrait occuper le premier rang. Lui » seul pourrait suppléer aux effets pernicieux de » contentions habituelles de l'esprit et de la vie sé- » dentaire, en entretenant l'équilibre qui doit avoir » lieu entre les fonctions du cerveau et celles des » autres organes de l'économie, ou en la rétablissant » lorsqu'elle cesse d'exister. »

DU MÊME AUTEUR, PAGE 317.

« Il est donc certain qu'en maintenant l'équilibre » qui doit exister entre les différens systèmes de » l'économie, en favorisant le jeu et la régularité des » fonctions de la vie nutritive, en fortifiant le sys- » tème musculaire, et en émoussant en quelque » sorte l'irritabilité et la sensibilité nerveuse, l'exer- » cice peut singulièrement concourir à la conser- » vation de la santé et à la prolongation de la vie, » chez le savant comme chez l'homme du monde. » L'exercice, dit le chancelier Bacon, est une des » meilleures provisions de santé. De là vient l'ai- » sance à tout faire et à tout souffrir ; c'est l'école » de la souplesse et de la vigueur. La souplesse » rend l'homme ardent et expéditif dans l'action ; la » force élève le courage au-dessus des douleurs, et » met la patience à l'épreuve des besoins ».

Gymnastique médicale par CHARLES LONDE, *docteur en médecine* (1821), *page* 232.

Ce célèbre docteur après avoir parlé de différents établissements gymnastiques ajoute ceci :

« La bienfaisance du gouvernement, auquel une » plume plus exercée que la mienne saura mieux

» représenter les avantages inappréciables de l'édu-
» cation physique, trop négligée de nos jours,
» donnera, nous l'espérons, à ces établissements
» utiles, non pas cet éclat éblouissant et fastueux
» dont doivent être nécessairement environnés les
» spectacles, mais la grandeur et la majesté dues à
» tout ce qui contribue directement au bonheur de
» l'homme, et prépare en même temps et la force
» et la gloire des états.

Gymnastique des anciens comparée à celle des modernes, par P. FOISSAC, *docteur en médecine* (1838) *page* 73.

« Le perfectionnement que l'éducation physique
» et morale nous communique, ne s'arrête point
» aux individus, ne s'éteint pas avec eux; il se
» transmet par la génération, se continue dans les
» races, et l'on ne peut prévoir jusqu'où s'éten-
» drait ce perfectionnement progressif, si l'homme
» aveugle et imprévoyant n'en brisait la chaîne, et
» ne détruisait, comme à plaisir, l'œuvre sacrée de
» la nature. »

DU MÊME AUTEUR, PAGE 89.

« Nous pouvons donc conclure avec les observa-
» teurs et les philosophes de tous les âges, que la

» gymnastique convenablement dirigée a l'influence » la plus salutaire sur le développement de nos or- » ganes. Nous pouvons proclamer avec Sydenham » que de tous les remèdes de la médecine, il n'en » est pas un seul qui puisse lui être comparé dans » ses effets bienfaisants. »

De la gymnastique considérée comme moyen thérapeutique et hygiénique, par Casimir Broussais, *docteur en médecine*, (1827), *page* 18.

« Mais, quant à ces gastrites, aux gastro-entérites » chroniques et apyrétiques, circonscrites, accom- » pagnées ou non de phénomènes nerveux ; quant » à toutes ces maladies nerveuses autrefois si mal- » traitées ; quant à ces leucorrhées, à ces flueurs » blanches interminables, etc., etc., la gymnastique, » aidée d'un régime approprié, serait le remède le » plus certain. »

Traité des nerfs et de leurs maladies par Tissot.
Tome 2 (1784), *p.* 443.

« Une fille qui, à l'âge de dix ans, lit quand elle « devrait courir, est à vingt une femme à vapeurs, » et non pas une bonne nourrice. »

Emile, par J. J. Rousseau (1777) *p.* 231, *tome* 1er.

» Le meilleur lit est celui qui procure un meilleur » sommeil. Voilà celui que nous nous préparons, » Emile et moi, pendant la journée. Nous n'avons » pas besoin qu'on nous amène des esclaves de » Perse pour faire nos lits ; en labourant la terre, » nous remuons nos matelas. »

DU MÊME AUTEUR, PAGE 255.

» Armons toujours l'homme contre les dangers » imprévus.

Voici un dernier passage, que j'extrais de la préface de notre

Gymnastique pratique, *par* M. B. Saint-Hilaire, *membre de l'Institut* (1850) *page* 8.

» Que les tendres mères l'apprennent, que les » pères prudents se le disent sans cesse : C'est mu- » tiler l'homme et lui préparer bien des douleurs, » bien des faiblesses et bien des vices, que de ne » point améliorer son corps, en le cultivant avec le » soin qu'on met à cultiver son esprit. Il faut pour » l'un et pour l'autre une discipline également » intelligente et sévère.

» Cette discipline du corps devient même d'autant

» plus nécessaire que la vie civilisée fait de jour en » jour plus de progrès ; et que le bien-être, à la fois » plus facile à conquérir et plus complet, nous » pousse davantage à la mollesse, source de tant » de maux qui abâtardissent les races. »

J'aurais peut-être dû abréger ces citations ; mais il me semble qu'ainsi réunies elles forment un faisceau invincible, et je ne vois pas qu'il y ait une seule objection sérieuse à faire contre ces principes adoptés par tous les juges compétents et expérimentés.

J'ajoute, avant d'entreprendre l'exposition si délicate des cas de guérison obtenus dans notre pratique par l'emploi des exercices, du massage ou des frictions, que je n'ai aucune intention ni aucune ambition de vouloir empiéter sur le domaine de la science à laquelle est exclusivement réservé l'art de guérir les maux qui accablent l'espèce humaine, et nuisent tant aux progrès des sociétés. Pour ma part, je m'en tiendrai strictement à ma mission de professeur de gymnastique ; et, dans toute ma carrière je n'ai jamais pris de sujet, sans m'être éclairé et dirigé par les conseils du docteur de la famille.

C'est la chorée qui a été, depuis le début de nos essais dans les hôpitaux, l'affection pour laquelle nous avons été appelé le plus fréquemment, et c'est elle que nous avons eu surtout à combattre par nos procédés. Comme ces applications ont été un sujet de nombreuses observations, je crois bien faire en commençant par cette maladie. A la fin de la partie de cet ouvrage intitulée : *Introduction de la gymnastique dans les hôpitaux*, j'ai indiqué les livres qu'il serait bon de consulter pour le côté scientifique de la question. Je n'aurai donc pas à revenir sur ce chapitre, dans le cours de mes observations.

La chorée, ou danse de Saint-Guy, est comme on le sait, une maladie qui a pour base un dérèglement plus ou moins complet des facultés musculaires, et quelquefois des facultés morales.

Elle prend naissance, à la suite de graves indispositions, d'épuisement par mauvaises habitudes, de trop de surexcitations, de grandes contrariétés, et plus généralement à la suite de frayeurs.

Elle est beaucoup plus fréquente chez les enfants que chez les adultes.

Il est difficile, au début de cette maladie, de pouvoir pronostiquer, d'une façon à peu près certaine, quelle en sera la durée. Il y a des enfants qui s'en trouvent atteints avec une violence extrême et qui guérissent en peu de temps ; il y en a d'autres au contraire qui ne paraissent pris que faiblement, et dont la maladie se prolonge très-longtemps, quoi qu'on fasse pour la guérir.

Ce qu'il m'a été possible d'observer, dans ma longue pratique, c'est que les enfants gâtés outre mesure, ceux d'un caractère difficile, et ceux dont la constitution est essentiellement nerveuse, guérissent plus difficilement que les enfants doués d'un caractère ou d'une constitution meilleure, et dont l'éducation a été mieux soignée. Quant aux enfants qui ont contracté la chorée par suite de mauvaises habitudes, ils courent grand risque de la garder longtemps, s'ils ne peuvent d'abord se corriger de leur redoutable défaut.

On a souvent parlé, dans ces derniers temps, des exercices gymnastiques employés avec succès pour combattre la danse de Saint-Guy. Mais afin d'éviter qu'on ne tombe dans une profonde erreur à cet égard, je vais m'étendre un peu sur l'application régulière de ces nouveaux moyens. D'abord, je ne considère pas comme atteints de chorée sérieuse, ces enfants qui, sans être maîtres absolument de leurs mouvements, peuvent néanmoins encore avec des efforts de volonté, demander tout ce qui leur est nécessaire, se tenir, marcher, boire et manger seuls. Pour cette catégorie d'enfants, de simples exercices rhythmés sans fatigue suffisent presque toujours à leur guérison. Voici à peu près comment nous procédons à l'égard de ces enfants. Pour commencer, on met l'enfant devant soi en le maintenant avec les jambes; on lui prend les mains, et on cherche à lui faire exécuter des mouvements réguliers de chaque bras, en comptant un, deux, trois, quatre, etc., à haute voix, pour chaque impulsion au temps marqué, ou, ce qui est préférable, en chantant, dans les premières séances. On recommande bien à l'enfant d'écouter et de ne chercher à faire aucun effort pour son propre compte ; car si vous l'encouragez trop tôt à rien mettre de sa volonté propre, il ne donnera le plus communément que des mouvements brusques et désordonnés, qui paralyseront vos tentatives. Il faut être très-vigilant dans ces premières manœuvres, afin d'être toujours prêt à céder instantanément à une contraction brusque d'un membre, contractions qui se renouvellent très-souvent, chez certains enfants, après quelques mouvements préalables. On maintient l'enfant aussi bien que possible par les bras, et l'on cherche à lui faire exécuter des mouvements plus ou moins accélérés avec les jambes, mais toujours assez régulièrement cadencés, sans s'occuper des fautes qu'il peut commettre. De temps en temps, on le tient dans l'immobilité pour le faire profiter d'un peu de repos; ensuite on le dirige vers une machine qu'on appelle échelle orthopédique; on place l'enfant le dos appuyé contre cette échelle; on lui pose les mains, en les tenant, sur de petits échelons qui se trouvent à droite et à gauche au-dessus de sa tête; on l'aide en le maintenant avec les jambes, et on le tient ainsi suspendu, le temps qu'il peut lui-même résister, sans douleurs ni fatigue. On recommence cette petite manœuvre plusieurs fois de suite; puis on fait asseoir l'enfant pour le reposer. Si pendant ce repos on peut lui frictionner les bras, les épaules, tout le dos, et un peu les jambes, on augmentera beaucoup le bien qu'on lui fait. Il faut surtout dans les commencements ne jamais demander à l'enfant plus de résistance que sa petite force ne lui permet d'en donner. Si vous dépassez cette limite, il vous sera facile de le voir; car au lieu de se calmer, l'enfant deviendra plus agité, et tout ce que vous auriez fait jusque-là se trouverait annulé par ce défaut de prudence. On a souvent commis, et on commet souvent encore une erreur funeste envers ces enfants, en les faisant marcher outre mesure. L'excitation aux jeux bruyants avec d'autres enfants est également nuisible à leur guérison, de même qu'il serait mauvais de les réprimander du matin au soir sur leurs mouvements désordonnés ; il faut tout au contraire les tranquiliser avec douceur lorsqu'il leur arrive de briser quelque chose qui s'échappe involontairement de leurs mains. Il faut éviter aussi avec les plus grandes précautions qu'ils ne se coupent ou ne s'écorchent quelque part ; car les mouvements qu'ils font sans discontinuer entretiennent le mal, et provoquent des surexcitations de plus en plus nuisibles.

Dès qu'il y a un peu de mieux, et que l'enfant commence à se familiariser avec ce qu'on lui fait faire, on le soumet, toujours avec la même prudence, à différents exercices nouveaux, en l'invitant à partir de ce moment à faire usage de sa volonté : la balançoire brachiale, l'échelle horizontale, les barres parallèles, excellente machine quand on sait y conduire l'enfant. Dès qu'il est à peu près maître de ses mouvements, il finit de se guérir seul en s'exerçant avec les autres.

Tout ce que je viens de dire est généralement ce qui se passe à l'Hôpital des Enfants, lorsqu'ils sont exclusivement soumis à nos exercices réguliers et à la discipline exacte de la maison. En ville, la chose n'est pas aussi facile. On manque des connaissances nécessaires pour soigner ces enfants. On a souvent de l'impatience contr'eux, et ils sont dans l'impossibilité de faire quoi que ce soit du matin au soir. Tout cela ne contribue pas peu à prolonger souvent la durée de leur maladie.

Je dois ajouter que cette affection rend d'ordinaire les enfants exigeants, capricieux et insupportables. Mais il n'y a pas là une raison suffisante pour tout leur céder ; on ne ferait qu'augmenter ces dispositions en les surexcitant davantage. Si donc il arrive qu'ils ne puissent pas se servir assez sûrement de leurs mains, il faut les faire manger et boire dans la crainte qu'il ne se blessent au visage. Puis, il ne faut jamais perdre de vue qu'une grande propreté, de l'air, une distraction calme, et une bonne nourriture, sont des conditions indispensables pour le rétablissement de la santé de ces pauvres petits malades.

C'est uniquement dans ces cas de faibles chorées que quelques docteurs, avant l'introduction de nos procédés à l'Hôpital des Enfants, ordonnaient le saut à la corde, la marche le soir derrière la retraite des tambours, parfois la musique, et dans ces derniers temps, les mouvements réglés par le métronome. Tout cela peut être de quelqu'utilité pour des enfants médiocrement atteints ; mais pour les enfants véritablement choréiques , ces moyens seraient plutôt des causes de surexcitation que des calmants. En effet que peut-on demander à un malheureux être qui ne peut ni se tenir, ni parler, qui ne peut pas même faire de signes complets avec la tête ou les yeux, qui se donne involontairement, sans presque d'interruption, des coups violents de tous côtés, et chez qui ces désordres augmentent d'autant plus qu'il éprouve des besoins réels qu'il ne peut exprimer ?

Et malheureusement ces cas extrêmes ne sont pas très-rares, comme on le verra dans la suite.

De ce premier degré de chorée peu intense, je passe aux enfants qui sont choréiques de la même façon, mais dont les mouvements sont plus violents et plus continus.

Pour ces enfants plus malades, les exercices doivent être appliqués plus fréquemment, deux fois par jour si on le peut, avec tous les ménagements qu'exige leur position. Pour ceux-là, il faut encore plus de précautions à les tenir en repos, et bien plus de surveillance à éviter qu'ils ne se blessent.

On est souvent obligé, lorsque l'enfant est étendu sur un lit ou sur une chaise longue, de lui attacher bras et jambes, afin qu'il ne se donne pas de coups lui-même avec ses mains, et qu'il ne glisse pas à terre. Je vais citer quelques cas de guérison de cette chorée plus violente, pour en faire mieux comprendre la nature.

1er exemple. — Observation n° 1.

Il y avait, à l'Hôpital des Enfants, un jeune choréique, nommé L. A., entré depuis le 26 janvier 1852. Il était fortement pris ; mais il pouvait encore se diriger et faire différentes actions. Il fut d'abord traité jusqu'au 13 février, c'est-à-dire pendant trente-huit jours, par les médications ordinaires, sans qu'il se manisfestât la moindre amélioration dans son état. Après ce temps, il fut soumis exclusivement aux exercices gymnastiques, et je m'en occupai d'une façon toute particulière, tous les jours pendant un mois, sans obtenir du mieux, bien qu'il fut massé, exercé et frictionné. Mais aussitôt après, les mouvements désordonnés cédèrent sensiblement, et de telle façon qu'à partir du 5 avril, il ne reçut plus de séances particulières. Vers le milieu de juin, il fut constaté qu'il était guéri; mais en considération de la tenacité de sa maladie, le docteur le fit rester à l'hôpital, pour affermir sa santé, jusqu'au 11 août 1852.

Je puis certifier aujourd'hui que cet enfant n'a jamais eu de rechute, et que, de plus, il est devenu un homme d'une force exceptionnelle.

2e exemple en ville. — Observation n° 2.

Le 10 janvier 1852, je fus appelé par MM. les docteurs Blache et Heurteloup pour donner des soins à une jeune fille de quinze ans, B. E., atteinte d'une chorée très-intense et générale. Cette fille, au début du traitement, pouvait à peine se tenir, ne pouvait rien faire seule, et ne pouvait parler qu'avec une grande difficulté. Vingt-six séances de massages, frictions, exercices passifs, etc., lui furent données en quatorze jours, sans qu'il se manifestât le moindre changement dans sa position. En présence de cette résistance opiniâtre, je témoignai aux parents le désir de recevoir de nouveaux conseils de MM. les docteurs; et M. Heurteloup, qui connaissait tout particulièrement la constitution de l'enfant, déclara qu'on ne pouvait la soumettre à aucun autre traitement. Je continuai donc encore les mêmes soins pendant quatorze séances en six jours, sans obtenir plus de succès. Alors ne sachant que faire, et voyant le chagrin profond des parents augmenter, car cette fille ne prenait aucun repos ni jour ni nuit, je la plaçai sur son lit, et lui tins les bras et les jambes pendant trente minutes dans une complète immobilité. Elle finit par s'endormir une demi-heure, puis elle se réveilla ; je l'endormis de nouveau, elle se réveilla encore après quarante minutes de sommeil ; je procédai de même une troisième fois, et je partis à dix heures du soir, la laissant dans un bon sommeil du moins en apparence. Le lendemain, j'appris qu'elle avait profité de deux heures de sommeil, ce qui est généralement un indice certain d'une amélioration prochaine. En effet, à partir de ce moment, les mouvements diminuèrent progressivement tous les jours, et elle prenait un peu plus de sommeil. Mais chez cette fille, d'une constitution d'ailleurs très-nerveuse, la maladie n'a cédé entièrement qu'au bout de cent séances, qui lui furent données en quatre mois et six jours.

Depuis le moment de sa guérison, elle n'a jamais rien ressenti, et elle a aujourd'hui trois enfants qui se portent on ne peut mieux.

Ces deux premiers exemples font exception par leur tenacité extraordinaire.

3e exemple en ville. — Observation n° 3.

Le 31 mars 1852, je fus prié par M. le docteur Séguin d'aller voir une jeune fille choréique, âgée de seize ans, L. C., pour laquelle on avait employé l'électricité, et ensuite les bains froids, pendant plus de deux mois, sans obtenir la moindre amélioration. Après m'être entendu avec les parents, je fis entrer cette fille à l'Hôpital des Enfants, où elle fut soumise, dès son arrivée, au traitement par la gymnastique. Quoique ses mouvements fussent désordonnés, elle pouvait encore se diriger tant bien que mal. Pendant les huit premiers jours, l'agitation resta la même ; mais à partir du quinzième jour, on put remarquer une amélioration sensible, et à dater du 25 avril les mouvements involontaires perdirent beaucoup de leur intensité. Vers le 10 mai, elle allait très-bien ; le 15 mai, elle fut considérée comme parfaitement guérie, et elle fut rendue à ses parents le 20 mai 1852.

Cette fille, quoique d'une nature très-nerveuse, n'a plus rien ressenti de sa maladie depuis cette époque, et elle s'est même beaucoup fortifiée. Seulement elle a conservé une répugnance insurmontable pour l'eau froide, tant, dit-elle, les bains froids l'ont fait souffrir.

4e Exemple en ville. — Observation n° 4.

Le 26 avril 1851, je fus demandé par MM. les docteurs Blache et Hervé de Chégoin pour donner des soins à la fille de M. le C. de B... qui venait d'être prise d'une chorée assez forte. Il fut convenu qu'elle serait soumise au traitement par la gymnastique. Je pris cette fille âgée de 7 ans 1/2 le jour même 26 avril 1851. Pendant les huit premières séances, il y eut peu de changement ; mais à partir de la douzième, sa guérison fit des progrès sensibles, au point qu'à la 25e séance, c'est-à-dire après vingt-six jours, l'enfant aurait pu cesser le traitement. Mais je continuai encore par prudence, et sur le consentement des parents, jusqu'à la 34e séance. Le traitement avait duré quarante jours. Cette fille s'est toujours bien portée depuis cette époque, et elle n'a jamais éprouvé aucune atteinte de rechute.

Comme j'ai dit plus haut que les marches forcées, et des mouvements excessifs ne pouvaient convenir aux enfants agités de cette façon, je vais citer spécialement deux exemples entre beaucoup d'autres qui suffiront, je pense, pour prouver la justesse de cette observation.

Observation n° 5.

Le 28 février 1856, s'est présentée à l'Hôpital des Enfants, sur la recommandation de M. le docteur Bonneau, Mme J... avec sa fille M. âgée de 13 ans. Cette enfant était prise d'une chorée assez forte; mais elle pouvait encore marcher, en se rabattant les jambes avec grand effort.

Cette dame habitait Clamart; et pour ne pas se déplacer trop souvent, elle prit le parti de n'amener sa fille que trois fois par semaine à notre cours de l'Hôpital des Enfants. Elle vint ainsi tout le mois de mars, sans qu'il se manifestât la moindre amélioration dans l'état de sa fille. Pendant le mois d'avril, il en fut de même, et les séances du mois de mai ne produisirent pas plus d'effet. L'impatience commençant à s'emparer de cette dame, je lui conseillai de venir s'établir quelque temps à Paris; car il y avait tout lieu de penser que des dérangements aussi multipliés n'étaient pas sans inconvénients graves.

Il fallait partir de Clamart pour se rendre au chemin de fer, aller de la station à Paris, puis aller à pied de la gare à l'Hôpital ; et l'on répétait tout cela pour retourner à Clamart, après avoir passé par une heure d'exercices. J'affirmai à la mère que l'enfant guérirait sans doute, en peu de temps, avec des soins plus particuliers ; mais elle voulut essayer encore pendant le mois de juin, en se promettant bien, après cette épreuve, de venir à Paris, s'il n'y avait pas d'amélioration. L'enfant étant restée dans le même état, la mère vint demeurer à Paris comme cela était convenu.

Je pris donc cette fille le 1er juillet 1856, et je lui donnai des séances très-soutenues, vu la tenacité de la maladie, qui datait déjà de plus de quatre mois. Les mouvements commencèrent à céder vers la seizième séance ; puis, le calme alla en augmentant jusqu'à la vingt-cinquième séance. Là, il y eut une petite rechute de deux jours ; puis, le mieux reprit le dessus. Enfin, à la trente-sixième séance, ou plutôt en trente jours, cette fille fut parfaitement guérie, puisque depuis cette époque il ne s'est manifesté chez elle aucune récidive.

2e Exemple. — Observation n° 6.

Mme Saint-C., demeurant à Meudon, vint me trouver, le 14 mars 1859, sur la recommandation de M. le docteur Blache, pour sa fille âgée de 10 ans. Cette enfant se trouvait atteinte d'une assez forte chorée, qui lui permettait cependant encore de marcher. Elle vint tous les deux jours chez moi, jusqu'à la dix-huitième séance, dans un espace de quarante jours, sans que le plus léger changement se produisît dans la maladie. L'enfant était au contraire plus excitée qu'au début. Connaissant la mauvaise influence de tant de dérangements sur cette maladie, je pris le parti, quoique ce sacrifice fût très-grand, d'envoyer tous les jours, à dater du 24 avril, Mlle Lebègue à Meudon pour soigner cette fille. Le 6 mai, sa position s'étant sensiblement améliorée, Mlle Lebègue n'alla plus à Meudon que tous les deux jours, jusqu'au 1er juin 1856, époque à laquelle la maladie avait complétement cédé, puisqu'elle n'a pas reparu depuis cette époque.

Ce n'est pas nous seulement qui avons pu, par cette manière de procéder, obtenir la guérison des enfants atteints comme nous venons de l'expliquer. Heureusement d'autres ont fait aussi les mêmes observations et les mêmes cures. Seulement, nous avons l'avantage et la satisfaction d'avoir tenté les premiers essais de ce genre, dès 1847, à l'Hôpital des Enfants ; mais plusieurs fois des circonstances exceptionnelles nous ont montré que d'autres que nous pouvaient également employer ces moyens avec succès.

En voici plusieurs preuves.

Observation n° 7.

1° M. L...., demeurant à Courbevoie, est venu me trouver en novembre 1850, pour me prier de m'occuper de sa fille âgée de 8 ans et demi, qui venait d'être prise d'une chorée assez violente. Ne pouvant me rendre régulièrement à une telle distance, j'y allai pour expliquer au père comment il devait procéder. Mais au lieu de prendre moi-même la parole, je préfère reproduire le passage de la lettre du père, qui concerne et constate la guérison de sa fille, par les moyens que je lui avais conseillés et enseignés. Cette citation vaut mieux que tout ce que je pourrais dire au sujet de cette première guérison obtenue en dehors de notre pratique.

Voici le passage de cette lettre :

« Je vous remercie mille fois de l'intérêt que » vous avez pris à ma fille, et je suis heureux de » vous rassurer sur son état ; car elle est entièrement » rétablie de l'affection pour laquelle vous êtes » venu la visiter.

» La guérison est due, je pense, au traitement » purement gymnastique que vous nous avez pres- » crit, aidé de frictions excitantes sur tout le corps, » soir et matin, sans aucun médicament à l'inté- » rieur, de quelque nature qu'il soit, anti-spasmo- » dique ou calmant. Nous avons été amené à l'em- » ploi des frictions rubéfiantes par l'état du bras » gauche qui paraissait paralysé. Ayant remarqué » que notre enfant s'en servait mieux après qu'avant » la friction, nous les avons étendues sur toutes les » parties du corps ; et nous remarquâmes, presque » de suite, un mieux, qui chaque jour, fit des pro- » grès tellement rapides qu'une semaine n'était » pas écoulée que notre enfant était presque gué- » rie de la chorée, qui nous avait tant effrayés. J'ai » été heureux de constater que son intelligence n'a- » vait aucunement souffert.

» Je vous remercie, etc.

» Courbevoie, 2 février 1851. »

Je suis assuré que, si cette enfant était venue tous les jours chez moi, de Courbevoie à Paris, elle n'aurait pas pu guérir, comme elle a guéri en étant traitée sur place.

Observation n° 8.

2° En 1854, M. C..., habitant Joinville-le-Pont, vint me trouver, sur la recommandation de M. Blache, pour traiter sa fille, âgée de 5 ans, prise d'une chorée moyenne et générale. Ne pouvant encore cette fois me rendre régulièrement à Joinville, je trouvai, à la Redoute de la Faisanderie, un jeune sous-officier du 37e de ligne, nommé Achard, qui me parut remplir les conditions favorables pour cette mission. Je le conduisis auprès de la petite malade, et lui expliquai tout ce qu'il aurait à lui faire pour tenter de la guérir. J'y retournai quinze jours après pour lui donner de nouveaux conseils; mais ce jeune homme s'y était pris si bien, pour son début, que l'enfant allait déjà mieux, et le trente-cinquième jour, elle se trouvait radicalement guérie. Ce jeune sous-officier fut très-gracieusement récompensé, et je l'ai beaucoup remercié pour mon compte de son sympathique concours.

Observation n° 9.

3° Une autre fois encore, un excellent homme, professeur de gymnastique, à Versailles, M. Decaud, vint également me trouver à l'Hôpital, afin de prendre mes conseils sur un enfant qu'il devait traiter pour la chorée. Après l'avoir suffisamment renseigné, j'allai avec lui à Versailles, et je lui montrai à pratiquer sur son petit malade. Cet excellent homme s'acquitta également bien de cette mission, puisqu'il guérit son jeune client en assez peu de temps. Si cet enfant avait dû se déplacer et se fatiguer tous les jours par la marche, je doute qu'il eût guéri aussi vite.

Il ne faudrait pas cependant conclure de ceci que les exercices gymnastiques ordinaires soient suffisants pour obtenir ces résultats ; ce serait là se tromper singulièrement. La manière dont il faut conduire les choses avec ces enfants est toute différente des méthodes habituelles, attendu qu'il faut savoir saisir le moment où l'enfant a besoin de repos, et reprendre en temps voulu les exercices, le massage ou les frictions, etc., etc.

Je vais citer encore un fait très-intéressant de ce genre.

Un docteur de province, se trouvant dans la nécessité de traiter des enfants atteints de la chorée, écrivit à M. Blache, pour mieux se renseigner sur ce qu'il devait faire. M. Blache lui conseilla de les soumettre aux exercices gymnastiques, ce qu'il fit sans retard ; mais voyant qu'après un temps assez long, ses petits malades n'éprouvaient aucun changement, il écrivit de nouveau. Cette fois, M. Blache lui conseilla de venir à Paris, pour voir par lui-même comment nous procédions avec nos enfants. Il vint de suite, et après s'être suffisamment instruit, il s'en retourna avec l'idée d'appliquer lui-même ces soins tout particuliers. Il le fit dès son retour, et il écrivit peu de temps après à M. Blache qu'il n'avait pas fait une course inutile en venant à Paris, puisqu'il avait guéri ses petits choréiques en très-peu de temps.

Après tout ce qui précède, je passe à des cas de chorée plus graves.

Je veux parler de cette chorée violente qui ne permet plus aux enfants de maîtriser aucun de leurs mouvements, pas même ceux de la tête ni des yeux, encore moins ceux de la langue.

Le premier enfant que j'ai eu le bonheur de tirer de cet état a été le petit Courard (Émile), dont il est parlé d'une façon toute spéciale dans le premier discours de M. le docteur Blache, du 23 juillet 1851. En m'en tenant à ce discours, je pourrais peut-être me dispenser d'entrer dans de plus longs détails ; mais le cas est assez exceptionnel pour que je ne garde pas le silence sur ce qui s'est passé. Je serai d'ailleurs aussi bref que possible.

Observation n° 10.

Le 21 septembre 1850, M. le docteur Blache me fit demander à 8 heures du matin, à la salle Saint-Jean, pour me montrer le petit Courard, couché au n° 17 ; et il me demanda si, dans l'état déplorable où il se trouvait, je pourrais tenter quelque chose pour le soulager. Il ajouta que je n'avais rien à craindre de ce qui pourrait arriver de fâcheux, attendu que ce pauvre enfant était au plus mal. Je répondis que j'allais le prendre de suite ; je descendis, et je remontai aussitôt avec six enfants choisis parmi les plus intelligents.

La position du petit Courard était à peu de chose près celle-ci.

Il était pâle et d'une maigreur extrême ; les lèvres

étaient toutes fendues et couvertes d'un enduit sec; la langue était aussi couverte d'un enduit blanchâtre; le nez était tout blanc et presque complètement bouché; les yeux étaient cireux et les bras pleins d'écorchures. Il ne pouvait prononcer un seul mot; les mouvements convulsifs étaient d'une violence extrême; il ne prenait aucun sommeil, ni nourriture. Dans cet état, je le plaçai étendu à terre sur un matelas; et après lui avoir fait tenir, par les six enfants, les bras, la tête, les jambes et le corps dans l'immobilité, je procédai à une légère friction générale, partout où il était possible de la faire. Sur les bras, je ne pus faire qu'un léger roulement de muscles, pour ne pas augmenter le mal des parties entamées; car il est bon de faire observer qu'on peut toujours pratiquer un massage très-léger, là même où il n'est pas possible de frictionner. Après une demi-heure de ces soins continus, je cherchai à lui déboucher le nez avec de l'eau tiède et des bouts de linges roulés. Cette opération demanda beaucoup de temps; mais elle réussit complétement. Cette opération n'était pas sans importance; car l'enfant respirait plus librement. Je lui passai plusieurs fois de l'eau froide sur le front, derrière les oreilles et sur la bouche; et je procédai ensuite à des mouvements d'inspiration et d'expiration sur la poitrine, en l'engageant à aider, de son côté, mes efforts. Tout ceci une fois terminé, je le replaçai dans son lit, et je le quittai avec l'appréhension de ne pas le retrouver vivant le soir.

A quatre heures trois quarts du soir, je retrouve l'enfant très-pâle ; les lèvres sont blanches, le nez est également blanc, et les narines sont très-ouvertes ; l'état général paraît plus mauvais encore que le matin. Malgré ces symptômes, je procède de la même façon que le matin, mais avec plus de ménagement. Vers la fin de la séance, il paraissait se ranimer. Je le replaçai dans son lit, et lui demandai s'il voulait essayer de prendre quelque chose. Il fit un signe affirmatif. Je lui fis tenir la tête par des enfants ; et je pus, non sans difficulté, lui faire avaler la valeur d'un très-petit potage, qu'il parut prendre avec avidité. C'était un bon signe. Je lui mis de la pommade sur les lèvres ; et je partis, en conservant plus d'espoir que le matin.

Lorsque je revins, le lendemain 22, à neuf heures, j'appris qu'il avait dormi trois heures de suite. Je procédai donc encore de même qu'auparavant, et les enfants me dirent qu'ils avaient bien moins de mal à le tenir. Il mangea un peu plus et plus facilement, et je le quittai encore dans de meilleures conditions que la veille.

Le soir du même jour, je continuai de la même façon, et je le quittai encore un peu mieux. Il avait pu dire quelques mots; il avait mangé davantage, et la violence des mouvements avait sensiblement diminué.

Le matin du 23, j'appris qu'il avait dormi six heures en trois reprises. J'essayai, cette fois, de le placer debout; mais aussitôt qu'il fut redressé, il éprouva des douleurs si violentes, dans les articulations des genoux, que je fus obligé de le recoucher de suite. La parole était beaucoup plus libre et l'appétit excellent.

A partir de ce moment, la guérison fit de rapides progrès. Mais je m'en tiens pour le reste à ce qu'a dit M. Blache dans son discours. J'ai seulement voulu faire connaître, par les détails qui précèdent, que l'application de la gymnastique, en cette circonstance, eût été d'un secours bien inutile pour sauver ce malheureux enfant.

Voici un autre exemple de chorée guérie semblablement en ville; mais la nature de la maladie n'était pas tout à fait aussi grave.

Observation n° 11.

Le 25 octobre 1851, je fus invité par MM. les docteurs Blache et Dewulfs-Pontonnier, à me rendre auprès d'une fille de 18 ans et demi, B. H. E., qui était atteinte d'une forte chorée, et sur qui les bains froids et d'autres médications n'avaient eu aucun résultat.

J'allai voir cette fille, et je la trouvai dans un mauvais état. Elle ne pouvait plus se tenir ; l'agitation était générale ; la langue était couverte d'un enduit blanchâtre ; elle ne pouvait prononcer un mot ; il n'y avait pas un instant à perdre, vu la difficulté qu'elle éprouvait à respirer.

Après avoir demandé à la mère si sa fille accepterait de ma part le traitement des massages et des frictions, de la tête aux pieds, elle me répondit qu'elle accepterait tout pour guérir. Je commençai donc, dès le 26, de grand matin, comme j'avais fait pour Courard, avec tous les ménagements nécessaires pour ne pas froisser sa juste pudeur ; et je répétai la même opération deux fois par jour, matin et soir. A la douzième séance, elle put déjà, quoiqu'avec un peu de difficulté, manger seule. A la vingtième séance, elle put tenir un instrument de gymnastique à la main, et faire quelques petits mouvements. A la vingt-cinquième séance, elle se trouvait assez bien pour être conduite chez M. Blache, qui fut bien surpris de la voir sitôt sortie. A partir du 7 novembre, je ne lui donnai plus qu'une séance par jour, et pendant le mois de décembre, une séance tous les trois ou quatre jours seulement, pour raffermir sa santé, qui se trouva parfaitement rétablie le 3 janvier 1852. Cette fille a reçu pendant ces deux mois et quelques jours, 58 séances, et la guérison fut telle qu'elle n'a plus rien ressenti depuis cette époque.

Comme je ne parle ici que dans l'intérêt des malades, je dirai que les frictions et les massages n'étaient conseillés nulle part, du moins à ma connaissance, pour soulager les choréiques, lorsque j'ai été amené à employer ces procédés en 1847.

Je suis heureux de reproduire un passage consigné par M. le docteur Briquet, dans la *Gazette des Hôpitaux,* du samedi 5 novembre 1859. D'après les explications de ce savant docteur, on verra que je n'étais pas bien éloigné de la vérité, tout en n'agissant à cette époque que suivant ma propre inspiration.

« On sait, dit M. le docteur Briquet, que quand

» la chorée est assez intense pour faire périr les » sujets qu'elle attaque, la mort arrive ordinaire- » ment parce que la chorée, en se portant sur les » muscles inspirateurs et expirateurs, amène dans » leur action un désordre et une perturbation tels » que, l'air n'entrant plus dans les poumons et n'en » sortant plus d'une manière assez régulière pour » que l'oxygénation du sang se fasse convenable- » ment, l'asphyxie se produit graduellement. »

Je n'ai traité jusqu'ici que des chorées générales affectant tout le système ; mais nous avons été appelé aussi quelquefois pour tenter de guérir des chorées restreintes, et par exemple la chorée de la face. Cette chorée, qui ne s'en prend qu'aux muscles du visage, et qui résiste en général très-longtemps à tout ce qu'on peut y opposer, a été cependant vaincue par nous, et il nous a été permis de constater, dans notre pratique, plusieurs cas de guérison de ce genre.

Il est clair que les moyens que nous employons sont bien modifiés par la nature de ces désordres tout partiels. Les procédés qui ont paru nous réussir le mieux consistent dans des mouvements lents et rhythmés, en comptant ou en chantant. Dans tous les exercices que l'enfant exécute, on lui fait fixer du regard un point qu'il ne doit pas perdre de vue. S'il fait des exercices avec un instrument dans la main, on lui fait suivre l'instrument des yeux très-attentivement. Après quinze ou trente minutes de ces exercices, on place l'enfant devant soi, et on lui fait exécuter des mouvements cadencés de bras et de jambes, en chantant, vos yeux toujours fixés sur les siens, et les siens sur les vôtres. On prend ensuite doucement sa tête, et on lui fait exécuter des mouvements de droite et de gauche bien réguliers ; puis, des mouvements d'inclinaison la tête à droite et à gauche sur les épaules ; et enfin, des mouvements semblables en faisant pencher la tête en avant et en arrière. Tous ces mouvements doivent s'exécuter en comptant ou en chantant lentement et régulièrement.

On passe ensuite à un massage assez doux sur tous les muscles en désordre ; puis on retourne un moment aux exercices, et l'on termine par un massage à l'eau froide sur tout le visage. On peut même augmenter encore le bien-être de l'enfant, en étendant ce dernier massage sur le dos et la poitrine.

Quand on a donné des séances de cette façon pendant deux ou trois mois et tous les deux jours, l'enfant doit être débarrassé de son affection ; mais s'il ne l'est pas, il est sage alors de le laisser reposer un ou deux mois, pour le reprendre plus tard de la même manière.

Ici on se demandera probablement ce que peut faire le chant sur ce genre d'affection. Je ne saurais répondre bien précisément à cette question ; mais en fait, je puis dire et affirmer que le chant m'a toujours été d'un grand secours, par l'action régulière qu'il imprime aux mouvements. Quant à l'explication scientifique de cette mystérieuse influence, je crois ne pouvoir mieux faire que de reproduire celle que donne M. le docteur Tissot (Edition de 1780, p. 91.)

Voici cette explication :

« Le chant, dit l'excellent observateur, met aussi » en action tous les muscles de la bouche et des » parties voisines ; et par la fréquente contraction » qui se fait alors dans ces parties, il arrive que la » filtration des liqueurs et leur circulation s'opère » plus parfaitement. Le mouvement de la voix in- » flue jusque dans les endroits les plus intimes du » corps ; il met en action tous les esprits animaux, » non-seulement pour ce qui concerne le dehors, » comme font les frictions, mais encore pour ce qui » concerne les viscères les plus éloignés. »

Observation n° 12.

En 1850, sous la direction de M. le docteur Lenoir, j'ai été appelé à essayer mes soins sur un jeune enfant de 9 ans, très-gâté et très-volontaire, atteint d'une chorée partielle. Je lui ai donné soixante-et-onze séances en cinq mois; il allait beaucoup mieux; mais il lui arrivait encore assez souvent de faire des mouvements de tête. J'ai conseillé au père d'interrompre pendant quelque temps; ma proposition fut acceptée, et lorsque je retournai pour reprendre les séances, environ un mois après avoir cessé, le père me dit que l'enfant n'en avait plus besoin, et que, dix jours après mon départ, son fils avait cessé d'éprouver aucun mouvement.

Observation n° 13.

Une autre fois, en 1859, je fus chargé, sous la direction de M. le docteur Blache, de donner des soins à un enfant de dix ans affecté de la même manière. A la vingt-deuxième séance, il allait beaucoup mieux; mais il partit pour la campagne, et je ne l'ai plus revu.

Observation n° 14.

En dernier lieu, en 1861, toujours sous la direction de M. Blache, je fus chargé de donner des soins à un jeune homme de 16 ans, qui, à la suite d'un travail où il s'était forcé pour ne pas être éliminé aux examens, avait été pris de mouvements saccadés de la bouche. Ces mouvements se reproduisaient presque chaque fois qu'il voulait parler, et souvent il ne pouvait venir à bout d'articuler une parole. Je procédai de suite avec le secours des exercices, massages et frictions, en terminant par l'eau froide ; et, dès la seizième séance, tout rentra dans l'ordre le plus parfait.

Deux autres fois encore, j'ai été appelé à donner des soins plus ou moins longs à deux enfants atteints de la même indisposition. Mais ils sont partis sans que j'aie pu les suivre, et n'ayant gagné que très-peu de chose sur leur maladie.

Je vais terminer ces considérations par l'étude de la chorée la plus insaisissable de toutes, celle qui ne s'en prend qu'aux organes de la voix.

Observation n° 15.

En 1854, je fus chargé, par M. Blache, de

donner des soins à la petite fille de Mme la C..... E... J... Cette enfant était atteinte, depuis plus d'une année, d'une toux nerveuse, assez faible mais très-fréquente. Les docteurs qui l'avait vue avant M. Blache avaient surtout défendu qu'on ne la fît jamais chanter, ni parler trop souvent. M. Blache, après l'avoir examinée, me donna toute liberté de faire ce que je jugerais convenable.

A cette époque, j'avais déjà fait plusieurs essais à l'Hôpital sur des enfants qui avaient la voix faible, et ils s'étaient très-bien trouvés de mon traitement. De plus, j'avais mémoire de ce passage du bon docteur Tissot (1780, page 311) sur les voix faibles :

« Il existe encore un préjugé de défendre la mu-
» sique aux jeunes personnes qui ont l'organe de
» la voix faible et la poitrine délicate ; l'expérience
» journalière prouve le contraire. Je tiens de plu-
» sieurs gens de l'art, qui ont vu, dans des couvents,
» de jeunes personnes très-délicates, menacées de
» pulmonie, dont la vie paraissait prête à s'échap-
» per au moindre souffle, et dont la mauvaise
» constitution a changé en s'adonnant à la musique
» vocale. On les instruisait sans les contraindre; on
» paraissait ne vouloir que les amuser, et par ce

» moyen on réussissait à les former, et pour la
» force et pour le talent. »

En m'appuyant sur cette observation de M. le docteur Tissot et sur mon expérience, je pris d'abord cette petite fille avec les plus grands ménagements. Je la fis chanter, de manière seulement à ce qu'on entendît sa voix ; puis, je la faisais reposer souvent, en lui faisant de légers massages, tout autour du larynx, puis des frictions douces sur la poitrine et sur le dos. A la quatrième séance, voyant qu'elle n'avait encore éprouvé aucune fatigue, et que la voix gagnait un peu de force, je lui fis faire de petits exercices de bras et de jambes, accompagnés de chants encore très-doux. A la huitième séance, les accès de la toux commençaient à diminuer sensiblement, et la voix gagnait toujours en force. A la douzième séance, je lui fis faire un peu d'exercice avec des instruments et des mouvements libres, en chantant. A ce moment, nous avions fait de grands progrès ; car elle chantait franchement vingt-cinq minutes environ, en plusieurs reprises et sans aucune fatigue. De plus, les accès de toux ne paraissaient plus que par intervalles très-éloignés, et, enfin, en dix-sept séances données dans l'espace de quarante-six jours, cette fillette faisait tout ce qu'elle voulait de sa voix, et n'avait plus aucun symptôme de ses accès antérieurs.

Observation n° 16.

En 1862, toujours avec l'assistance de M. Blache, je donnai des soins à une jeune fille de 14 ans, qui avait des accès de toux spasmodique depuis deux ans. Il y avait des moments où elle ne pouvait plus reprendre sa respiration. Quoiqu'elle fût plus âgée, je procédai exactement, comme j'avais fait pour l'autre petite fille ; et quatre mois après, sans être encore complétement guérie, elle se portait déjà sensiblement mieux; les accès de toux spasmodique étaient pour ainsi dire passés, et aujourd'hui elle se porte comme une enfant qui jouit d'une bonne santé ordinaire.

Après tous les détails officiels que j'ai donnés sur l'introduction des exercices gymnastiques dans les hôpitaux, et après ce que je viens de dire sur la chorée, je pourrais terminer ici mes observations, mais je vais citer un dernier exemple de chorée, qui était tout à fait exceptionnelle par ses formes et sa tenacité.

Le voici.

Observation n° 17.

Le 6 avril 1863, je fus mandé par M. le docteur Vigla pour donner mes soins à un jeune garçon âgé de 12 ans, atteint d'une très-forte chorée depuis le 8 mars précédent. Le motif qui avait provoqué cette chorée n'était pas parfaitement connu; la mère croyait que l'enfant, ayant été puni pour une faute qu'il n'avait pas commise, s'était livré à des cris et à des gestes tellement violents qu'il en aurait perdu la raison, puis qu'il serait tombé sans connaissance dans un corridor. Par extraordinaire, on ne l'aurait retrouvé, encore privé de connaissance, que plusieurs heures après sa chute. Les parents furent aussitôt avertis, et l'enfant fut ramené dans un état assez déplorable à la maison paternelle; puis, peu de jours après, il fut pris d'une chorée violente. Ceci se passait à Lorient. La première chose qu'on fit fut d'appliquer des sangsues, avec recommandation de laisser saigner les ouvertures à discrétion. Cette médication avait mis l'enfant dans un état de faiblesse extrême, sans rien changer à la chorée, qui allait toujours en augmentant; après quelques jours d'espérance inutile, la mère prit le parti de venir réclamer des secours à Paris. Elle s'adressa à M. le docteur Vigla, qui m'invita de suite à appliquer à cet enfant tous les soins qui pouvaient se rattacher à ma profession.

Le 6 avril 1863, l'état du petit malade était à peu près celui-ci : grande maigreur, agitation générale avec mouvements brusques, pâleur extrême, parole nulle, appétit très-faible, sommeil nul, selles très-difficiles.

Dans cet état, je procédai suivant mon expérience, en cherchant avant tout à ramener les forces qu'il avait totalement perdues. On jugera facilement de l'état de faiblesse dans lequel il se trouvait, quand on saura que, malgré les soins les plus assidus du docteur et de moi, ce n'a été qu'à la trente-septième séance qu'il nous fut possible de faire tenir l'enfant debout, en le soutenant fortement par le haut du corps; il put ce jour-là avancer les jambes trois fois, et il prononça deux à trois mots. Il est bon d'observer qu'à ce moment les bras pendaient de chaque côté du corps, sans qu'il fût possible à l'enfant de leur communiquer le plus léger mouvement.

Cependant, durant ces trente-sept séances, qui lui furent données en vingt jours, à deux par jour, rien ne fut négligé, massages, frictions, mouvements passifs, grande friction générale à l'eau tiède, l'enfant étant étendu nu sur un lit disposé pour cela. Mais l'inertie continuait à être telle que six fois sur dix nous dûmes extraire les excréments par des moyens factices pour le soulager.

A partir de la trente-septième séance jusqu'à la quarante-cinquième, qui nous mena au 2 mai, nous procédâmes de la même façon. Le malade fit de nouveaux progrès ; il put supporter d'être assis plusieurs heures à l'air ; il put même étendre les bras et prononcer quelques mots ; il profitait aussi de plusieurs heures de sommeil. Enfin l'état général, quoique très-faible encore, était sensiblement amélioré, l'appétit devenait meilleur, et les selles étaient plus faciles. Il lui était cependant encore impossible de se tenir debout.

A la cinquante-quatrième séance, qui nous mena au 9 mai, il fit quelques pas seul à la façon d'un homme ivre. A partir de ce moment, les forces revinrent graduellement, et de façon qu'à la soixante-sixième séance, qui nous mena au 16 mai, il put faire quarante pas sans être soutenu, et parler de façon à exprimer à peu près toutes ses pensées. Il put aussi manger seul. A la soixante-quatorzième séance, le mieux avait encore sensiblement augmenté ; et à la quatre-vingtième, qui nous mena au 5 juin 1863, l'enfant cessa tout traitement et retourna à Lorient avec ses parents, enchantés de sa guérison.

A son départ, il était aussi bien que possible ; mais il lui restait encore dans les bras et les jambes quelques petits mouvements, qui ne se montraient plus que par intervalles assez éloignés.

Il fit le voyage de Paris à Lorient sans éprouver de malaise ; et aussitôt après son arrivée, il fut conduit à la campagne afin de jouir d'une pleine liberté. Du 5 juin au 1er juillet, les petits mouvements qui lui restaient en quittant Paris ne diminuèrent pas ; la mère remarqua au contraire qu'ils augmentaient pendant les temps orageux ; mais l'appétit était entièrement revenu, et l'enfant pouvait se livrer à toute espèce de recréations. Pendant les mois d'août et septembre, la position de l'enfant resta à peu de chose près stationnaire. Voyant cette chorée se prolonger indéfiniment, j'écrivis à un brave ami M. Cécille, capitaine au 74e de ligne, qui se trouvait en garnison à Lorient, pour qu'il fît connaissance avec les parents du petit malade, et qu'il se mît en devoir de lui prodiguer des soins suivant mes indications. Je dois faire observer ici, à titre de document indispensable, pour qu'on puisse bien suivre la marche de la chorée de cet enfant, que mon ami

Cécille sait joindre à une profonde connaissance de la gymnastique militaire, une douceur et une patience à toute épreuve. En outre, lorsqu'il était détaché à Saint-Maur comme sous-directeur à l'école normale de gymnastique militaire, il venait souvent nous visiter à l'Hôpital des Enfants, pour s'initier autant que possible aux préceptes d'une gymnastique plus spéciale et plus raisonnée. Il prit donc le petit malade le 11 octobre 1863, et lui donna une séance tous les jours. Vers le 11 novembre, l'enfant paraissait reprendre des forces ; il avait plus de gaité ; mais il restait des mouvements très-prononcés dans le bras et la jambe droite, et un peu plus de difficulté dans la parole ; il y avait même à ce moment un bruit presque continuel dans le gosier.

Vers le 27 décembre, tout alla plus mal, malgré la continuation des soins les plus assidus ; les membres devinrent plus agités ; le bruit du gosier augmenta beaucoup; la langue fut prise d'une agitation continuelle avec claquement, et la bouche se contourna fréquemment. Jusque vers le 13 janvier 1864, il s'opéra peu de changement dans la position de l'enfant. Bien qu'il fût massé et frictionné tous les jours de la tête aux pieds, les mouvements de la langue et le bruit du gosier restèrent à peu près au même point. Les parents se désolaient; je les encourageais autant que cela m'était possible, persuadé qu'à l'exemple de bien d'autres, cet enfant devait se guérir, bien que sa chorée se prolongeât beaucoup au delà du temps ordinairement nécessaire pour faire cesser une semblable maladie.

Mais loin de s'améliorer, du 13 janvier au 10 février, le mal alla toujours en augmentant, au point que le 15 février 1864, l'enfant ne pouvait plus ni se tenir, ni parler ; l'appétit était devenu presque nul, et le malade ne put recevoir des soins que dans son lit.

Le 14 mars 1864, M. le docteur suspendit les massages et frictions, pour soumettre l'enfant à un nouveau traitement, qui devait durer quinze jours. Mais du 14 mars au 1er avril, il ne s'opéra aucun changement, malgré la nouvelle médication, et M. Cécille recommença à donner ses soins à l'enfant comme par le passé. Vers le 20 avril, l'enfant tenta quelques efforts pour se tenir debout ; il y parvint non sans difficulté ; mais après trois pas il s'affaissa sur lui même.

Du 20 avril au 9 mai, malgré les soins de toute nature, l'état de l'enfant resta le même ; néanmoins, je suppliai mon ami de poursuivre ses efforts avec la même persévérance.

Du 20 avril au 18 mai, il s'opéra encore peu de changement ; mais l'on put ajouter les bains de mer à tout ce qu'on lui faisait. Enfin du 18 mai au 2 juin, il s'opéra un grand progrès ; l'enfant avait pu prendre douze bains de mer ; il put se tenir debout et même marcher une soixantaine de pas sans être soutenu ; toutefois il se dandinait à droite et à gauche, comme un enfant qui apprend à marcher. La parole suivit la même progression que tout le reste du corps.

Enfin, le 22 juin, mon ami se trouva au comble de la joie de pouvoir m'annoncer que son petit malade était presque entièrement rétabli ; il pouvait à ce moment aller et venir une journée entière sans se plaindre de la fatigue ; la parole et l'appétit, tout allait vers un mieux très-sensible.

Le 4 juillet, à l'exception de quelques petits mouvements déréglés dans la marche, il n'avait plus rien ; et il put courir et chanter du matin au soir.

Le 29 juillet 1864, je reçus la dernière lettre de mon ami, elle commençait ainsi :

« Victor va de mieux en mieux. C'est un petit » démon maintenant, qui fait enrager tout le

» monde. Il est presque aussi grand que moi. Il » prend aussi de la force, etc., etc. »

Si, comme je l'espère, la guérison est définitive, il n'aura pas fallu moins de seize mois de soins persévérants pour l'obtenir. J'ajoute que l'intelligence était toujours restée intacte.

Après tant de détails minutieux, je veux consigner ici quelques observations générales sur la chorée, et indiquer les moyens pratiques qu'il faut adopter dès qu'un enfant est atteint de cette fâcheuse affection.

1° La première précaution à prendre, si un enfant est agité de façon à ne plus pouvoir se tenir, c'est de lui composer un lit bien garni de tous côtés, même du côté du mur, de manière à ce que partout où il lancera involontairement ses bras, sa tête ou ses jambes, il ne puisse se faire aucun mal. Ce lit ne devra pas être trop mou ; mais le linge qui le garnira devra être aussi doux que possible, sans être plucheux ; car l'agitation continuelle de l'enfant use d'une façon extraordinaire draps et couvertures, et les parties très-ténues qui s'en détachent sont nuisibles au rétablissement de sa santé, en se mêlant sans discontinuer à l'air qu'il respire.

Le drap de dessous devra être bien tendu et adapté au matelas de manière à ne former aucun pli.

2° On évitera autant que possible tous les entourages bruyants. On évitera aussi de raconter des histoires fantastiques ; et, si l'enfant est de bonne humeur, il faudra éviter avec d'autant plus de soin de paraître triste devant lui.

3° Si l'enfant arrive à un état tel qu'il ne puisse plus parler, il faudra de préférence le donner en garde à une personne habituée à sa manière d'être ; car une fois qu'il ne peut plus exprimer sa volonté, il s'agite et pousse des cris d'autant plus violents que le besoin qu'il éprouve est plus pressant. Quand un enfant est dans cet état, on cherche à deviner sa pensée en le regardant, et en lui nommant ce dont il est plus probable qu'il peut avoir besoin. Généralement à ces questions, l'enfant vous regarde fixement ; et si, après trois ou quatre choses nommées, vous n'avez encore pu deviner ce qu'il désire, il se met à pousser de nouveaux cris en gesticulant. On a beau lui présenter les choses en l'encourageant à se calmer, l'enfant est alors excessivement difficile à satisfaire. S'il a faim, il faut le placer sur son séant, une personne lui tenant le bras et le corps, une autre la tête, et une troisième étant en mesure de lui mettre dans la bouche ce qu'il doit prendre dès qu'il peut l'ouvrir. Il en est de même pour la boisson : on tient un gobelet tout près de la bouche, et chaque fois qu'il peut l'ouvrir, on verse une gorgée; car dans cet état il est rare que les contractions du gosier permettent à l'enfant d'avaler plusieurs gorgées de suite. Très-fréquemment, tout ce qu'on lui met dans la bouche est rejeté au dehors. Mais il ne faut pas se rebuter; on recommence jusqu'à ce qu'il ait pris suffisamment ce qui lui est nécessaire. Tous les ustensiles, dont on se servira pour faire boire ou manger l'enfant, devront être en étain, pour éviter qu'il ne se blesse en serrant les dents brusquement. On se sert souvent, pour faire boire l'enfant plus facilement, d'un petit tuyau dont une des extrémités est plongée dans le verre, et dont l'autre, garnie d'une matière molle, est placée dans la bouche ; ce qui permet à l'enfant d'aspirer le liquide chaque fois qu'il le peut.

4° Les bizarreries de caractère d'un enfant en cet état sont souvent excessives ; car rien n'est plus ordinaire que de le voir rire aux éclats sans aucun motif, puis de le voir aussitôt pleurer à chaudes larmes, pour recommencer à rire de nouveau. Il n'y a pas à tenir compte de ces dérèglements passagers ; ce sont des effets nerveux qu'on aurait grand tort de vouloir empêcher, quand ils se produisent. Souvent aussi il arrive par la même cause, que l'enfant prend en aversion ses frères ou sœurs, même son père ou sa mère ; alors, le moyen le plus simple est d'éloigner les personnes prises en grippe par le petit malade, et de ne les rappeler près de lui que lorsqu'il en témoignera lui-même le désir.

J'ai vu une jeune fille qui, à l'état de santé, chérissait son père, le prendre en horreur tant qu'elle fût atteinte de cette maladie ; et son affection filiale revenir avec la santé, sans qu'elle pût se rappeler, une seule de toutes les petites misères qu'elle lui avait faites.

5° Lorsque l'enfant a été fortement atteint de cette maladie, il arrive quelquefois, un peu de dérangement, ou pour m'exprimer plus catégoriquement, un ralentissement momentané des facultés morales. Il n'y a pas sujet de s'effrayer de ces petits désordres passagers. Ainsi, j'ai vu une fille de dix-huit ans, déjà citée B. H., qui, après l'entière guérison de sa chorée, s'est trouvée comme hébêtée ; il lui arrivait, par exemple, d'aller au cabinet d'aisances, et d'y rester plusieurs heures ; sur les plaintes de sa mère, elle répondait qu'elle ne faisait que d'y entrer. Puis, comme on l'avait chargée de faire le ménage pour la distraire, il lui arrivait souvent de prendre un flambeau sur la cheminée, et de l'épousseter pendant dix minutes, de mettre autant de temps pour en épousseter un second, et de retourner au premier, sans se rappeler qu'elle venait de le nettoyer. Tous ces désordres ont complétement disparu dans l'espace de trois mois, et ne se sont plus remontrés depuis.

Une autre fille de quinze ans également citée, B. E. a passé exactement par les mêmes phénomènes, et elle en a été complétement débarrassée à peu près dans le même espace de temps.

Voilà ce que mon expérience me permet de dire de cette bizarre maladie. Ces renseignements réunis aux différentes observations de Messieurs les docteurs, ne manqueront pas d'être utiles, surtout aux personnes qui se trouveront dans la triste nécessité de les mettre à profit ; et sans prétendre qu'on ne trouvera pas un jour un remède certain contre cette affection, je reste bien convaincu, quant à présent, que le meilleur traitement est celui que j'ai exposé et pratiqué. Tissot avait déjà dit dans son *Traité des nerfs* en 1784 : « Il faut fortifier sans irriter. » M. le le docteur Blache a parfaitement soutenu et développé cette même idée dans l'admirable rapport qu'il a lu à l'Académie impériale de médecine, en juillet 1854.

Je pourrais encore présenter de nouvelles considérations sur des maux de nerfs plus graves, tel que l'épilepsie, l'hystérie etc. Mais les longs détails consignés à cet égard dans mon travail sur l'Introduction des exercices gymnastiques dans les hôpitaux me dispensent de revenir sur un sujet déjà suffisamment développé. J'ajouterai seulement que ce genre de traitement n'est difficile à appliquer que par la perte de temps qu'il exige, et par la peine qu'il faut se donner personnellement. Je n'oublierai jamais que, pour obtenir les résultats constatés à la Salpêtrière sur ce genre d'affection, il m'a fallu une quantité énorme de séances de quatre à huit heures de durée. Il y a peu de personnes qui soient en état de supporter longtemps de pareilles fatigues, même avec la meilleure volonté.

Après m'être étendu d'une façon toute particulière sur les deux affections auxquelles nos soins ont été le plus souvent appliqués, je vais passer rapidement en revue les effets qu'a produits notre méthode sur d'autres indispositions. D'ailleurs, je n'appuierai, comme précédemment, mes observations que sur des faits accomplis, qu'on ne peut récuser.

Pour prévenir des erreurs qui pourraient devenir préjudiciables sur la nature des maladies dont je vais parler, je me bornerai à indiquer succinctement ce qu'éprouvait le malade avant le traitement, pour quelle maladie il était traité, lorsque je le saurai, et les phases par lesquelles aura passé le malade, pendant son traitement.

Pour ces nouvelles observations, j'aurais pu suivre une certaine progression dans l'ordre des maladies. Mais cette règle n'eût été d'aucune utilité réelle. Je me suis donc borné à présenter les faits tels qu'ils se sont passés dans ma pratique, en choisissant strictement ceux qui présentent un intérêt particulier au point de vue de l'application des exercices, du massage, des frictions et de l'eau tiède ou froide.

Observation n° 18.

En 1851, je fus demandé par M. A.... qui était traité depuis quelque temps à Paris par MM. les docteurs Foville, Tardieu et Guersant, pour un affaiblissement de la moëlle épinière. A ma première visite, je trouvai ce malade dans un état d'irritation et de susceptibilité extrêmes; un rien l'effrayait et le mettait dans un état malheureux. Je l'ai vu en ma présence pris subitement d'un tremblement accompagné de frissons, pour avoir entendu quelqu'un toucher au bouton de la porte de sa chambre, dans un moment où il ne s'y attendait pas. A cette époque, il ne pouvait plus sortir sans être pris d'une inquiétude fatigante, qu'il fût d'ailleurs en voiture ou à pied. Ce malade, âgé de trente-deux ans, avait femme et enfants, qui souffraient beaucoup de sa mauvaise santé.

Après être convenu avec lui de ce que je devais lui faire, j'allai demander à MM. les docteurs la permission de traiter ce malade d'après l'expérience que j'avais acquise ; et tous les trois me donnèrent pleine liberté d'agir comme je l'entendrais. Je fis d'abord prendre un grand bain au malade, afin de détacher les papiers de diverses sortes qu'il s'était collés le long du dos. Aussitôt après, je lui donnai la première séance, le 22 mars 1851 ; je lui fis d'abord exécuter des exercices modérés pendant vingt-cinq minutes, en évitant, comme on doit le faire en pareille circonstance, toutes secousses violentes ; puis ensuite, je le massai et le frictionnai légèrement sur tout le corps pendant vingt minutes.

Le 23, je procédai de la même façon, le malade n'ayant éprouvé aucune fatigue des soins de la veille. Les 24, 25, 26 et 27, les mêmes soins lui furent donnés avec un peu plus d'énergie. Le malade paraissait déjà éprouver un peu de soulagement, et le sommeil devenait plus calme.

Les 28, 29, 30, 31 mars, les 1, 2, 3 et 4 avril, je lui appliquai les mêmes soins, en agissant plus énergiquement de toutes les façons; et le malade déclara à ce moment qu'il se sentait beaucoup plus calme. L'appétit et le sommeil étaient sensiblement améliorés; mais il n'osait cependant pas encore sortir; il n'était pas débarrassé de ce sentiment de crainte qui le poursuivait si vivement, au début de nos séances.

Pendant les séances des 5, 7, 8, 9, 10, 11, et 12 avril, je continuai les mêmes soins en redoublant d'énergie, et le malade continua de s'en bien trouver.

Pendant les séances des 14, 15, 16, 17, 18, et 19 avril, les exercices furent plus prolongés; le malade les exécuta bien et avec goût; et il reçut ses frictions avec plus de satisfaction que dans les séances précédentes. De plus, il me déclara qu'il avait fait le 18 une promenade de deux heures à pied, et qu'il avait été bien agréablement surpris de ne s'être trouvé indisposé d'aucune façon.

Pendant les séances des 21, 22, 23, 24, 25, et 26 avril, il s'opéra une amélioration très-sensible en général. Les massages et les frictions à l'eau froide furent alors commencés; et chose qu'il n'avait pu faire depuis longtemps, il put assister à une représentation entière de l'Opéra, bien surpris de n'y avoir éprouvé aucun malaise.

Pendant les séances des 28, 29, 30 avril, 1er 2 et 3 mai, les exercices furent soutenus près de quarante minutes à chaque séance; les massages et les frictions à sec durèrent vingt minutes, et les grandes frictions à l'eau froide furent appliquées pendant cinq à six minutes. A cette époque, le malade se trouvait aussi bien que possible; l'état d'irritabilité était presque annulé, et les force revenaient, je puis le dire, avec une rapidité extraordinaire.

Pendant les séances des 5, 6, 7, 8, 9, et 10 mai, l'amélioration générale augmenta encore sensiblement; et ce sentiment de crainte, qui avait paru vouloir persister, commençait à disparaître entièrement.

Les séances des 12, 13, 14, 15, 16 et 17 mai,

furent encore données avec plus de vigueur que par le passé ; le malade paraissait avoir triplé ses forces, tant il s'exerçait énergiquement, sans qu'il lui en restât aucune fatigue.

Pendant les séances des 19, 20, 21 et 22 mai, il s'exerça beaucoup plus pour sa satisfaction que par nécessité, et il cessa dès lors le traitement, qui lui avait si bien réussi.

Ce cas de guérison a été obtenu avec une rapidité extraordinaire, vu le triste état physique et moral dans lequel se trouvait le malade, au début du traitement. Je me permets d'ajouter qu'il remplit de hautes fonctions depuis cette époque, et qu'il n'a plus ressenti rien de son ancienne indisposition.

Observation n° 19.

Peu de temps après avoir obtenu ce brillant résultat, je fus appelé par M. le docteur Becquerel pour donner des soins semblables à M. le D. de M., qui était tourmenté depuis longtemps par de fréquents maux tête, de fortes migraines, et autres désordres qui lui faisait souvent prendre la vie en aversion. Ce malade avait une trentaine d'années. Après avoir pris les conseils du savant docteur, je donnai à M. le D. de M. la première séance, le 1er mars 1852, et je continuai sans interruption jusqu'au 17 du même mois. Je procédais chaque fois de manière à me conformer un peu aux dispositions du malade, sans toutefois céder à tous ses caprices. Vers la fin de ces premières séances, il y avait déjà un mieux assez sensible dans l'état général, et le malade déclara lui-même qu'il éprouvait des moments de bien-être qu'il n'avait pas ressentis depuis longtemps. Tous les exercices que le malade a exécutés pendant ces premières séances, ont été très-variés, et plutôt modérés que violents.

Pendant les dix séances qui eurent lieu pour compléter le mois de mars, les mêmes soins furent continués; et le malade alla de mieux en mieux. Les désordres commencèrent à s'éloigner, et ils ne paraissaient plus que par intervalles irréguliers.

Pendant le mois d'avril, le malade reçut encore seize séances très-soutenues, durant lesquelles il fit de nouveaux progrès, qui éloignèrent de plus en plus ses indispositions. Ainsi vers la fin d'avril, il n'éprouvait presque plus d'ennui; les serrements de tête, les migraines, et les autres désordres, ne se produisaient plus qu'avec une faiblesse qui permettait de croire à leur complète disparition dans un temps peu éloigné.

Le 1er mai, voyant le malade résister facilement à ses longues séances d'exercices de tous genres, je commençai à lui appliquer un massage général avec frictions à sec sur tout le corps, et je terminai chaque fois en y ajoutant l'eau froide. Les six séances qui lui furent données de cette façon, du 1er au 15 mai, amenèrent encore un surcroît de bien-être considérable ; et le malade déclara qu'il pourrait maintenant se passer de mes soins, tant il se trouvait bien. Néanmoins, je l'engageai à continuer jusqu'à la fin du mois commencé, pour affermir l'amélioration obtenue.

Je lui donnai donc encore dix séances complètes d'exercices, massages et frictions à sec et à l'eau froide ; puis je laissai mon malade dans un état de santé admirable, ayant plus que doublé ses forces pendant les trois mois qu'avait duré le traitement. Il avait reçu soixante séances, et je termine ces observations en ajoutant qu'il s'est toujours bien porté depuis cette époque.

Je m'en tiendrai à ces deux cas presque semblables entre eux, afin d'éviter des répétitions inutiles ; et je me bornerai à dire qu'en général les personnes atteintes d'une affection semblable, et auprès desquelles j'ai été appelé, se sont toujours trouvées notablement soulagées quand elles n'ont pu être complétement guéries.

Observation n° 20.

En janvier 1854, je fus demandé par Mme B..., qui était atteinte d'un asthme très-caractérisé. Cette dame était âgée de quarante-six ans, et était traitée par l'homéopathie. A ma première séance, elle se plaignit d'être souvent prise par des oppressions qui ne lui permettaient aucun repos, ni jour ni nuit, tant qu'elles duraient.

Je commençai avec cette dame, le jour de notre première séance, par lui prendre les bras alternativement et les lui faire mouvoir très-modérément dans un sens qui pût avoir une légère action sur la poitrine. Je pris ensuite chaque épaule dans mes mains, et leur imprimai un mouvement en rond, d'avant en arrière et de bas en haut, de manière à faire communiquer l'action des mouvements jusqu'au tiers supérieur de la poitrine. Après cette première opération, qui dura environ douze minutes, la malade se sentit un peu soulagée. Je lui fis faire alors quelques légers mouvements de bras seulement, en l'engageant à compter à haute voix. Après dix minutes de cette manœuvre, je la frictionnai sur tout le dos, et principalement la partie postérieure des poumons, un peu la partie antérieure et supérieure de la poitrine, et inférieurement depuis le dos jusqu'au dessous des seins. Tout ceci dura encore environ dix minutes. Cette friction, faite avec de grands ménagements, procura à la malade un bien-être qu'elle n'avait pas ressenti depuis longtemps, et je m'en tins là pour cette première épreuve.

Les douze séances suivantes eurent lieu tous les deux jours régulièrement ; et la malade, éprouvant toujours du soulagement sans fatigue, je procédai d'après les mêmes règles, augmentant ou diminuant l'action des exercices et des frictions, suivant son état quotidien.

Cette malade prit des séances très-régulièrement jusqu'à la fin de février ; puis, se sentant bien, elle se reposa tout le mois de mars, avec l'intention de recommencer en avril.

Je repris donc les séances au 1er avril, et je les continuai pendant plusieurs mois. Je ne puis énumérer ici tous les soins que j'ai pu donner à cette excellente dame, tantôt un peu plus forts, d'autres fois plus faibles ; dans certaines séances, beaucoup d'exercices ; dans d'autres, au contraire, peu d'exercices et beaucoup de frictions. Ce détail ne servirait à rien, attendu que, dans ma longue pratique, je ne me rappelle pas avoir appliqué exactement les mêmes soins à deux sujets atteints de la même affection. Je dirai seulement qu'après quelques mois, j'appliquai en outre d'assez fortes frictions sur les jambes, dans les moments où l'oppression était plus forte. Plusieurs fois la malade, ne sachant comment exprimer le bien qu'elle éprouvait après la séance, me regardait comme d'un air surpris, et me disait : « Mais » comment faites-vous donc ? Il me semble que » vous venez de me donner une partie de votre vi- » gueur. » Comme cette bonne personne existe toujours, je ne crains pas d'affirmer que ce sont ses propres paroles et non des expressions de mon invention.

Depuis le début de ce traitement jusqu'en 1860, j'ai donné quelques mois de séance par année à cette dame ; et toujours elle éprouva le même soulagement, sans se trouver d'ailleurs entièrement guérie de son mal, qui était trop invétéré pour en espérer la complète disparition.

Observation n° 21.

Voici un cas de guérison très-remarquable de paralysie générale survenue à la suite d'un bain froid prolongé, pris aussitôt après une marche longue et fatigante, et qui avait déjà donné lieu à toutes sortes de maux très-graves avant que la paralysie ne survînt.

Ici, comme ailleurs, je serais bien fâché qu'on m'accusât d'un amour-propre déplacé, et qu'on me soupçonnât de chercher à faire croire que ce sont mes soins seulement qui ont dû guérir le malade, tandis qu'il se trouvait entièrement sous la direction de M. le docteur Bourguignon. Ce n'est nullement un motif si peu digne de mon caractère qui me pousse à faire ces observations. Si je me permets de constater ce résultat, en ne parlant que des agents thérapeutiques qui sont de mon ressort, c'est plus pour rectifier les faits qui ont été mal présentés que pour chercher à m'en attribuer le bénéfice.

En 1862 (extrait des Annales de la Société d'hydrologie médicale de Paris, tome VIII), M. le docteur Bourguignon lut à la Société d'hydrologie médicale de Paris, un rapport sur la guérison de M. Cl...., traité à son établissement de Bellevue.

Mais M. le docteur Bourguignon fixe la première séance de massages et frictions, qui fut donnée par moi à son malade, cinquante jours plus tard qu'elle n'a réellement eu lieu; car la première de ces séances fut donnée à Bellevue le 12 juin 1861, et M. Bourguignon ne la place dans son rapport qu'au 1er août. La vérité étant ainsi rétablie, je vais, pour ce qui me concerne, suivre le malade pendant le cours de mes séances, qui ont été trop longues et trop soutenues pour ne pas avoir exercé une influence, sinon exclusive, au moins très-favorable sur le résultat obtenu. Mais je prie mes lecteurs de ne pas oublier que M. le docteur Bourguignon n'a pas cessé un instant de diriger ce malade.

Le 17 mai 1861, je fus invité par M. le docteur Meunier, interne à l'Hôpital des Enfants, à venir voir un de ses clients dont la position allait toujours en s'aggravant. Lorsque je le vis pour la première fois, il pouvait encore, avec de grands efforts, se tenir un moment debout et faire quelques pas en chancelant.

A cette première visite, je fis, devant M. le docteur Meunier, un massage très-doux et général, accompagné de frictions, pour donner une idée de ce traitement au malade, qui devait entrer de suite à l'établissement hydrothérapique de Bellevue. Cette séance d'essai parut beaucoup convenir au malade, et il fut arrêté, avec M. le docteur Meunier, que son malade serait soumis aux massages et frictions, pendant tout le temps de son traitement à Bellevue.

Le malade fut conduit à l'établissement le 18 mai 1861. Mais ce ne fut que vingt-cinq jours après que je fus appelé à commencer les massages et frictions. Le 12 juin 1861, je me rendis donc à Bellevue, et je trouvai le pauvre jeune homme bien plus mal que quand je l'avais vu à Paris le 17 mai. Il ne pouvait plus marcher, et toutes les facultés, excepté l'intelligence, avaient suivi cette triste décadence. Je procédai par un massage général accompagné de frictions avec la plus grande douceur, et en cherchant à ne rien faire qui pût paraître désagréable au malade. Cette première séance dura cinq quarts d'heure; et pendant les séances données les 13, 14, 15, 17, 18, 19, 20, 21 et 22 juin, je procédai de la même façon. Le malade éprouva un certain bien-être après chacune de ces séances ; mais l'état général alla toujours en baissant. Le moral cependaut restait intact; mais le corps ne fut bientôt plus qu'une masse de chair inerte, sur laquelle la volonté du patient ne pouvait plus avoir la moindre action. Néanmoins, je continuai mes soins avec la même persévérance les 26, 28 et 29 juin, sans que le malade éprouvât de changement dans sa position; seulement il déclara, malgré son état, éprouver une grande satisfaction de pouvoir endurer mes soins.

Pendant la séance du 1er juillet, je lui répétai ce que je l'engageais à faire depuis plusieurs séances, c'est-à-dire de chercher à bouger un peu lui-même, ne fût-ce qu'un doigt ou tout autre partie du corps sur laquelle se porterait son attention. Il put cette fois communiquer un léger mouvement aux deux premiers doigts des mains. Je fus heureux de ce mince résultat, bien que la volonté du malade n'eût pu communiquer son action à aucune autre partie du corps.

Pendant les séances des 2, 3, 5 et 6 juillet, les mouvements des doigts augmentèrent légèrement; et le malade put également faire remuer les orteils. Pendant la séance du 9 juillet, il put mouvoir légèrement les jambes et presque tous les doigts des mains.

Pendant les séances des 10, 12, 13, 15, 16, 17, 19 et 20 juillet, tout le corps du malade devint douloureux au toucher; ce qui ne m'empêcha pas de le masser et frictionner de la tête aux pieds, y compris même dans mes opérations, tous les muscles de la face. On concevra peut-être encore mieux dans quel état se trouvait le malade, lorsqu'on saura que tout le long du dos et de chaque côté des apophyses épineuses, il pouvait à peine supporter le massage, quelque doux qu'il fût. A la séance du 20, le malade put, avec quelques efforts, communiquer sa volonté aux avant-bras, et avoir la même action sur les jambes. A partir de ce moment, les progrès furent presque surprenants; car les séances des 22, 23, 24, et 26 juillet, lui permirent de placer ses avant-bras sur sa poitrine; et pendant les séances des 27, 29, 30 et 31 juillet, de nouveaux progrès lui permirent de gouverner sa tête, de lever les jambes et de se servir un peu de ses bras. Après les séances des 3, 5, 7, 9 et 10 août, il pouvait faire quelques pas dans sa chambre, étant tenu seulement sous les bras.

Après les séances des 12, 13 et 14 août, il put marcher seul dans sa chambre en se tenant aux meubles ; et pendant les deux séances des 16 et 17, il se fit des progrès vraiment extraordinaires.

A ce moment, une extrême fatigue ne me permit pas de retourner pendant quelques jours auprès du malade ; et comme je ne l'avais pas prévenu de cette absence involontaire, je reçus le 22 une lettre de son bon et dévoué frère, lettre que je crois utile de reproduire ici, afin de prouver plus sûrement l'exactitude de mes observations.

La voici :

Bellevue, le 22 août 1861.

MONSIEUR,

« Avant que mon frère eût reçu votre lettre, nous pensions déjà que votre indisposition vous tourmentait de plus belle, et nous avions recommandé au domestique d'en informer M. D. Nous espérons vous voir demain complétement rétabli.

» Mon frère a fait des progrès notables. Le voyant, avant-hier, marcher d'une manière satisfaisante dans le corridor à l'aide d'une canne, je l'ai abandonné tout à fait, me bornant à le surveiller ; il a fait ainsi environ cent quatre-vingt-dix pas. Nous avons recommencé une heure après ; même résultat heureux sans fatigue. Cela m'a encouragé ; et, pendant qu'il prenait l'air dans l'après-midi, je l'ai engagé à sortir de sa petite voiture. Il a descendu l'escalier de la terrasse et a traversé la seconde partie du jardin. Après quelques instants de repos, il est remonté, toujours seul, en s'appuyant à la rampe et sur sa canne; il n'a demandé d'appui qu'à un endroit où l'escalier n'a point de rampe ; je lui ai pris le bras, à la descente d'un plan incliné ; car alors les muscles du pied avaient plus à faire, et l'équilibre pouvait en être compromis.

» Le soir, nous avons descendu l'escalier du premier

étage sans appeler les domestiques, au grand étonnement des dames qui se trouvaient au jardin, et qui ont adressé au malade de cordiales félicitations.

» Hier et aujourd'hui, mon frère ne s'est plus laissé porter dans l'escalier ; mais nous faisons usage de la voiture pour aller aux appareils. Il semble préférable de réserver les jambes pour quelques petites promenades d'agrément ; c'est, je pense, monsieur, agir conformément à vos recommandations.

» Nous sommes au moment où des chutes pourraient survenir ; je tâche que mon frère fasse plutôt moins que plus, et je me sermonne pour ne pas avoir de distractions lorsqu'il est debout.

» Je suis entré dans tous ces détails, parce que je crois, monsieur, qu'il vous est agréable, autant qu'à nous, de voir vos bons soins couronnés de succès. »

En attendant le plaisir de vous voir, etc.,

J. Cl.

Je donnai encore deux séances les 23 et 24 août ; puis je quittai le malade et son excellent frère, dans les meilleurs termes.

Observation n° 22.

En janvier 1862, je fus demandé par Mme P..., dame âgée de 26 ans ; elle était grande et forte, mais en apparence seulement ; et, se trouvant fatiguée des traitements qu'elle suivait depuis plusieurs années, y compris deux saisons aux eaux, sans obtenir aucun résultat, elle était décidée, ne sachant plus que faire, à essayer du massage et des frictions.

Lorsque je pris cette dame pour la première fois, le 14 janvier 1862, il y avait près de trois années qu'elle était atteinte d'une faiblesse extrême, qui ressemblait beaucoup à de la paralysie dans le bras et la jambe droite : tout ce qu'elle pouvait faire, c'était de traverser la chambre, et il suffisait de le faire quelques fois pour qu'à la suite elle éprouvât une fatigue accablante. Les soins des hommes de science les plus éclairés n'avaient pu malheureusement rien changer à l'état maladif de madame P....., quoique ces soins intelligents fussent administrés depuis plusieurs années.

Au début, ne connaissant pas la nature physique et morale de cette dame, je procédai, comme toujours, avec les plus grands ménagements. A ma première séance, les frictions furent faites de façon à échauffer la peau seulement, et le peu de massage que je tentai fut encore plus doux. La malade était étendue sur son lit, et je frictionnai sur toute la partie droite, seulement pendant trente minutes environ. A la deuxième séance, la malade me déclara n'avoir rien ressenti des soins qu'elle avait reçus la veille. Ceci m'avertissait d'augmenter légèrement la puissance des frictions, etc.

A la troisième séance, la malade n'ayant éprouvé aucune fatigue à la suite des deux précédentes, je procédai de la même manière, en augmentant encore légèrement l'intensité des frictions.

En voyant que la malade éprouvait plutôt du bien que du mal après mes séances, je continuai de même pendant les 4, 5, 6, 7, 8, 9 et 10e séances. Ceci nous mena au 24 janvier. Mme P... n'ayant toujours éprouvé que du soulagement, je l'engageai beaucoup à ne pas abuser des forces qu'elle croirait avoir acquises.

Pendant les 11, 12, 13, 14 et 15e séances, je forçai, toujours de la même façon, les frictions et les massages ; et j'ajoutai, à la 15e séance, quelques mouvements passifs au bras droit. La malade continua de se sentir de mieux en mieux. Pendant les 16, 17, 18, 19 et 20e séances, les frictions et massages étaient donnés de plus en plus énergiquement, à la 20e, je priai Mme P... de faire quelques petits mouvements avec le bras droit ; mais au troisième mouvement, le bras refusa toute action. Ceci dura pendant les 21, 22, 23, 24, 25, 26 et 27e séances, et nous étions arrivés au 21 février. Mme P... sentit alors ses forces revenir progressivement; les frictions et massages lui furent appliqués presque sans ménagement, et elle s'en trouva très-bien. Elle put commencer à faire quelques mouvements, sans être accablée de fatigue. Pendant les 28, 29, 30, 31, 32, 33, 34, 35, 36, 37 et 38e séances, c'est-à-dire jusqu'au 12 mars, il y eut une amélioration très-sensible. Les frictions et les massages furent administrés en augmentant encore d'énergie, et ils furent étendus sur toute la partie thoracique, principalement tout le long de la colonne vertébrale, très-fortement sur les reins et sur toute la jambe droite. Pendant les 39, 40, 41, 42, 43, 44, 45, 46, 47 et 48e séances, jusqu'au 26 mars, la malade continua de faire des progrès vraiment extraordinaires. Elle put, étant étendue sur le dos dans son lit, prendre un haltère d'un kilogramme dans la main droite, et faire douze à quinze mouvements de suite, en étendant le bras comme je le lui indiquais. Elle put aussi, à ce moment, se tenir plusieurs heures hors du lit et se livrer aux occupations de son ménage sans éprouver de fatigue. C'était à mes yeux un progrès énorme, dont je me trouvai d'autant plus satisfait qu'il n'était pas dû à un hazard providentiel, comme cela arrive quelquefois dans ces genres d'indispositions, mais bien à des séances très-fatigantes et très-soutenues, qui avaient amené le résultat obtenu avec une gradation qu'on pourrait presque comparer à l'ascension d'un poids d'horloge, qui va lentement, mais sûrement vers son but.

A partir de ce moment, j'engageai cette dame à faire quelques petits efforts, par exemple essayer de descendre un étage, puis de le remonter, et de redoubler cet exercice, si la fatigue ne s'y opposait pas. Tout ceci fut fait, je dois l'avouer, avec une ponctualité méritoire, et la malade en fut bien récompensée. Entre les 49 et 50e séances, elle fit plusieurs courses en voiture, et elle ne s'en trouva nullement indisposée. Entre la 51e et 52e séances, après bien des instances de ma part, elle se décida à aller de la rue de Lille jusqu'au quai ; puis, ne se sentant aucune lassitude, elle alla jusqu'au jardin des Tuileries, d'où elle revint sans s'arrêter, beaucoup plus dans la crainte de faillir que par nécessité, et n'ayant rien ressenti. A son retour chez elle, elle prit beaucoup de confiance et s'arma de courage pour la prochaine occasion. A la 53 et 54e séances, les frictions et les massages lui furent donnés sans aucun ménagement ; et l'amélioration se maintint pendant les 55, 56, 57 et 58e séances (14 avril).

Mme P.... prit encore de nouvelles forces, et elle m'annonça avec un bonheur que sa physionomie ne pouvait dissimuler, qu'elle avait pu assister à la messe le 13 courant, sans aucune fatigue ni indisposition. Pendant les 59, 60, 61, 62, 63, 64, 65, 66, 67, 68 et 69e séances (24 mai), Mme P.... reçut toujours les mêmes soins, en y ajoutant quelques exercices actifs, mais modérés, avant les frictions et les massages. Dans l'intervalle de ces onze séances, elle fit plusieurs courses, dont une à la campagne, se trouvant chaque fois émerveillée, et ravie en même temps, de tout ce qu'elle pouvait faire. Pendant les 70, 71, 72, 73, 74, 75, 76 et 77e séances, les massages et les frictions lui furent continués, et j'y déployai toutes les forces que je pouvais avoir pendant cinquante à soixante minutes sans interruption. A la 77e séance (28 juin), Mme P.... eût pu, sans inconvénient, cesser tout traitement, attendu qu'à cette époque, elle pouvait faire à peu près tout ce qu'elle voulait sans ressentir aucune incommodité ; mais, par prudence, et je la louai de cette prévoyance, elle prit encore six séances, dont la dernière lui fut donnée le 19 juillet 1862. Depuis cette époque, cette dame n'a plus rien eu à désirer sous le rapport de la santé.

Observation n° 23.

Au commencement d'octobre 1863, au retour des vacances, je rencontrai, à l'Hôpital des Enfants, un digne ami, le vénéré docteur B..., qui, à la suite de souffrances atroces de divers genres, était allé prendre les eaux, d'où il revenait. Il se plaignait vivement de douleurs qui lui restaient encore dans l'épaule et dans tout le bras droit, dont il ne pouvait presque plus se servir. Les douleurs arthritiques, qui s'étaient emparées des premiers doigts de la main, ne lui permettaient pas d'écrire.

Mieux que personne, il était à même d'apprécier l'influence que pourrait avoir le massage en pareille circonstance. Sa réserve seule l'empêchait de me demander ce léger service. Mais, dès que je sus son embarras, je n'hésitai pas un instant; et je me rendis, pour la première fois, près de lui le 14 octobre 1863. Je procédai d'abord par un massage léger et assez prolongé sur toute la main droite, et principalement en suivant la direction de l'index, depuis son extrémité jusqu'au carpe; puis ensuite, jusqu'au coude, où il existait une douleur localisée très-forte à la partie externe. Je pris ensuite l'épaule, où paraissait se trouver le siége de la souffrance; car au moindre mouvement du bras, et surtout celui qu'on fait ordinairement pour mettre son habit, la douleur devenait insupportable. Le malade supporta bien tout cela pendant trois quarts d'heure. A la 2e séance, comme il n'avait pas éprouvé de fatigue des soins de la veille, je procédai de la même façon. A la 3e séance, encore mêmes soins ; et pendant les 4, 5, 6, 7, 8, 9, 10, 11, 12, 13 et 14e séances, les massages furent un peu plus forcés, et le malade commença à éprouver un peu de soulagement.

Je lui fis alors exécuter quelques mouvements de circumduction avec le bras, en le tenant allongé, et en fixant ma main gauche sur l'épaule, de façon à protéger une plus grande extension du bras, que je faisais mouvoir de ma main droite.

Pendant les 15, 16, 17, 18, 19, 20 et 21e séances (14 novembre), le bras fit quelques progrès ; le malade put passer son habit sans trop souffrir. Il commença à pouvoir se raser, et il put écrire quelques petites lettres, avec difficulté, il est vrai ; mais il en vint à bout, et cela lui procura une grande satisfaction.

Pendant les 22, 23, 24, 25, 26 et 27e séances, les manœuvres furent plus prononcées sous tous les rapports, comme mouvement et comme massage. Elles furent étendues sur tout le dos. Le malade fit encore de nouveaux progrès ; il put découper une volaille ; il écrivit plus facilement, et il put se raser de même.

Pendant les 28, 29, 30, 31, 32 et 33e séances (7 décembre), le mieux se développa d'une façon très-satisfaisante.

Pendant les 34, 35, 36, 37, 38, 39, 40, 41 et 42e séances (31 décembre), les massages furent presque généralisés et appliqués sans ménagement, ainsi que les mouvements du bras droit, qui, à ce moment, pouvait presque être élevé sans douleur au-dessus de l'épaule, être dirigé en bas et en arrière, de façon à atteindre avec la main un endroit qu'elle n'avait pu toucher depuis longtemps. Tout allait donc de mieux en mieux, et je m'apprêtais à ralentir les séances, lorsque le 5 janvier 1864, je reçus, de grand matin, un petit mot, où l'on me faisait connaître que mon malade était pris, depuis vingt heures, d'une rechute de coliques hépathiques, qui lui faisait endurer les plus cruelles souffrances, et contre lesquelles les secours de l'art n'avaient encore pu avoir aucun succès. Je partis aussitôt, avec l'intention de pratiquer le massage, tel que le recommande Tissot en pareille circonstance. J'arrivai près du malade à six heures et demie; son état de souffrance était horrible. Je le priai de me laisser agir, puisqu'il était impossible qu'il souffrît d'avantage quoi qu'on fît. A ce moment, des douleurs déchirantes avaient lieu à la région droite du foie ; je craignis pour les premiers attouchements ; mais, bien que le patient continuât de pousser des cris de douleur, le massage, commencé d'une façon très-douce, ne lui parut pas désagréable. Après trente minutes de manœuvres sans interruption, les cris devinrent moins fréquents ; puis tout à coup, les douleurs quittèrent leur place et allèrent se fixer à l'épigastre. Le malade y porta aussitôt la main en poussant un cri déchirant ; je dirigeai de suite le massage sur cette partie en cherchant à protéger l'évacuation. A ce moment, il se passa un phénomène qui mérite d'être consigné : c'est qu'après quinze minutes de nouveaux massages sur la partie douloureuse, la douleur se porta avec la même rapidité de l'épigastre au milieu du bas-ventre. Mais à chaque fois, chose non moins remarquable, elle diminua d'intensité. Je dirigeai donc encore cette fois le massage sur toute la surface du ventre, en appuyant plus particulièrement sur le point affecté. Le malade ne poussait plus que des cris assez faibles, et il y avait assez d'intervalle entre ces gémissements pour qu'on pût espérer la fin prochaine des souffrances. Après vingt minutes, le point douloureux changea encore de place et vint se fixer au-dessous de la dernière fausse côte gauche ; à ce moment, le malade ne poussa plus que quelques petits cris plaintifs assez éloignés les uns des autres. Pendant que je continuais de le masser, il finit par s'assoupir au bout de dix minutes, et s'endormit.

J'avoue que j'eus quelque peine à croire à un véritable sommeil ; et dans cette crainte, je passai du massage à une friction des plus douces, sur l'abdomen en remontant même jusqu'à la poitrine. Je pratiquai cette friction encore pendant quinze minutes. Comme il ne bougeait plus et qu'il ne disait plus rien, je me retirai sans bruit ; je fermai les rideaux de son lit, et je partis, le laissant en apparence profondément endormi.

Je revins à dix heures et demie du matin, et il jouissait encore du même sommeil, dans lequel je l'avais laissé.

Je revins le soir à cinq heures ; il n'avait plus rien ressenti, et il avait pu profiter encore de près de quatre heures de sommeil. Je le massai de nouveau légèrement pendant une heure, et il prit un petit potage, dont il se trouva bien.

Après avoir passé par ces douleurs, le malade était dans une anxiété extrême, parce que c'était à la suite de souffrances semblables que le bras et la main droite avaient été pris de l'affection dont il a été parlé plus haut.

Pour l'encourager et aussi pour essayer de prévenir une pareille rechute, je lui donnai encore huit séances de massages et frictions (15 janvier). Puis, le malade se trouvant très-bien, je suspendis totalement mes séances.

Malheureusement ce calme ne dura que trente-huit jours ; car le patient fut repris par une nouvelle crise le 14 février 1864. Je me rendis aussitôt près de lui, et je procédai exactement comme je l'avais fait au 5 janvier. Les douleurs cessèrent de nouveau, après une heure et quart de soins sans interruption ; mais le malade se trouvant plus affaibli à cette seconde crise, je le massai et le frictionnai deux fois par jour pendant quatre jours de suite.

Puis, je lui donnai encore huit séances, qui nous menèrent au 4 mars, époque à laquelle le malade allait encore une fois parfaitement bien. Mais son bonheur ne fut pas de longue durée ; car, le 9 mars, il fut encore repris de crises affreuses, qui cédèrent comme les précédentes. Je prolongeai ensuite les séances jusqu'au 15 mars 1864 ; et, le malade se trouvant encore cette fois aussi bien que possible, je cessai mes soins. Depuis ce moment, il a repris toutes ses occupations ordinaires, sans ressentir aucune nouvelle souffrance.

J'ai tenu à constater ce fait des plus intéressants dans son détail entier ; car je crois qu'on a rarement employé des procédés semblables pour ce genre d'affection, c'est-à-dire pour des coliques hépatiques.

Observation n° 21.

Au commencement de juin dernier (1864), je fus mandé pour donner mes soins à un homme d'une cinquantaine d'année, M. J..., qui, a la suite d'une assez longue maladie et d'une fluxion de poitrine, etc., était tout à coup devenu enflé de façon à donner des craintes sérieuses pour ses jours. Une consultation eut lieu aussitôt entre MM. les docteurs Gendrin, Cesti et Billard, qui décidèrent que des frictions générales, accompagnées de massages devaient être pratiquées sans aucun retard. Je pris ce malade, pour la première fois, le 3 juin 1864, et bien qu'il eût été recommandé que les frictions fussent vigoureusement pratiquées, je crus ne pas devoir procéder autrement que de coutume, c'est-à-dire que je pratiquai légèrement d'abord, sauf à me diriger ensuite d'après l'effet produit. La première séance n'ayant laissé aucune fatigue, je procédai un peu plus activement à la seconde; et, après la troisième, le malade qui, depuis longtemps, ne jouissait d'aucun repos, put goûter quelques heures de sommeil. Quelques parties du corps commencèrent à diminuer de volume; puis, à la suite des 4, 5 et 6e séances, il continua de jouir de quelques heures de sommeil, et il eut un peu de repos pendant les nuits. Le gonflement diminua généralement, et le malade essaya de manger. Pendant les 7, 8 et 9e séances, le malade se trouvant toujours de mieux en mieux, je procédai presque sans ménagement, en appliquant alternativement les massages et les frictions pendant trois quarts d'heure. Dès ce moment, toutes les parties gonflées diminuèrent sensiblement; le sommeil augmenta, et l'appétit revint peu à peu. Vu l'amélioration déjà obtenue, il fut convenu que je ne viendrais plus que tous les deux jours. Pendant les 10, 11 et 12e séances, il se produisit encore une amélioration remarquable ; et, bien que le gonflement persistât encore dans les jambes, le malade sentit ses forces revenir et put faire quelques petites promenades. Je lui donnai encore trois séances jusqu'au 27 juin, et M. le docteur décida qu'il pouvait se passer de mes soins. Peu de temps après, le malade reprit son service qu'il continue depuis ce moment.

Je dois avouer que, de mon chef, je n'aurais pas osé frictionner et masser ce malade dans la position où il se trouvait ; mais j'avouerai aussi que je me trouvai bien satisfait d'avoir été autorisé à le faire, puisque j'avais pu connaître ce curieux résultat, et qu'un cas semblable ne s'était pas encore présenté dans ma pratique.

Observation n° 25.

Comme il s'agit ici d'une entorse, je vais profiter de cette observation, moins pour combattre ou pour approuver les différents moyens qu'on a proposés contre ce genre d'affection, que pour ajouter le plus qu'il me sera possible aux moyens déjà connus.

Les hommes de science qui se sont occupés de cette question, surtout depuis peu de temps, ont, comme en toutes circonstances, émis des opinions bien différentes. C'est que chacun constatait pour son compte particulier des résultats dûs à sa manière de procéder. Ces moyens divers consistent principalement en sangsues, cataplasmes, bandages par compression, eau-de-vie camphrée, eau froide, et, enfin, massages et frictions ; tout cela avec un repos absolu ou accompagné de mouvements.

Mon expérience me permet de pouvoir affirmer aujourd'hui que, de tous ces procédés, celui qui a été conseillé, il y a *près de cent ans*, par Tissot, est et sera toujours supérieur à tous ceux que l'on continue encore trop souvent de mettre en pratique. Cela tient beaucoup plus à ce qu'on ignore la manière d'appliquer le massage qu'à la prévention qu'on aurait contre ce procédé.

Je veux détruire l'idée généralement répandue que le massage est une nouveauté appliquée à la guérison de l'entorse. Ceci pourra donner aussi la mesure de ce qu'il faut de temps pour qu'un principe raisonné et salutaire soit mis en pratique, quand il est nouveau, et surtout quand il n'a pas la tournure d'une découverte scientifique, faite bien plus souvent encore pour étonner que pour être utile.

Voici ce qu'a conseillé le vénérable docteur Tissot, dans sa *Gymnastique médicinale et chirurgicale*, publiée en 1780, page 255 :

« On a proposé bien des moyens de guérison » pour l'entorse. Il en est un auquel on n'a peut-» être pas assez souvent recours : c'est une espèce » de pétrissage que l'on ferait de la partie affectée. » En broyant, pour ainsi dire (cependant avec une » certaine précaution), en triturant les sucs vis-» queux arrêtés dans les ligaments des articulations, » on donne à la circulation une activité qu'elle allait » perdre ; on empêche que tous ces ligaments ne » fassent, pour ainsi dire, une masse obstruée, dans » laquelle le mouvement se perdrait tout à fait. Ne » sait-on pas qu'on fait tous les jours disparaître » des ganglions assez considérables, en se conten-» tant de les pétrir plusieurs fois dans la jour-» née? »

Comme on le voit, il n'y a de différence que dans une seule expression qui est *pétrissage* au lieu de *massage ;* et qu'importe à la chose, puisque l'action que représentent les deux mots est la même au fond?

Après ces observations préliminaires, je passe aux faits. Le 24 mars 1862, pendant une de nos séances à l'École polytechnique, un élève, M. M..., se donna, en exécutant un exercice violent, une entorse au pied gauche ; la douleur fut si vive qu'il suffit du temps où nous le portâmes sur un banc, qui se trouvait à quelques mètres de lui, pour que nous eûssions beaucoup de peine à le déchausser. Dans l'espace de deux à trois minutes, le gonflement, près et en avant de la malléole externe, égalait presque le volume d'un œuf. Comme ceci se passait en présence d'une centaine de ses camarades, je profitai de cet accident pour leur expliquer et leur montrer à tous comment on traitait une entorse par le massage. Je procédai donc de la manière suivante. Le blessé étant couché de tout son long, je fis de légères frictions avec la main à plat, en tournant en rond, de façon à revenir chaque fois au cou-de-pied, tout autour de la malléole, et toujours de bas en haut ; ou si ceci peut rendre plus clairement ma pensée, je procédai continuellement d'avant en arrière et de bas en haut, en terminant le mouvement au tiers inférieur de la jambe environ. Les premières frictions furent très-douloureuses ; mais comme j'agissais d'une façon très-douce, après huit à dix minutes de pratique, le blessé ne se plaignit plus que dans les moments où je cherchais à appuyer un peu plus fort. Après une demi-heure, le gonflement diminua sensiblement, et je pus commencer le massage sans faire souffrir le jeune homme. Après trois quarts d'heure, le gonflement était réduit de plus des deux tiers, et l'entourage de l'entorse commença à prendre des couleurs différentes ; de noir qu'il était, il devint jaune, puis violacé, etc. Après une heure, j'essayai de faire faire quelques légers mouvements au pied ; j'y parvins ; mais je provoquais de la douleur. Enfin, après une heure et demie, je trouvai l'état du pied assez satisfaisant pour le faire voir à tous les élèves présents. Je bandai le pied soigneusement sans presque le serrer, afin de ne pas mettre d'obstacle à la circulation, que je venais de rétablir, en y ajoutant un peu d'eau-de-vie camphrée, et en recommandant au malade de desserrer le bandage, s'il venait à provoquer quelques douleurs pendant la nuit. Le 25 mai, je retournai près du blessé ; il n'avait éprouvé aucune souffrance pendant la nuit, et je retrouvai le pied tel que je l'avais laissé la veille. Je renouvelai un massage doux et à pleines mains pendant près d'une heure ; je bandai de nouveau le pied, et prévins le malade qu'il pouvait essayer de marcher, en prenant des précautions. Le soir, je le trouvai se promenant dans le jardin de l'infirmerie.

Je lui fis un troisième massage, qui remit le pied presque dans son état normal; et le malade, à partir de ce moment, put reprendre son activité habituelle.

Il n'est pas sans intérêt de constater ici que le garçon d'infirmerie de l'École, qui avait assisté assidument à mes séances, a, depuis ce moment, guéri lui-même plusieurs entorses, en cherchant de son mieux à imiter ce que j'avais fait devant lui.

Observation n° 26.

Le 5 août 1863, M. C... s'est présenté chez moi de la part de M. le docteur Michon, qui lui avait réduit une forte luxation du coude gauche. Au moment où il se présenta pour être massé, le bras ne pouvait être allongé qu'aux deux tiers de son extension ordinaire, et l'avant-bras conservait une position assez exagérée en pronation.

Le blessé n'éprouvant plus à ce moment qu'une grande gêne sans souffrance à l'articulation du coude, je procédai, dès la première séance, par un massage à pleines mains, mais assez doux, tout autour de l'articulation, et de bas en haut, pendant vingt minutes. Puis j'essayai, par des mouvements lents, de faire jouer l'avant-bras dans son articulation. Une assez grande résistance à ces mouvements avait lieu, surtout dansla fosse olécrânienne. Je revins ensuite au massage; puis je repris encore les mouvements d'extension de l'avant-bras, en forçant graduellement l'action en supination. Cette première séance dura quarante minutes, et je laissai le blessé, en lui recommandant de répéter souvent les mouvements que nous venions de faire, sans les prolonger jusqu'à la fatigue.

Le malade revint le 7. Comme il ne lui était resté aucune douleur à la suite de la première séance, je procédai de même, en forçant un peu plus les massages et les mouvements. A la troisième séance (10 août), mêmes soins ; le malade déclare sentir plus de facilité pour mouvoir son bras. Quatrième séance (12 août), mêmes soins; il y a encore amélioration. Cinquième séance (14 août), j'étendis le massage jusqu'à l'épaule, que je pris entièrement; cette séance fit beaucoup de bien. Sixième séance (17 août), le massage et les mouvements furent pratiqués sans ménagement. Septième séance (19 août), le malade put allonger son bras entièrement et le faire agir dans tous les sens. Dès-lors, il cessa le traitement, qui ne lui était plus nécessaire.

Dernières observations sur les déviations.

Ici, pas plus que je ne l'ai fait jusqu'à présent, je n'entreprendrai de juger la valeur des méthodes que chaque praticien croit préférable de mettre en usage, pour redresser les difformités qu'on vient recommander à ses lumières. Bien qu'en orthopédie, comme en toute chose, personne ne puisse se flatter d'atteindre une entière perfection, chacun peut cependant être étonné de la marche si lente qu'a suivie cet art. L'époque où l'on tirait le patient par la tête et par les pieds, pour le redresser, est encore tout près de nous; et il est malheureusement probable qu'il sera sacrifié plus d'une victime encore à ces moyens, aujourd'hui réprouvés et reconnus barbares. Il y aura toujours une certaine propension à appliquer ce qui peut frapper les imaginations, et ce qui donne moins de peine.

Ce qui peut confirmer cette conviction, c'est que le docteur Tissot, dont on ne peut contester le talent et la bienveillance, se plaignait déjà, en 1780, du peu de progrès que faisait cette partie de la science, et il s'exprimait ainsi :

« Cette partie de la chirurgie est peut-être la » seule qu'on puisse taxer d'avoir été jusqu'ici ou

» négligée, ou beaucoup moins soignée que les au-
» tres. Ce n'est pas que beaucoup de gens de l'art
» ne s'en soient occupés; mais leurs observations
» sont si rares qu'on pourrait révoquer en doute,
» sinon leur talent, du moins leurs succès. »

Cette observation est accompagnée de détails précieux, qu'il serait trop long de reproduire ici; mais les personnes qui s'occupent de traiter cette affection feront bien de les consulter.

On verra que Tissot recommandait, déjà à cette époque, ce qu'on commence seulement à mettre en application de nos jours : fortifier par l'exercice les muscles affaiblis. Puis, pour les affections plus légères, dont la source vient plutôt d'un défaut d'habitude que d'une cause sérieuse, Tissot conseillait plusieurs moyens d'une simplicité telle que tout le monde pourrait les appliquer, mais dont personne ne fait usage, parce qu'ils sont probablement trop vulgaires.

En voici quelques-uns. Si un enfant a l'épaule gauche plus basse que la droite, qu'on le fasse souvent sauter à cloche-pied, sur la jambe droite ; il lèvera l'épaule basse tant que durera cet exercice ; et après quelque temps, elle restera naturellement au niveau de la droite, et *vice versâ*. Un autre procédé consiste à faire porter souvent sur l'épaule plus basse un fardeau de faible poids. Un moyen plus facile encore consisterait à faire porter à l'enfant tout ce dont il fait un usage journalier, sous le bras dont l'épaule baisse. Tissot, pour se faire mieux comprendre, cite avec raison les épaules plus élevées et plus développées, sans exception, des ouvriers, qui, par mauvaise habitude, portent toujours les fardeaux du même côté.

Un autre docteur M. F. L. E. Mellet, chirurgien de la Faculté de Paris, a publié en 1835, un livre très-précieux sur le traitement des difformités en général. Les observations de ce savant praticien ont d'autant plus de valeur qu'il manipulait lui-même les personnes infirmes qui venaient se confier à ses soins. En voici quelques-unes que je reproduis, d'une façon très-abrégée ; elles sont pleines d'intérêt, si on les rapproche des nouveaux procédés employés pour le traitement de ces affections.

M. Mellet dit d'abord, page 34 :

« Les manipulations sont l'âme, la partie essen-
» tielle de l'orthopédie; et sans elles, il est bien peu
» de difformités qui guérissent par l'emploi seul des
» appareils mécaniques. »

J'ajoute un autre passage de la page 165 :

» Lorsqu'on s'y prend à temps, il est facile de » corriger ou de prévenir une déviation qui pourrait » devenir grave, abandonnée à elle-même; il suffit » souvent d'un changement plus ou moins complet » des habitudes journalières des personnes, de » quelques moyens fortifiants, d'éviter quelques atti- » tudes nuisibles, ou de faire quelques exercices » gymnastiques; car toutes les déviations avant d'être » permanentes commencent par être fugaces et mo- » mentanées. Mais la courbure de la colonne verté- » brale une fois développée, que faut-il faire pour » la combattre et rendre à l'épine la rectitude natu- » relle? Lorsqu'on a étudié les déviations spinales » et qu'on sait quelle part y prennent les muscles » et les ligaments, on a lieu d'être surpris que la » plupart de ceux qui se sont occupés du traitement » ne se soient pas fait tout d'abord une pareille » question. Ils auraient compris que l'indication » n'est pas unique, et qu'il ne suffit pas de tirer sur » la colonne vertébrale par les deux extrémités, pour » remédier à tous les changements survenus pen- » dant et depuis cette déformation aux os, aux » muscles, aux ligaments. »

Toutes ces considérations sont excellentes.

En 1862, un savant docteur, M. H. L. Meding, a

fait paraître une brochure, pleine d'intérêt, sur la gymnastique Suédoise, et il s'étend d'une façon toute spéciale sur le traitement des déviations de la taille. Je ne peux pas plus m'arrêter à ce remarquable travail qu'à tant d'autres; mais je dirai que, dès les premières pages, on sent que cette brochure a été publiée essentiellement dans le but d'être utile à la science et à l'humanité, en éclaircissant beaucoup de points qui ne sont encore que bien imparfaitement connus.

Enfin dans la même année 1862, il a été publié à Marseille par M. le docteur Dubreuil, une brochure avec ce titre : *Guérison prompte et radicale des déviations latérales de la colonne vertébrale, par la détorsion du rachis sans l'emploi d'aucun moyen mécanique,* par le docteur Dubreuil, créateur et directeur de l'Institut Orthopédique de Marseille, Membre de plusieurs Sociétés savantes.

Du commencement à la fin de sa brochure, M. le docteur Dubreuil reste convaincu qu'il a trouvé le seul moyen rationnel de guérir les déviations ; et cela, par une détorsion du rachis, qu'il est toujours sûr d'obtenir dans un temps plus ou moins long.

Avant de faire aucune réflexion sur cette nouvelle méthode, je crois devoir citer deux passages de cet ouvrage qui suffiront peut-être pour donner une idée générale de tout son contenu.

A la page 24, après avoir fait connaître qu'une simple action produit, en même temps, la destruction des courbures, M. le docteur Dubreuil s'exprime ainsi :

« D'un autre côté, on peut trouver dans ce fait, » l'explication du peu d'efficacité de la gymnastique » ordinaire, et même de la gymnastique suédoise, ou » Kinésithérapie, dont le but avoué est d'agir principalement sur les muscles antagonistes de ceux » que l'on suppose trop contractés ; tandis que d'après mes observations, justifiées aujourd'hui par » une immense pratique, l'action qui produit la détorsion est seule capable d'amener des résultats » efficaces, certains et durables ; et seule aussi, par » conséquent, susceptible de constituer une méthode régulière et rationnelle de traitement. »

Le deuxième passage, se trouve dans la conclusion du livre, page 58, le voici :

« Oui, dans mon opinion, le véritable traitement » de la scoliose est trouvé ; et grâce aux perfectionnements que j'ai pu apporter à ma méthode dans » ces derniers temps, je crois même qu'il a presque » atteint son dégré le plus parfait, et que l'avenir,

» sous ce rapport, ne pourra apporter que des mo-
» difications de peu d'importance. Je suis même
» très-convaincu que la voie que j'ai suivie étant la
» seule juste, aucun autre moyen ne pourra donner
» la solution de la question; car il est incontes-
» table que la torsion du rachis étant la difficulté
» principale à surmonter, dans le traitement de la
» scoliose, il est hors de doute que tout le monde a
» échoué jusqu'ici, faute d'avoir reconnu l'impor-
» tance de ce fait ou d'avoir pu trouver les moyens
» nécessaires pour combattre cette torsion. J'ai
» réussi, au contraire, parce que j'ai su reconnaître
» la difficulté, et trouver les seuls moyens qui
» peuvent la combattre avec certitude et facilité. »

Comme il est aisé de le voir, M. le docteur Dubreuil est profondément convaincu qu'en dehors de ses procédés, on ne fait que de mauvaises applications. Il pense même que ce serait perdre son temps que de chercher à ajouter quelque chose à ce qu'il a fait.

Quoique je trouve l'affirmation de M. le docteur Dubreuil bien décisive, il ne me vient pas à la pensée de supposer que les moyens qu'il croit avoir trouvés n'aient pas leur importance dans le traitement de la scoliose; mais, moi aussi, dans mon étroite mission de professeur de gymnastique, au lieu de me sentir vaincu par ce qu'affirme M. le docteur Dubreuil, je me sens, au contraire, disposé plus que jamais à persister dans ma manière de faire. Je ne changerai d'avis que s'il se présente de nouveaux procédés, dont l'application permettrait d'espérer de meilleurs résultats ; mais à condition, avant tout, qu'ils fussent assez clairement exposés pour qu'on pût les mettre en pratique. Une découverte qui ne profite qu'à son auteur ne peut pas être considérée comme un bienfait pour l'humanité.

Je vais donc expliquer de mon mieux les procédés que je cherche à mettre à profit pour combattre cette affection, en déclarant, avec un sentiment de profonde reconnaissance, que les conseils écrits de plusieurs docteurs, et principalement ceux de MM. *Tissot*, *Mellet* et *Méding*, me sont toujours d'un secours précieux dans ma pratique. D'autre part, je n'entreprends jamais le traitement sans être tout d'abord éclairé par M. le docteur qui dirige ordinairement la santé du malade. Si je ne suis pas encore dans la bonne voie en m'y prenant de cette façon, j'espère que l'amour constant qui me pousse à faire le bien m'y mettra bientôt.

On sait qu'en général les sujets atteints de scoliose sont dans un état de santé appauvrie, proportionnellement à la gravité de leur mal. Le plus communément leur teint est blême; les yeux sont ternes; toute la peau de leur corps manque de vie, et elle est souvent couverte de pellicules graisseuses, résultat de mauvaise fonction; les muscles ne se dessinent plus que d'une façon piteuse; l'appétit est médiocre, et une indolence insurmontable complète toutes ces infirmités.

Voilà donc un être qui, dans cet état de souffrance, est atteint de déviations plus au moins graves et plus ou moins compliquées. La cause principale de ces désordres est due, en général, à un affaiblissement progressif de l'individu qui en est atteint; et les parties primitivement disposées à faiblir se sont d'autant plus éloignées de leur état normal qu'on a plus longtemps différé le moment de les combattre.

Au début du traitement d'une affection semblable, et à quelque degré qu'elle se trouve avancée, toute mon attention s'applique d'abord à fortifier la constitution affaiblie, en mettant à profit ces conseils de Tissot, qui ne peuvent être mieux placés qu'ici.

Les voici, édition de 1780, page 121 :

« La nature de la maladie étant assez connue

» pour savoir si le mouvement est nécessaire, il » convient alors :

» 1° De faire choix des exercices qui paraissent » plus propres à remplir les indications curatives ;

» 2° De régler le temps auquel il convient de » s'exercer ;

» 3° De proportionner la mesure et la durée de » l'exercice à l'âge du malade, au sexe, au tempé- » rament, à la saison, etc. ; »

« 4° De prendre des précautions particulières, après l'exercice fini. »

Tissot ajoute, page 125 :

« En général, dans tous les cas où l'on se pro- » pose de faire de l'exercice, pour le rétablissement » de la santé, on doit choisir, autant qu'il est pos- » sible, le moyen qui plaît d'avantage, qui récrée » l'esprit en même temps qu'il met le corps en » action, parce que, comme dit Platon :

« La liaison générale qui est entre l'âme et le » corps ne permet pas que le corps puisse être » exercé sans l'esprit, et l'esprit sans le corps. »

Ici on pourrait naturellement penser qu'il serait difficile de résister aux caprices d'un malade, dans un traitement aussi spécial ; mais sans satisfaire entièrement ses goûts, on pourrait au moins par tous les moyens imaginables favoriser la pratique des exercices qui lui seraient le plus utiles, en y ajoutant même les jeux qui ne présenteraient rien de contraire aux règles qu'on serait forcé de s'imposer.

Tout en agissant ainsi, le choix des exercices ne devra jamais être décidé qu'après un examen minutieux de leur effet sur les désordres à corriger ; et si, au début, et même jusqu'à ce qu'une amélioration sensible ait eu lieu, je procède de manière à fortifier le sujet, c'est que je n'ai jamais pu comprendre sur quoi les praticiens fondaient leurs espérances, lorsqu'ils cherchaient par des moyens mécaniques à redresser une déviation, sans s'occuper de la constitution entière qui est toujours affaiblie. Je ne doute pas, pour mon compte, que le peu de résultats obtenus jusqu'à présent n'ait eu pour cause principale l'oubli ou la négligence de cette pratique fondamentale ; car en procédant ainsi, on se procure des ressources que toutes les autres médications n'ont jamais pu donner, et ne donneront jamais pour combattre ce genre d'affection. Mon expérience me permet d'être tout à fait affirmatif dans ce que j'avance.

Maintenant pour éclaircir ces observations générales, il faudrait entrer dans des détails qui sortiraient de la tâche que je me suis imposée en publiant cet ouvrage.

Je me contenterai de dire que les exercices, souvent répétés du côté faible, sont les plus utiles, sauf à vérifier leur action. Il faut employer aussi tous les exercices réguliers qui font agir les bras et les jambes simultanément ; et par exemple, plusieurs exercices qui se font dans les barres parallèles, le corps se balançant entre les barres et étant soutenu par les bras. Pour avoir une idée de la manière dont le corps se trouve placé dans cette machine, on peut recourir aux figures de notre *Gymnastique pratique.* Il est bon de recourir aussi aux mouvements souvent répétés sous une échelle horizontale, assez élevée pour que le corps s'y trouve suspendu dans toute sa longueur et soutenu par les mains seulement.

Puis, viennent les exercices sur l'échelle orthopédique, à laquelle on donne une inclinaison proportionnée aux forces du malade ; c'est-à-dire de manière qu'il puisse s'y tenir facilement huit à dix secondes dans la position qu'on lui aura fait prendre. Souvent en ville je ne me sers que de cette échelle, qui remplit les conditions les meilleures pour ce genre de traitement.

Je ne crois pas nécessaire de donner des figures pour me faire mieux comprendre. Des figures n'y suffiraient pas, de quelque manière qu'elles fussent choisies ; et c'est à la pratique seule qu'il appartient de bien expliquer les choses, en en montrant la réelle utilité.

Comme machines ou instruments mobiles, une paire d'haltères, une barre à sphères fixes, une paire de massues pour les garçons, ou une paire de poignées à sphères mobiles pour les filles, suffisent ordinairement, quand, par une nécessité quelconque, on ne peut se procurer les autres machines.

Il n'est pas facile de déterminer à l'avance des règles précices pour la tenue des sujets en traitement. Ainsi que je l'ai déjà dit, c'est la vérification des positions indiquées au malade qui pourra seule permettre le choix de celles qu'il devra prendre de préférence, en étant ou assis, ou couché, ou debout etc. Quant aux massages, frictions, pressions, maintien de certaines parties dans l'immobilité, pendant que d'autres exécutent des mouvements, ces applications n'étant praticables que par des personnes initiées à l'art de guérir, je me contenterai de leur conseiller de consulter les ouvrages que j'ai déjà cités.

Quant aux appareils orthopédiques destinés à redresser les déviations de la taille, l'efficacité n'en a pas encore été parfaitement démontrée. Si l'on acceptait quelques-uns de ces appareils, le corset qui serait préférable, c'est, suivant mon expérience, celui qu'on appelle corset à force élastique, connu sous le nom d'appareil de Mathieu.

Je ne sais quel compte on pourra tenir de ces observations recueillies par un homme qui ne possède, en fait de science, que ce qu'a pu lui apprendre une pratique constante de trente-cinq ans. Mais, encouragé par les résultats obtenus, et presque toujours approuvé par MM. les docteurs, dans ma manière de procéder, je ne craindrais pas de proposer une lutte, qui, si elle était acceptée, serait unique en son genre. Au pis aller, elle pourrait, j'en suis convaincu d'avance, être profitable à beaucoup d'infortunés, en jetant une grande lumière sur un art qui est encore dans l'enfance, si on le compare aux progrès qu'ont faits toutes les autres parties de la science médicale.

Voici donc la proposition que j'oserais hasarder.

Je demande qu'il soit fait un choix de six, neuf, douze, quinze ou dix-huit enfants difformes, dont l'état maladif serait scrupuleusement constaté. Ceci fait, on donnerait à chaque enfant un numéro et les praticiens, désireux de concourir, tireraient chacun trois numéros et les enfants leur seraient désignés par le sort pour les traiter suivant leur méthode. De cette façon, il serait facile de constater de la manière la plus exacte la méthode qui l'emporterait sur les autres. Un premier examen des enfants traités pourrait avoir lieu après six mois d'expérience, un deuxième après un an, et un dernier après quinze ou dix-huit mois pour les cas les plus graves. Je propose ces époques un peu arbitrairement ; mais les personnes chargées du concours seraient plus aptes que moi à les déterminer.

Je ne sais comment une telle proposition sera reçue par les hommes de science ; je dis seulement que, si elle était acceptée et qu'on voulût bien m'accorder la faveur d'y prendre part, je me mettrais à l'œuvre sans aucun retard, de très-bon cœur, et non sans espoir. Il va sans dire que le traitement serait entièrement gratuit pour tous les enfants désignés.

Je termine ici cette partie de mon ouvrage, que j'aurais voulu rendre plus courte ; mais je me flatte que ceux qui voudront bien le lire rendront justice aux sentiments qui l'ont inspirée.

DEUXIÈME PARTIE.

INTRODUCTION

DES

EXERCICES GYMNASTIQUES DANS LES HÔPITAUX.

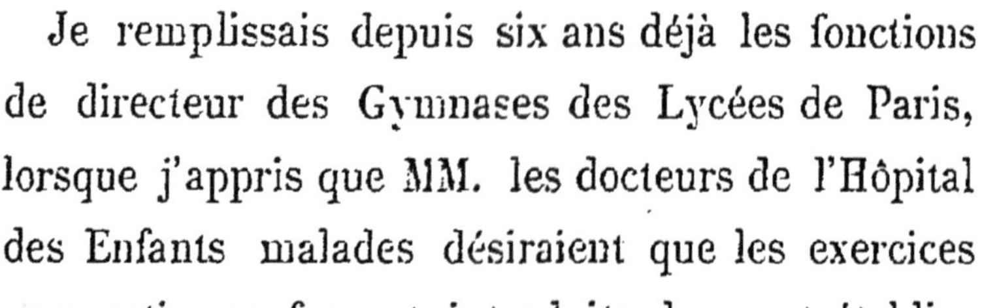

Je remplissais depuis six ans déjà les fonctions de directeur des Gymnases des Lycées de Paris, lorsque j'appris que MM. les docteurs de l'Hôpital des Enfants malades désiraient que les exercices gymnastiques fussent introduits dans cet établissement.

Je fis aussitôt une proposition, et je trouvai dans la personne du directeur de cet hôpital, M. Partout, une sympathie toute particulière pour tenter ces essais.

M. Davenne, alors directeur général de l'assistance publique, nous accorda, le 5 juillet 1847, la permission de commencer.

Je m'entendis avec M. Partout, et je plaçai quelques machines, qui me permirent de donner la première séance le 12 juillet 1847. Je pus continuer à titre d'essai jusqu'à nouvel ordre.

En novembre de la même année, MM. les médecins et chirurgiens de cet hôpital, adressèrent à MM. les membres du Conseil général des hôpitaux et hospices civils de Paris, le rapport suivant, qui me dispense d'entrer dans aucun détail sur ce qui s'est fait pendant ces premiers essais.

Paris, le 11 novembre 1847.

A Messieurs les membres du Conseil général des hôpitaux et hospices civils de Paris.

« Messieurs,

» Depuis plusieurs années nous demandons l'établissement d'un gymnase à l'Hôpital des Enfants
» malades. Avant d'accéder à notre demande, vous
» avez désiré qu'un essai fût fait, qu'un certain

» nombre d'enfants fussent soumis à des exercices » gymnastiques. Il y a environ quatre mois que les » exercices ont commencé, et nous venons aujour- » d'hui vous rendre compte des résultats qui ont été » obtenus.

» C'est au commencement de juillet que M. Laisné, » professeur à l'Ecole polytechnique, au Collége » Louis-le-Grand, etc., s'est mis en relation avec » nous. Il fut convenu que deux cours auraient lieu » simultanément, un pour les garçons, un pour les » filles ; que trois leçons seraient données chaque » semaine. Vingt garçons scrofuleux furent dési- » gnés pour le premier cours, quinze filles, égale- » ment scrofuleuses, pour le second. M. Laisné com- » mença le 12 juillet ; les premières leçons eurent » pour sujet les mouvements élémentaires des bras » et des jambes, accompagnés de chants spéciaux. » Nous suivions avec intérêt les premières leçons. » Dès la septième, les progrès avaient été tels que » l'on put commencer à se servir de machines : d'a- » bord de celle dite, barres parallèles basses fixes ; » puis, au bout de peu de jours, de l'échelle ortho- » pédique. Au bout de douze leçons, on commença » les exercices du vindas. A la vingtième leçon, on » exerça les enfants à la lutte, soit deux à deux,

» soit en pelotons, l'un contre l'autre, et bientôt » après on y joignit la course.

» Ces exercices généraux furent accompagnés » d'exercices partiels chez quelques enfants estro» piés d'un ou de deux membres.

» Dès la première leçon, l'émulation la plus grande » s'établit entre tous les enfants ; ils s'exerçaient à » l'envi les uns des autres. Des mouvements que » l'on croyait impossibles pour quelques-uns, s'exé» cutaient facilement, au bout de trois ou quatre jours. » On s'aperçut bientôt que la voix gagnait de la » force. L'état général de la santé s'améliorait à vue » d'œil ; le teint était plus animé, les chairs deve» naient plus fermes ; la maigreur disparaissait ; le » mal total subissait en même temps une influence » favorable. On voyait de même, et bientôt, dispa» raître les engorgements glanduleux qui résistaient » depuis longtemps aux médications ordinaires, se » tarir et se fermer des trajets pustuleux qui » duraient depuis des années. Deux ankyloses de » l'articulation du coude ont été presque entière» ment guéries dans l'espace de six semaines. Les » exercices ont commencé avec trente-cinq enfants ; » ils ont profité au plus grand nombre. A mesure » qu'un enfant était guéri, il était renvoyé et rem-

» placé par un autre, de sorte que pendant les » quatre mois, durant lesquels l'essai a été con- » tinué, cinquante-huit garçons et cinquante- » quatre filles y ont pris part. Or chez tous les en- » fants qui ont pris plus de quinze leçons, nous » avons constaté une très-grande amélioration ; et » presque toujours cette amélioration se trouvait en » rapport avec le nombre des leçons prises.

» Les leçons étaient données trois fois par se- » maine pendant une heure ; mais les exercices ne » se bornaient pas à ce temps. Dès que les enfants » étaient rentrés dans leur cour, ils répétaient entre « eux les exercices qu'on leur avait fait faire, ceux » pour lesquels il n'est pas besoin de machines. » Aussi l'aspect de la division des scrofuleux et » scrofuleuses a-t-il changé complétement. Au » lieu de voir les enfants dispersés dans les salles et » dans les cours, où les uns restaient continuellement » assis, où les autres se traînaient dans le sable, ils » sont maintenant toujours en mouvement, occu- » pés à courir, à lutter, à sauter en chantant, à ré- » péter leur leçon, s'exerçant à mieux faire en pré- » sence de leur maître, à l'emporter les uns sur les » autres, les filles ne le cédant en rien aux garçons.

» On comprend combien une pareille activité,

» imprimée à des enfants naturellement indolents, » doit être favorable au rétablissement de la santé, » et doit hâter la guérison des scrofules.

» Nous sommes heureux de pouvoir ajouter qu'il » n'est pas survenu le plus petit accident, et que » nous n'avons eu à regretter pour aucun enfant de » l'avoir soumis aux exercices gymnastiques. En » présence de résultats qui ont dépassé de beaucoup » nos espérances, nous ne doutons pas que vous » ne vous empressiez d'ordonner l'établissement dé- » finitif d'un gymnase à l'Hôpital des Enfants ma- » lades. Ce puissant moyen de guérison, ajouté à » ceux que nous possédons déjà contre la maladie » scrofuleuse, nous permettra d'obtenir des gué- » risons beaucoup plus rapides et de secourir un » plus grand nombre de malheureux dans le même » espace de temps.

» Nous ne terminerons pas ce rapport, sans » vous parler de l'habileté, du zèle déployés par » M. Laisné, profondément versé dans la connais- » sance de la gymnastique. Passionné pour cet art, » M. Laisné sait communiquer à ses élèves toute » l'ardeur qui l'anime; les beaux succès qu'il obtient » sont dûs principalement à sa manière de faire. » Nous regardons comme un devoir de le recom-

» mander, tout particulièrement, à votre bienveil-
» lance. »

Nous avons l'honneur d'être avec respect,

Messieurs,

Vos très-humbles serviteurs,

Les médecins et pharmaciens de l'Hôpital des Enfants malades,

SIGNÉ : GUERSAN père, GUERSAN fils, BAUDELOQUE, BLACHE, BAUNEAU et BATAILLE.

Note particulière ajoutée à la suite du rapport : « Nous avons appliqué la gymnastique à d'autres maladies que les scrofules. Des essais tentés contre plusieurs affections nerveuses, la chorée principalement, ont donné de bons résultats, et en promettent de meilleurs. »

SIGNÉ : Docteur BAUNEAU.

Ce rapport bienveillant m'avait donné tant de courage que je ne rêvais plus qu'Hôpital. J'y serais allé dix fois par jour, s'il m'eût été possible. En effet j'avais de quoi donner carrière à mon zèle ; car, depuis le commencement d'octobre 1847, MM. les docteurs me confiaient toutes les filles choréiques qui se trouvaient à l'Hôpital, afin de pouvoir constater l'effet des exercices, combinés avec les massages, frictions, etc., sur leur état maladif. M. le docteur Sée, qui était chargé spécialement de suivre ces enfants, fit, en 1851, un rapport qui a été couronné par l'Académie de médecine, et dans lequel il rend compte des résultats obtenus.

A la suite du rapport de MM. les docteurs, le conseil municipal de la ville de Paris me nomma professeur de gymnastique à l'Hôpital des Enfants malades, par une décision du 4 février 1848.

Jusqu'à cette époque, nous n'avions que quelques machines placées çà et là, dans un endroit assez peu convenable; mais nous en tirions profit en variant à l'infini les exercices et même les divertissements. C'est ainsi que pour la première fois, chose qui n'avait jamais eu lieu dans cet établissement, je fis sortir le 5 février 1848, avec la permission de M. le directeur, vingt-huit garçons, pour leur faire exécuter une promenade dans la capitale; et le 6 mai, je renouvelai une promenade semblable avec vingt-cinq autres garçons.

Au milieu de juillet 1848, MM. les docteurs demandaient que les enfants choréiques fussent exercés tous les jours ; mais comme beaucoup de ces enfants étaient trop agités pour descendre au gymnase, je m'installai tant bien que mal dans une pièce attenant à la salle Sainte-Catherine ; et je puis dire, sans vanité, que nous avons rendu là de véritables services à beaucoup de malades ; car les séances eurent lieu presque tous les jours, sans aucune interruption, depuis le milieu de juillet 1848 jusqu'à la fin de janvier 1849. Chose étrange ! les troubles politiques avaient alors déterminé l'affection choréique chez une foule d'enfants.

Le 14 octobre 1848, je fis faire une autre promenade à un certain nombre d'enfants, et ces sorties furent ensuite continuées d'une manière plus régulière, et adoptées en principe.

Le premier rapport que j'ai cité plus haut avait été fait après quatre mois d'essais ; mais bien des enfants ayant été soumis postérieurement à ce nouveau genre de traitement, MM. les docteurs eurent à faire un second rapport, un an environ après le premier.

Le deuxième rapport de MM. les médecins et chirurgiens adressé à M. le directeur général de l'assistance publique, le 4 février 1849, est ainsi conçu :

« Monsieur,

» Les avantages que retirent journellement, les

» malades de l'Hôpital des Enfants des exercices » gymnastiques, sont tellement évidents pour les » médecins et chirurgiens de cet hôpital ; l'utilité » leur en est tellement bien démontrée, qu'ils n'hé- » sitent pas à demander que ces exercices soient » continués, sous la direction de M. Laisné (Napo- » léon.)

» Le zèle vraiment intelligent avec lequel il les a » dirigés jusqu'ici leur est un sûr garant des soins » qu'il apportera à ces fonctions.

» Parmi les bons effets déjà obtenus, nous croyons » devoir particulièrement mentionner la guérison » d'un certain nombre de chorée (danse de Saint- » Guy), dûe à l'emploi *exclusif* de ces exercices » parfaitement combinés, et la notable amélioration » qui en est résultée en général, pour presque tous » les enfants atteints de cette maladie, soumis » d'ailleurs aux traitements ordinaires. Nous avons » pu constater aussi les bons effets que ces exercices » ont eus sur la santé, et l'état général de nos » pauvres enfants atteints de maladies chroniques. »

Veuillez agréez, Messieurs, l'expression de notre parfaite considération,

Les médecins et chirurgiens de l'Hôpital :
BLACHE, BAULEY, BAUNEAU, P. GUERSANT, TROUSSEAU.

Le nombre des enfants des deux sexes augmentant toujours, je fis à l'Administration de l'assistance publique, le 1er août 1849, la demande d'un terrain assez vaste, mais en mauvais état ; et afin que ce terrain me fût plus vite accordé, je pris l'engagement d'exécuter gratuitement tous les travaux de terrassement avec le seul secours des enfants.

A cette époque, les résultats obtenus à l'Hôpital étaient déjà connus de l'administration supérieure ; et je fus invité par M. le directeur de la Salpêtrière, à venir dans son établissement, pour y installer quelques machines et commencer les exercices, dès que cela me serait possible. J'y allai le 30 juillet 1840 ; et le 6 août de la même année, je donnai dans cette maison la première séance à vingt-et-une filles plus ou moins malades, du service Sainte-Marie. Je continuai ces séances tous les jours pendant le premier mois.

Le 11 août 1849, M. Partout venait m'annoncer avec joie que le terrain demandé par moi était accordé à l'Hôpital des Enfants ; mais il me prévenait en même temps qu'il quittait la direction de cet établissement.

Le départ prochain de ce digne père des pauvres enfants malades me causa un véritable découragementment ; mon entreprise n'était encore qu'à son début, et il m'était facile de voir quelles difficultés j'aurais encore à surmonter. Heureusement le nouveau directeur, M. Dechaumont, fut d'une bonté qui dépassa tout ce que j'aurais pu espérer, et je pus continuer sans interruption cette grande tâche si heureusement commencée. J'entrepris, en dehors du temps consacré aux enfants pour leurs exercices, le grand travail de terrassement, avec l'aide de douze garçons choisis parmi les moins infirmes, le 22 août 1849.

Pendant le cours de ces travaux, les leçons ont toujours été données régulièrement aux enfants de Sainte-Marie, à la Salpétrière ; et le 24 août 1849, j'obtenais, pour la première fois, que quinze filles de ce service vinssent à l'Hôpital des Enfants ; et à partir du 27 septembre 1849, toutes les filles valides du service Sainte-Marie, de la Salpétrière, furent soumises aux exercices gymnastiques.

Le 17 octobre 1849, quarante-et-une filles purent venir une seconde fois se récréer à l'Hôpital des Enfants.

Tout allait donc pour le mieux. Le 15 janvier 1850, nous commençâmes à placer quelques machines dans le nouveau terrain de l'Hôpital des Enfants; vers la fin de février 1850, nous plantâmes les arbres; et à la fin d'avril, tout était terminé.

C'est ainsi que pendant huit mois, les enfants remuèrent de la terre du matin au soir, pour mettre un terrain depuis longtemps abandonné dans l'état où il se trouve aujourd'hui. Pendant ce temps, ils roulèrent, à une plus ou moins grande distance, quarante-quatre mille petites brouettées de terre ou de sable. Bien certainement, ce travail confié à des hommes faits eût été moins long et surtout moins pénible; mais je voulais en venir à bout, en tenant ma parole. Le labeur fut rude; mais il fut fait sans dépense pour l'administration.

Ici je croirais manquer à mon devoir, si je ne remerciais pas publiquement toutes les personnes qui sont venues nous aider pendant le cours de ces longs travaux, MM. les internes surtout. Mes professeurs de gymnastique, et quelques employés de la maison, nous ont rendu de véritables services, en se mettant souvent à l'œuvre avec nous.

Ceci dit sur notre travail de terrassement, je crois devoir donner quelques nouveaux détails au sujet des promenades des enfants.

M. Dechaumont, homme de bien et d'un grand dévouement, auquel j'avais souvent parlé de ces sorties, et de leur effet sur la santé et le moral des jeunes malades, comprit de suite que des promenades de ce genre, souvent renouvelées, pendant la belle saison, et pour les enfants des deux sexes, contribueraient puissamment au rétablissement de leur santé. Il fit à ce sujet, au printemps de 1851, une demande à M. Davenne, directeur général, afin d'être autorisé à faire sortir en promenade les enfants des deux sexes alternativement. M. Davenne, accorda cette faveur, avec une bienveillance toute paternelle, et les sorties régulières eurent lieu aussitôt. M. Dechaumont fit promener un bien plus grand nombre d'enfants que je n'aurais pu le faire seul, et il les fit accompagner pendant toute la promenade par la voiture de l'établissement, de façon que chaque fois qu'un enfant se trouvait fatigué, il montait en voiture et pouvait se reposer. Dans nos premières excursions, quand des enfants se trouvaient fatigués à ne pouvoir plus marcher, je les faisais monter sur les épaules des plus robustes, et ceux-ci les portaient chacun à leur tour trente ou quarante pas, jusqu'à ce qu'on fût arrivé; le nombre de pas était déterminé suivant le poids de l'enfant qu'il fallait porter, et je puis affirmer ici que je n'ai jamais entendu le plus léger murmure de la part de ceux qui subissaient cette corvée; c'était au contraire un nouveau sujet de gaîté pour eux.

C'est ainsi que prirent naissance, dans les hôpitaux d'enfants, les promenades qui se renouvellent actuellement tous les ans, et qui font tant de bien et tant de plaisir à ces pauvres petits infortunés.

Au commencement de mai 1850, nous avions repris les exercices, et les enfants furent bien joyeux de s'exercer désormais dans un magnifique gymnase.

Les filles du service Sainte-Marie, à la Salpétrière, commençaient aussi à bien aller; et leur santé physique, ainsi que leur moral, avaient gagné beaucoup plus que nous n'avions osé l'espérer au début. Malheureusement, ce service me fatiguait beaucoup, et je dus prendre à mon grand regret, le 1er juillet 1850, le parti de suspendre les exercices dans ce service, pour me livrer plus exclusivement aux enfants de l'Hôpital. Vers cette époque, comme j'avais déjà eu quelques succès sur des enfants choréiques, M. le docteur Blache me fit appeler, le 21 septembre 1850, pour me confier un enfant, nommé Conrard (Émile), qui se trouvait dans le plus grand état de faiblesse. Mes soins furent couronnés de succès, et j'eus le bonheur de sauver cet enfant. Voir le discours de M. le docteur Blache, où il est spécialement parlé de cet enfant.

Si je cite ce fait en passant, c'est qu'il me valut la confiance sympathique de MM. les docteurs, et je me trouvai fort heureux de ce résultat.

Au commencement d'octobre 1850, Mlle Nicolle, vénérable institutrice des enfants de Sainte-Marie, à la Salpêtrière, m'écrivit que ses filles s'ennuyaient beaucoup de ne plus faire d'exercices, et que, si je ne les recommençais pas très-prochainement, elles retomberaient bien certainement dans leur ancien état d'apathie et de souffrance.

Je m'empressai de me rendre de nouveau auprès de ces enfants, le 18 octobre 1850, et je leur donnai une séance de plusieurs heures, en m'engageant à revenir régulièrement.

Je donnai ces séances avec un véritable entrain, espérant arriver, avec le temps, à des résultats dignes de nos efforts. Mais je dois dire ici toute la vérité : en cherchant ardemment, d'accord avec Mlle Nicolle, tous les moyens imaginables pour éloigner les crises de ces malheureuses enfants, nous n'avions pas encore aucune idée bien arrêtée sur la marche à suivre pour tenter leur guérison. Plusieurs étaient atteintes d'épilepsie, d'hystérie, etc., et ce n'était pas nous qui avions reconnu cette maladie; elles avaient été reçues comme telles dans ce service.

Nous poursuivions donc nos efforts en employant tous les moyens que nous pouvions inventer. Ce qui soutenait notre courage, c'est que nous avions déjà obtenu une diminution sensible dans les accès. Ces filles étaient bien plus gaies; elles travaillaient de bon cœur, suivant leur capacité, à tout ce qui pouvait améliorer le service de cette division. Mlle Nicolle trouvait un grand changement dans leur disposition intellectuelle pour l'étude, et toutes les personnes chargées de ce service se sentaient véritablement soulagées, en voyant l'amélioration déjà obtenue. Survint alors un fait très-considérable, le 30 novembre 1850.

Observation n° 27.

Une jeune fille, nommée C... M..., qui avait déjà été traitée sans résultat à l'Hôpital des Enfants, avant son entrée à la Salpêtrière, et qui avait été admise dans ce dernier asyle comme épileptique, nous fit la révélation spontanée qu'elle n'avait jamais eu d'accès que par sa propre volonté. Cette fille avait souvent huit et dix crises dans la même journée, et les soins qu'exigeait sa position étaient des plus pénibles pour les employées. Cette révélation inattendue nous permit de nous tracer une ligne de conduite, qui, si elle ne fut pas très-logique au point de vue de la science, ne nous en a pas moins permis d'obtenir quelques résultats sur plusieurs sujets considérés comme incurables.

Fort de cet aveu, nous fîmes venir les trois malades auxquelles nous portions le plus d'intérêt, et nous adressant principalement à elles, en présence de toutes les autres, et en nous appuyant d'une façon toute particulière sur les accès simulés de Catherine M. (accès tellement violents, que souvent quatre filles de service ne pouvaient la contenir), nous leur dîmes, que si avec la simple volonté on pouvait se mettre dans un tel état de désordre, avec une volonté aussi ferme et surtout exercées et distraites comme elles l'étaient à cette époque, elles devaient aussi pouvoir combattre de véritables accès. Nous les réunîmes par série de trois qui devaient se porter secours mutuellement, aussitôt qu'elles verraient apparence d'une crise chez l'une d'elles. Je promis ensuite une récompense à toutes celles qui, pendant six mois, sauraient se rendre maîtresses de leur mal.

Dès ce moment, nous continuâmes nos efforts avec un degré d'assurance pour l'avenir que nous n'avions pas encore eu jusqu'alors.

A partir de cette époque, nos cours furent continués avec un vrai bonheur. Les malades elles-mêmes paraissaient heureuses et convaincues de la possibilité de leur guérison. Toutes nos tentatives étaient déjà connues de l'Administration. Le 15 janvier 1851, M. le directeur général de l'assistance publique me fit l'honneur de m'adresser la lettre de félicitation suivante :

Paris, le 25 janvier 1851.

« Monsieur,

» Un rapport de M. le directeur de l'Hôpital des » Enfants malades, et le témoignage de MM. les mé- » decins m'ont fait connaître le zèle, l'habileté et le » dévouement que vous ne cessez de déployer dans » la direction des exercices gymnastiques auxquels » se livrent les enfants confiés à vos soins.

» Je sais encore que vous avez fait de ces exer- » cices la plus heureuse application. Dans vos ha- » biles mains, ils sont devenus d'utiles auxiliaires

» pour la science, et de nombreux malades vous
» doivent leur guérison.

» De pauvres jeunes filles infirmes et idiotes, de
» la Salpétrière, sont aussi l'objet de vos soins les
» plus assidus et les plus désintéressés. Depuis que
» vous avez bien voulu vous occuper d'elles, une
» amélioration notable s'est produite dans leur po-
» sition. Vous avez fait preuve, à leur égard, d'une
» bonté et d'une charité au-dessus de tout éloge.

» L'Administration, Monsieur, vous doit tous ses
» remerciements, pour les services que vous rendez
» aux pauvres. J'éprouve un vif plaisir à vous les
» adresser en son nom, et je me fais un devoir d'y
» joindre un mandat de 300 fr., non pas comme
» une rémunération de ces services, dont j'apprécie
» tout autrement la valeur, mais comme un faible
» témoignage de satisfaction, et une sorte d'indem-
» nité pour les frais de déplacement que vous vous
» imposez, lorsque vous vous rendez à la Salpé-
» trière.

» Recevez, etc. »

Le Directeur de l'Assistance publique,

SIGNÉ : DAVENNE.

Tout marchait ainsi vers une amélioration sensible.

Au milieu de mars 1851, toutes les filles eurent un costume de gymnastique, et quelqu'un qui n'eût pas su qu'on était à la Salpétrière se serait cru dans une pension de jeunes filles les mieux tenues. C'était un immense progrès. A ce moment, les filles que nous avions réunies et organisées entre elles, le 30 novembre 1850, n'avaient pas encore eu d'accès ; et toutes, en général, se fortifiaient et s'instruisaient régulièrement.

J'ai déjà dit que nous mettions en œuvre tout ce qui pouvait distraire et aguérir ces jeunes malades. Voici à ce sujet, un fait qui mérite d'être cité. Le 15 avril 1851, comme nous étions sur le point de terminer la séance, le ciel se couvrit, et les éclairs ne tardèrent pas à se montrer. Beaucoup d'enfants se trouvèrent prises de tremblements, signes précurseurs des accès épileptiques. Je les réunies sans perdre de temps, le visage tourné vers les éclairs ; le tonnerre commença à gronder. Je leur fis aussitôt entonner un chant religieux ; puis, au milieu des éclairs, des coups de foudre, et sous une pluie torrentielle, nous restâmes sans bouger, en chantant tout ce que nous savions. Quand je les fis rentrer, elles étaient aussi trempées que si elles sortaient d'une rivière; toutes changèrent de vêtements; elles se couchèrent, sans qu'il se manifestât la moindre indisposition. Ce jour-là, je partis bien satisfait de mon expérience.

Le 20 mai 1851, je les fis passer par une nouvelle épreuve. Je pris un gros pistolet que je chargeai fortement; et pendant qu'elles étaient réunies sous un prétexte quelconque, je fis partir le coup au-dessus de leurs têtes. Un cri général se fit entendre, mais pas une ne tomba du haut mal. Nous conclûmes qu'elles étaient guéries dès ce moment, et qu'elles avaient droit aux récompenses promises depuis six mois. Je dois répéter encore que nous étions admirablement secondés par toutes les personnes du service pour soulager ces enfants.

Observation n° 28.

Le 12 juillet 1851, M. le docteur Becquerel, instruit de tous ces faits, m'appela à l'Hôpital de la Pitié, pour tenter la guérison d'une jeune fille de 18 ans, choréique, dont l'affection résistait depuis huit mois à toutes les médications ordinaires. Je donnai la première séance à cette fille à l'Hôpital même, le 14 juillet; et je les coutinuai deux fois par jour pendant un mois, époque à laquelle M. Becquerel constata l'entière guérison de la malade. Les observations consignées dans la *Gazette des hôpitaux* du jeudi 6 novembre 1851, par M. Becquerel lui-même, me dispensent d'entrer dans aucun détail au sujet de cette malade, qui n'a plus rien ressenti de son indisposition depuis cette époque.

Cependant les enfants allaient toujours bien à la Salpêtrière. Nous organisâmes, pour les encourager, une nouvelle fête en leur honneur; et le 13 juillet 1851, nous préparâmes une espèce de festin, auquel prirent part plus de quarante jeunes malades. Nous recommençâmes l'année suivante, et c'est cette première fête de famille qui, vu les bons effets sur nos malades, a été l'origine des repas qu'on donne annuellement après la distribution des prix à la Salpêtrière.

A ce moment, les filles soumises aux exercices étaient très-nombreuses, et le peu de machines que nous avions pour les exercer devenait tous les jours de plus en plus insuffisant. Je fis donc, le 19 juillet 1851, la demande d'un terrain contigu à celui du service, en prenant, à l'exemple de ce que nous avions fait à l'Hôpital des Enfants-malades, la résolution de le mettre en parfait état, avec le secours seul des enfants. Mais ici la tâche devait être plus rude et plus longue; car ce terrain, d'une assez grande étendue, servait depuis longtemps de décharge publique.

Comme les enfants commençaient à perdre patience, au sujet des prix qu'elles attendaient depuis huit mois, il fut décidé, avec le consentement de M. le directeur général de l'assistance publique, que les enfants seraient réunis à l'Hôpital des Enfants pour recevoir leur récompense. Nous préparâmes une salle pour cette fête tout exceptionnelle: et, le 22 juillet 1851, en présence de M. le directeur de l'assistance publique, de plusieurs hauts fonctionnaires de l'administration, de beaucoup de docteurs, et de nombreuses personnes, M. le docteur Blache prononça le discours ci-dessous, dont les idées principales ont été déjà données plus haut, page 120.

« Messieurs,

« Depuis plusieurs années, les médecins et chi-
» rurgiens de cette maison avaient sollicité l'établis-
» sement d'un gymnase à l'Hôpital des Enfants.
» En 1847, le conseil général des hôpitaux, cédant
» à nos désirs, chargea M. Napoléon Laisné, pro-

» fesseur de gymnastique à l'école Polytechnique et » au lycée Louis-le-Grand, de la direction provi- » soire de ce gymnase.

» Des enfants atteints de scrofules y furent les » premiers conduits. Soumis d'abord aux simples » mouvements des bras et des jambes, accompagnés » de chants spéciaux, leurs progrès furent si rapides » qu'on put bientôt se servir de machines, telles » que l'échelle orthopédique et les barres parallèles » fixes ou mobiles ; et on en vint alors aux exercices » du vindas. Dès la vingtième leçon, on exerça les » enfants à la lutte, soit deux à deux, soit en pe- » loton ; et, peu à près, on y joignit la course. Ces » exercices généraux furent accompagnés d'exer- » cices partiels chez quelques malades estropiés » d'un ou de deux membres. Dès les premières le- » çons, l'émulation s'établit dans tous ces petits » malades ; des mouvements qu'on eût pu croire » impossibles finissaient par s'exécuter facilement, » et presque toujours avec un grand plaisir.

» On ne fut pas longtemps sans s'apercevoir que » l'état général des malades s'améliorait à vue d'œil ; » leur teint était plus animé ; les chairs devenaient » plus fermes ; la voix gagnait de la force ; l'appétit » était plus vif et plus égal ; la maigreur disparais-

» sait. La maladie générale subissait une favorable » influence, en même temps que quelques-uns des » symptômes locaux s'amendaient notablement. » C'est ainsi qu'on vit se résoudre des engorgements » glandulaires qui, depuis longtemps, résistaient à » toutes nos médications; des trajets fistuleux, qui » duraient depuis des années, se tarirent peu à peu » et se fermèrent complétement; deux ankyloses du » coude furent presque radicalement guéries, après » six semaines de ce traitement gymnastique.

» Les leçons étaient données trois fois par se- » maine et duraient une heure.

» Dès que les enfants étaient entrés dans leur » récréation, ils répétaient entre eux les exercices » qui n'exigeaient point de machines.

» Aussi, dès ce moment, la division des scrofu- » leux changea-t-elle complétement d'aspect. Au » lieu de voir ces pauvres enfants, dispersés dans » les salles et dans les cours, où les uns restaient » presque toujours assis, où les autres se traînaient » par terre, en se roulant dans le sable, on les vit, » toujours en mouvement, occupés à marcher au » pas gymnastique en chantant, à sauter, à courir, à » lutter, s'attachant à se surpasser les uns les autres. » Les filles ne le cédaient en rien aux garçons.

» On comprend facilement combien une pareille » activité, imprimée à des enfants malades, infirmes, » naturellement indolents et apathiques, dut être » favorable à la santé, et contribuer à la guérison » des affections scrofuleuses.

» Ces résultats heureux nous engagèrent à agran- » dir le cercle de nos essais. Des affections ner- » veuses, des paralysies partielles, des rachitismes » et des chorées surtout furent traités de la même » manière, et des succès nombreux déterminèrent » l'Administration générale de l'assistance publique » à récompenser le zèle vraiment prodigieux et le » désintéressement de notre excellent et habile pro- » fesseur, en l'attachant, d'une manière définitive, à » la direction du gymnase de l'Hôpital des Enfants.

» Deux rapports, l'un en date du mois d'octobre » 1847, et l'autre du 4 février 1849, n'avaient pu » laisser, d'ailleurs, aucun doute dans l'esprit de » M. le Directeur général sur les avantages incon- » testables de ces exercices. Le gymnase fut agrandi » et rendu plus complet ; tel qu'il est aujourd'hui, » c'est sans contredit l'un des plus beaux qui se » puissent voir.

» J'ai dit tout à l'heure que les enfants atteints » de chorée, ou danse de Saint-Guy, avaient été

» soumis, dès l'année 1847, aux exercices gymnas-
» tiques; depuis cette époque, 95 cas de cette affec-
» tion, quelquefois si rebelle aux traitements les
» plus variés, ont été guéris par l'emploi de ces
» exercices, soit seuls, soit combinés avec les médi-
» cations ordinaires.

» Ces résultats sont si remarquables que je vous
» demanderai la permission d'entrer ici dans quel-
» ques détails, pour faire mieux comprendre tout
» l'intérêt qui s'y rattache.

» Parmi les moyens qui ont eu le plus de succès
» dans le traitement de la chorée, je n'hésite pas à
» le redire avec M. le docteur Sée, auteur d'un ex-
» cellent mémoire sur cette maladie, couronné par
» l'Académie des sciences, il faut compter en pre-
» mière ligne, la méthode, entièrement nouvelle,
» des exercices gymnastiques.

» Au nombre des faits très-curieux qu'il nous a
» été donné d'observer, dans cet hôpital, nous croyons
» pouvoir citer le suivant, qui témoigne plus que
» tout autre de l'efficacité vraiment merveilleuse de
» cette médication.

» Conrard (Émile), âgé de dix ans, entré dans notre
» service avec une chorée des plus graves, était,
» depuis douze jours, soumis inutilement aux di-

» vers moyens, dont l'expérience a constaté les heu-
» reux résultats dans cette maladie; son agitation
» était excessive, et ne cessait ni jour, ni nuit; il ne
» pouvait articuler aucune parole; son intelligence
» diminuait sensiblement; son appétit était absolu-
» ment nul; la déglutition des aliments étant d'ail-
» leurs presque impossible, nous avions tout lieu de
» craindre une terminaison funeste. Je crus devoir
» alors suspendre toute espèce de traitements, et
» j'engageai M. Laisné à tenter quelque chose pour
» ce pauvre enfant. Après l'avoir étendu d'abord
» sur un matelas et fait maintenir par plusieurs de
» ses jeunes élèves les plus intelligents, M. Laisné
» commença par lui frictionner à nu les membres
» supérieurs et inférieurs, pendant une grande heure.
» Dix jours de suite, ces frictions furent répétées de
» la même manière. Dès le 3e jour, on obtint six
» heures de sommeil calme. Le 7e jour, les aides
» destinés à maintenir le malade étaient devenus
» inutiles. Au 8e jour, il put prendre un peu de
» nourriture et boire une gorgée de vin. Le 12e jour,
» il faisait devant nous, dans la salle, une cinquan-
» taine de pas, soutenu par un bras seulement. Le
» 13e jour, on le porta au gymnase, pour y prendre
» l'air. Le 14e jour, il fut soumis à la suspension,

» sur une barre horizontale. Il marchait presque » seul le 16e jour. Le 19e jour, il s'habilla seul, pour » la première fois. Le 23e jour, il partageait tous » les jeux et les excercices des autres enfants bien » portants. Et le 28e jour, on put le regarder comme » tout à fait guéri. Il continua néanmoins, pendant » quelque temps encore, de venir au gymnase, dans » la crainte d'une rechute, et parce qu'il y prenait, » d'ailleurs, un extrême plaisir.

» Disons, en terminant, que, grâce aux soins in» telligents de M. Laisné, à sa surveillance atten» tive, à son zèle et à son habileté, nous n'avons eu » aucun accident à déplorer depuis quatre ans. » Profondément versé dans la connaissance de la » gymnastique, passionné pour son art, il sait com» muniquer à ses élèves toute l'ardeur qui l'anime. » Doué d'une grande perspicacité, d'une fermeté et » pourtant d'une douceur et d'une patience à toute » épreuve, les beaux succès qu'il vient d'obtenir, à » la Salpêtrière, dans le traitement de l'épilepsie, « vraie et simulée, doivent le recommander d'une ma» nière toute particulière à la bienveillance de M. le » directeur général de l'assistance publique, et à » l'estime de tous nos collègues. » BLACHE.

» 23 juillet 1851. »

A cette réunion, qui n'avait pas eu d'antécédent, les enfants des deux établissements furent exercés aux mouvements élémentaires accompagnés de chants spéciaux. Puis, avec des instruments aux mouvements rhythmés, ils chantèrent en chœur d'une façon assez juste pour provoquer les applaudissements d'une assemblée d'élite. Ils reçurent ensuite leurs prix, et regagnèrent leur résidence à l'Hôpital, le cœur plein de joie et de reconnaissance.

Dès le lendemain, les exercices étaient repris avec enthousiasme, par les jeunes malades, dans les deux hôpitaux. Une seconde fête fut organisée par Mlle Nicolle, institutrice des enfants de la Salpêtrière, pour les récompenser de leurs travaux intellectuels ; la cérémonie eut lieu le 15 octobre 1851. Tous ces soins encouragèrent beaucoup nos intéressantes malades, et le service des personnes chargées de les surveiller devenait tous les jours moins pénible, d'abord parce que les accès en général étaient moins fréquents, et ensuite parce que la plus grande partie des enfants étaient devenues très-dociles et se prêtaient aux détails du service avec une bonne volonté et un courage admirables.

Le 28 octobre 1851, le terrain demandé nous fut

accordé, et sans nous effrayer de l'immense quantité de terre et de débris que nous aurions à remuer, pour accomplir cette grande œuvre, en dehors de nos séances ordinaires, nous nous mîmes sans aucun retard à ce travail, en y employant toutes les malades les plus agiles et les plus dévouées.

En attendant, le 6 novembre 1851, je fus agréablement surpris en trouvant consigné dans la *Gazette des hôpitaux*, par M. le docteur Becquerel, le résultat obtenu sur la jeune fille que j'avais traitée, sous sa direction, à l'Hôpital de la Pitié, en juillet et août précédents.

Voici ses observations :

Gazette des Hôpitaux, n° 128, (*jeudi* 6 *novembre* 1851). *Hôpital de la Pitié*, M. Becquerel, *du traitement de la chorée par la gymnastique.*

« On se rappelle les détails intéressants, publiés il y a quelques mois dans la *Gazette des hôpitaux*, sur les résultats obtenus à l'Hôpital des Enfants et à la Salpêtrière, par l'application des exercices gymnastiques à diverses affections nerveuses et aux scrofules.

» Monsieur Becquerel, informé des succès remarquables, obtenus par cette méthode de traitement, se proposa de la mettre en usage pour une jeune fille, atteinte de chorée de la forme la plus grave, et demanda en conséquence à M. le directeur de l'assistance publique, « l'autorisation de faire venir à la Pitié, M. Laisné, le professeur zèlé et intelligent, qui a établi le beau gymnase de l'Hôpital des Enfants. » L'autorisation ayant été accordée avec empressement, le traitement fut appliqué à la jeune malade, et voici comment M. Becquerel rend compte de la maladie et du résultat obtenu. « La nommée Geney (Adèle), âgée de dix-sept ans, est entrée dans mon service pour une chorée (danse de Saint-Guy) des plus intenses. Non-seulement la chorée existait dans les membres ; mais elle avait frappé les organes de la voix, et la parole était devenue inintelligible.

» Pendant l'espace de trois mois, j'essayai, sur elle, d'une manière suivie, toutes les méthodes thérapeutiques connues dans la science.

» Ainsi, la belladone, la strychnine, la valériane, le sulfate de quinine, le quinquina, le fer, le tartre stibié à haute dose, l'opium à haute dose.

Puis, à l'extérieur, les bains tièdes prolongés,

les bains sulfureux, les bains froids et affusions froides, l'électricité.

» Toutes ces méthodes n'eurent aucun succès, ne produisirent aucune amélioration ; la malade était exactement dans le même état, et la menstruation s'était arrêtée.

» A cette époque, ayant entendu parler des résultats de M. Laisné, à l'Hôpital des Enfants, j'annonçai que, si l'on ne pouvait la soumettre à ce traitement, j'étais décidé à ne pas la conserver, attendu que je la regardais comme complétement rebelle à toutes les autres méthodes thérapeutiques.

» D'après le désir de M. le Directeur général de l'assistance publique, M. Laisné vint à l'hôpital de la Pitié, examina cette jeune fille, et annonça qu'il se chargeait de la guérir en un mois.

» Depuis, M. Laisné, animé d'un zèle remarquable, vint constamment et presque toujours deux fois par jour, exercer lui-même cette jeune fille.

» Sous l'influence de ce traitement, que je crois inutile de décrire ici, la guérison eut réellement lieu en un mois, et elle fut progressive.

» A l'instant de la cessation du traitement, la jeune Geney était complétement guérie, s'exprimait avec une parfaite liberté de langage, n'avait aucun mouvement irrégulier, avait repris tout son appétit, et avait beaucoup plus d'embonpoint qu'avant l'emploi de la gymnastique.

» En un mot, je considère la guérison de cette jeune fille comme un très-bel exemple de guérison de chorée ; et, sous ce rapport, je crois qu'on ne saurait trop adresser des remercîments à M. Laisné.

» Je dois toutefois ajouter un autre fait.

» Il se trouvait en même temps dans mes salles, une autre jeune fille, également âgée de dix-sept ans, atteinte d'une double maladie.

» Elle était fortement hystérique et chlorotique.

» Depuis un mois, je traitais ses violentes crises par des bains d'affusions froides et l'opium, et la chlorose par le fer, lorsqu'elle vint me demander comme une faveur de suivre les mêmes exercices que sa camarade, qui les commençait alors. M. Laisné y ayant consenti, je n'y vis aucune objection, et j'accordai la permission demandée.

» Voici quelle fut l'influence de ce traitement.

» Les attaques violentes, qui avaient lieu tous les deux ou trois jours, s'éloignèrent d'abord, puis disparurent complétement. La menstruation revint une fois.

» A l'époque de la cessation du traitement gymnastique, l'une des deux maladies, la névrose musculaire, avait momentanément disparu ; mais l'autre affection, la chlorose (décoloration, bruits de souffle cardiaques et vasculaires), avait persisté dans toute son intensité, malgré l'emploi simultané du fer et du quinquina.

» Ce que je craignais arriva. Au bout de quinze jours de la cessation du traitement gymnastique, ses attaques hystériques reparurent aussi intenses qu'auparavant. Depuis trois semaines, nous en avons eu trois.

» C'est pour cette jeune fille que M. Laisné, d'accord avec sa famille, a fait demander son admission à la Salpétrière, afin de pouvoir y continuer le traitement gymnastique pendant un temps suffisamment long. »

Je reviens à notre terrassement. Pendant le mois de novembre, nous travaillâmes presque du matin au soir au terrain de la Salpétrière.

A l'Hôpital des enfants, nous allions passer un quatrième hiver sans gymnase couvert. Jusqu'ici, toutes les fois qu'il y avait des enfants rigoureusement soumis aux exercices gymnastiques pendant la mauvaise saison, nous étions obligés de chercher un abri partout où il nous était possible de le trouver; nous avions déjà essayé de faire les exercices dans une lingerie; mais cela troublait le sommeil des veilleuses, qui reposaient au-dessus de nous. Il fallut abandonner ce refuge. Nous nous abritâmes pendant quelque temps dans une salle de bains, dont les travaux étaient momentanément suspendus; mais l'ordre de les achever arriva bientôt, et nous dûmes de nouveau abandonner cet endroit. Je m'installai plus tard à l'extrémité d'une salle qui servait de réfectoire; mais cela gênait beaucoup le service de cette salle. Je quittai donc ce dernier endroit peu de temps après l'installation, et je découvris, à l'extrémité d'une autre salle, une petite pièce mansardée; elle fut aussitôt appropriée le mieux possible, et je m'y installai, me trouvant très-heureux de cette découverte. Cet emplacement était préférable à tout ce que j'avais pu trouver jusque-là.

Le vénérable directeur, M. Dechaumont, faisait valoir tous ces inconvénients pour obtenir la création d'un gymnase couvert. Nous avions à ce moment un grand nombre de faits à citer à l'appui de notre demande, et la situation devenait tous les jours plus favorable à l'exécution de notre projet.

Quant à la Salpétrière, nous y étions plus heureux; nous profitions de la salle consacrée aux études, en rangeant, pour chaque séance, les tables, les bancs, etc. Et, souvent, nous profitions aussi de la grande salle de travail du service. C'était, ces jours-là, une récréation des plus agréables pour toutes les malades qui s'y trouvaient; nos chants surtout leur faisaient le plus grand plaisir, et la seule difficulté pour exercer dans cette salle, était d'y porter tous nos instruments et de les rapporter après la séance terminée.

Vers la fin de novembre, l'Administration demanda les plans qui devaient servir à la construction du gymnase couvert de l'Hôpital des Enfants. Je les fis sans perdre un instant, et nous eûmes le concours assuré de M. Davenne, qui voulut bien appuyer notre demande devant le conseil général de la Seine.

Vers la fin de décembre, je fus forcé de suspendre les travaux de la Salpétrière jusqu'au retour du beau temps.

Au commencement de janvier 1852, nous apprîmes que les fonds nécessaires à la construction du gymnase couvert de l'Hôpital des Enfants, étaient alloués; et le 19 du même mois, on commençait les fondations du premier édifice de ce genre, construit dans les hôpitaux.

Le 19 février 1852, nous reprenions les travaux de terrassement à la Salpêtrière; en mars, nous plantions les arbres et quelques machines, et nous commencions la base d'un magnifique labyrinthe.

Ces travaux importants, entrepris avec d'aussi faibles ressources, furent connus de l'Administration; et le 22 avril 1852, nous eûmes la visite de M. le directeur général, qui était accompagné de plusieurs membres du conseil général.

Le 20 juillet 1852, le gymnase couvert de l'Hôpital des Enfants fut entièrement terminé.

En juillet de la même année, parut le compte moral administratif de l'assistance publique; je crois utile de reproduire ici le passage qui concerne l'application de nos exercices, sur les malades de la Salpêtrière.

Voici ce passage :

Administration générale de l'Assistance publique à Paris,
Compte moral administratif de l'exercice 1851.

(EXTRAIT).

» Messieurs,

» Nous devons aussi dire quelques mots d'une » autre découverte dont les heureux effets, comme

» moyen de guérison de certaines maladies ner-
» veuses, sont maintenant constatés. Il s'agit du
» traitement gymnastique appliqué dans nos hôpi-
» taux et dans nos hospices, particulièrement aux
» malades atteints de la chorée (ou danse de Saint-
» Guy), et aux épileptiques.

» Déjà ce mode de traitement, en usage depuis
» quelques années à l'Hôpital des Enfants, y avait
» produit une grande amélioration dans l'état des
» jeunes malades des services des choréiques et
» surtout des scrofuleux, filles et garçons.

» Etendu aux jeunes idiotes et épileptiques de la
» Salpêtrière, il y a produit des effets non moins sa-
» tisfaisants. Aussi le savant médecin, chargé du
» traitement des épileptiques adultes dans le même
» hospice, s'est-il empressé de demander qu'il fût
» établi un gymnase dans son service, vœu auquel
» l'Administration à cru de son devoir d'accéder.

» Elle s'occupe d'en faire établir un également à
» Bicêtre, pour les garçons atteints des mêmes in-
» firmités.

» Ce serait trop présumer sans doute de l'emploi
» de ce moyen thérapeutique que de lui attribuer,
» d'une manière absolue, la vertu de guérir l'épi-
» lepsie. Disons pourtant qu'il y a des guérisons

» complètes, ou du moins présumées telles, aujour-
» d'hui constatées par l'Exéat, que le chef de service
» a tout récemment délivré à deux jeunes filles qui,
» après avoir été très-gravement atteintes, sont re-
» venues à la santé. Une autre de ses anciennes ma-
» lades, dont les accès ont entièrement cessé, vient
» d'être admise comme fille de service dans l'éta-
» blissement.

» Mais il est certain, à en juger par les effets déjà
» produits, qu'il a, du moins pour résultat de dimi-
» nuer considérablement la fréquence des accès.
» C'est déjà un succès réel qui peut en faire présa-
» ger de plus importants dans l'avenir, et qui doit
» encourager à poursuivre l'épreuve.

» Mais un point sur lequel l'expérience déjà faite
» ne laisse aucun doute, c'est la guérison, par ce
» moyen, de la maladie de la chorée, guérison cons-
» tatée par les médecins eux-mêmes, qui ont re-
» connu, avec la bonne foi la plus honorable, l'in-
» suffisance de leurs prescriptions pour remédier à
» ce mal trop souvent mortel, quand il est parvenu
» à un certain degré. »

Je ne crois pas utile de reproduire ce deuxième extrait attendu qu'il ne contient que des observations déjà citées dans les notes de M. le docteur Becquerel.

Ce passage du Compte moral était bien fait pour nous donner du courage ; et, à ce moment surtout, il nous en fallait beaucoup pour mener à bonne fin tout ce qui était commencé.

A partir du 1er août, nous ne nous occupâmes plus que de répétitions de chants et de mouvements. Nous étions certains que la seconde distribution de prix ne pouvait se faire attendre. Le 5, nous apprîmes officiellement qu'elle était fixée au 11 août 1852. Nous fîmes, M. Dechaumont et moi, décorer le nouveau gymnase, pour la circonstance ; et tous les enfants furent réunis au jour et à l'heure indiqués.

M. Davenne prononça un discours, qui fut vivement applaudi. MM. les docteurs prirent ensuite la parole, et la cérémonie se passa on ne peut mieux, devant une réunion de plus de douze cents personnes.

Une nouvelle fête fut donnée aux enfants de la Salpêtrière, le 23 octobre 1852.

Observation n° 29.

D'ailleurs, nos cures médicales continuaient parallèlement aux exercices, et un deuxième cas semblable à celui de C. M., se présenta, le 24 novembre suivant. Une grande fille, V. L., par suite de nos vives instances pour découvrir la vérité sur sa maladie, nous déclara nettement qu'elle n'avait jamais eu d'accès que volontairement, et qu'elle pouvait parfaitement s'abstenir d'en avoir à l'avenir. Cette fille était assez forte, d'un physique agréable; mais elle était d'une mollesse désespérante; elle tombait assez souvent de son mal; elle dormait deux heures environ après chaque accès, et elle revenait ensuite tranquillement rejoindre ses compagnes.

Le 17 décembre, nous suspendîmes les travaux de terrassement, et nous ne pûmes les reprendre que le 17 janvier 1853.

Le 13 avril 1853, nous eûmes la visite de M. Husson, chef de division à la préfecture de la Seine, qui voulait se rendre compte de l'influence qu'avaient nos exercices sur la santé des enfants de la Salpêtrière. Nous fîmes devant lui une séance, qui dura près d'une heure. Vers cette époque, M. Dechaumont, qui ne cessait de penser aux moyens d'être utile aux malades, avait déjà, d'accord avec M. le Directeur général, organisé le service du traitement externe à l'Hôpital des Enfants; et le 13 mai, il compléta son œuvre, en obtenant de la bienveillance de M. Davenne que les enfants admis au traitement externe fussent également admis aux exercices gymnastiques gratuitement.

Au commencement de juin 1853, je fus invité à construire, sur la demande de M. le docteur Lélut, un gymnase, dans le service des épileptiques, à la Salpétrière.

Le 5 juillet 1853, on commença les fondations du gymnase couvert du service Ste-Marie, à la Salpétrière.

Vers la fin de juillet 1853, nous terminâmes complétement notre laborieuse entreprise du terrain de Ste-Marie, après vingt-et-un mois de travaux, presque sans interruption, et avec le secours des enfants malades exclusivement.

Le 8 septembre, eut lieu une troisième et magnifique distribution de prix, à l'Hôpital des Enfants.

Le 3 octobre 1853, j'eus l'honneur de recevoir, de M. le directeur général, une seconde lettre de félicitations, pour tous nos travaux et les séances données aux enfants.

Paris, 3 octobre 1853.

« Monsieur,

» Je m'empresse de vous annoncer que je viens

» de vous accorder une indemnité de 1,000 fr., à » raison des leçons de gymnastique que vous avez » données jusqu'alors aux jeunes malades de la sec- » tion Ste-Marie, à la Salpêtrière.

» Je suis heureux, Monsieur, d'avoir pu vous » donner ce témoignage de ma satisfaction, pour les » soins dévoués et persévérants que vous prodiguez » à cette classe infortunée de la population hospita- » lière.

» Recevez, etc.

» Le directeur de l'Assistance publique,
» DAVENNE. »

Le 17 octobre 1853, je donnai la première séance à trente femmes épileptiques du nouveau service de la Salpêtrière ; et je continuai les séances, à partir de ce moment, trois fois par semaine.

Le 30 octobre, me trouvant très-accablé, et voyant que je ne pourrais seul continuer à faire face à tant d'occupations et de fatigues, je sollicitai auprès de M. le directeur général la permission de m'adjoindre une aide, ancienne malade, qui était encore au service Sainte-Marie, et qui avait acquis une grande habitude des exercices. Cette demande me fut accordée, et mon aide féminin entra de suite en fonctions. Mais cette adjonction ne pouvait me soulager. Comme je l'avais pensé, habitué depuis six ans à faire la besogne seul, je ne pouvais me résigner à confier une partie du service à une jeune élève encore sans expérience.

En janvier 1854, les petits malades soumis aux exercices gymnastiques à l'Hôpital des Enfants, étaient tellement nombreux que je fus obligé de m'adjoindre, là aussi, pendant quatre mois, un de mes professeurs dans les lycées, et les séances eurent lieu tous les jours. Ce fut M. Poulin qui voulut bien me prêter son concours pour ce surcroît de besogne. Il m'était fort utile; car, précisément à cette époque, je me trouvais très-occupé de la construction des deux gymnases de Bicêtre et de Sainte-Eugénie.

Le 6 avril 1854, je reçus de M. Davenne, directeur général, une lettre par laquelle il me faisait savoir que des appointements venaient d'être alloués, durant l'année 1854, pour un professeur adjoint, une adjointe et pour moi.

Le 24 avril, à Bicêtre, et le 12 juin 1854, à Sainte-Eugénie, nous donnâmes une première séance dans ces établissements.

Le 30 juin 1854, M. le baron Larrey nous fit

l'honneur de nous demander une séance spéciale, à l'Hôpital des Enfants, en présence de Messieurs les stagiaires du Val-de-Grâce.

Mais je m'aperçois que voilà de bien longs et bien minutieux détails. Pour ne pas abuser de la patience du lecteur, je renverrai simplement, et sans reproduction textuelle, aux livres, brochures ou articles qui traitent les matières qui intéressent la gymnastique des hôpitaux : mais je crois utile de faire une exception, et de citer un mémoire de M. le docteur Blache, à cause des notes qu'il contient, après sept années d'expérience.

Extrait du Moniteur des Hôpitaux (n° 91, mardi 1er août 1854). *Du traitement de la chorée par la gymnastique, par* M. Blache, *médecin de l'Hôpital des Enfants.*

(EXTRAIT DE L'ACADÉMIE DE MÉDECINE).

« Les différents moyens qui, jusqu'à présent, ont été employés contre la chorée, sont passibles des reproches que l'on peut adresser à un grand nombre de médications dites rationnelles, destinées à remplir des indications diverses. Elles sont disparates comme les idées qui leur ont donné naissance, et on ne les croirait guère instituées pour combattre une affection identique.

» Quelques-unes, vantées d'abord, sont aujourd'hui reconnues impuissantes, et ne comptent de succès que ceux qui sont obtenus dans les mains de l'inventeur; d'autres, tout en procurant un nombre assez considérable de guérisons, laissent trop souvent encore persister la maladie.

» Peut-être cette critique sera-t-elle applicable au moyen de traitement que nous venons aujourd'hui soumettre au jugement de l'Académie, et l'avenir constatera-t-il sa faiblesse, comme il l'a fait de tant d'autres. C'est ce qu'il ne nous est point permis de juger; aussi, nous bornerons-nous à exposer devant vous le résultat de notre observation et les réflexions qui en découlent naturellement.

» Deux indications nous semblent surtout dominer la thérapeutique de la danse de Saint-Guy. Il faut :

» 1° Rendre à la volonté son empire sur les contractions musculaires, ou, autrement dit, régulariser les mouvements ;

» 2° Refaire en quelque sorte la constitution des enfants choréiques.

» La première de ces indications est d'une extrême simplicité. Quant à la seconde, on ne la saisit pas aussi bien, faute d'avoir réfléchi sur la constitution la plus habituelle des jeunes choréiques, dont la grande majorité est manifestement atteinte d'anémie ou de chloro-anémie, comme il est facile de s'en convaincre dans une seule inspection de l'hôpital de l'Enfant-Jésus. Aussi, n'avons-nous pas été surpris de voir les toniques, de quelque nature qu'ils soient, procurer les guérisons les plus nombreuses. On peut objecter, sans doute, que Sydenham et Cullen ont préconisé la saignée ; mais il ne faut pas oublier qu'ils ont aussi recommandé, d'une manière toute particulière, d'administrer ultérieurement les ferrugineux et le quinquina. D'autres médecins, attribuant la maladie à un trouble des fonctions digestives, ont employé, et quelquefois avec avantage, les purgatifs répétés. D'autres, enfin, ne prenant en considération que les désordres des contractions musculaires, ont préféré les anti-spasmodiques, les narcotiques ou les excitateurs du système musculaire, tels que l'électricité, la strychnine, l'opium et la belladone ; et ils ont aussi compté des succès.

» Qu'en faut-il conclure? C'est que la chorée,

comme bon nombre d'autres maladies, guérit souvent dans un temps donné, quel que soit le traitement mis en usage.

» Mais, il n'y a pas lieu néanmoins de renoncer à trouver un moyen d'abréger autant que possible la durée de cette pénible affection, tout en fortifiant la santé générale.

» Comme nous aurons occasion de le redire, les bains sulfureux, administrés d'une certaine manière, nous permettaient d'atteindre ce double but, jusqu'à l'époque où nous avons eu recours à la gymnastique. En terminant l'article chorée du Dict. en 30 vol., en 1834, nous disions : « Les exercices gymnastiques pourraient être utilement conseillés vers la fin de l'affection, pour en abréger la durée, et pour rompre l'habitude vicieuse, contractée par les muscles. » Comme on le voit, ce n'était là qu'un conseil, plein de doute et de restriction, ne s'étayant d'ailleurs d'aucune observation. Nous étions, en outre, loin d'imaginer à cette époque que de petits malades, incapables d'exécuter un mouvement régulier, pourraient être soumis à des exercices de précision et d'adresse. C'est qu'alors nous n'avions sur la gymnastique d'autres idées que celles qu'on peut prendre dans les gymnases publics. Nous ignorions surtout les applications heureuses et variées auxquelles un homme ingénieux et patient peut arriver, et que nous vous exposerons dans le cours de cette communication.

» Dans le mois de juillet 1847, l'Administration des hôpitaux autorisa M. Napoléon Laisné, professeur de gymnastique, à venir à l'Hôpital des Enfants soumettre quelques-uns des malades aux exercices de la gymnastique, méthodiquement appliquée, et fit les premières dépenses nécessaires à la réalisation de cette décision, qui avait été provoquée par les demandes des médecins de cet établissement. C'était un essai ; il dura quatre mois, eut pour sujets des scrofuleux de l'un et l'autre sexe, et fut si satisfaisant que le Conseil n'hésita pas à faire de nouveaux frais de matériel, et institua ainsi le premier gymnase qui ait été créé dans un établissement hospitalier.

» Les avantages de cette innovation thérapeutique ont été l'objet de rapports, de mémoires, d'articles de journaux, dont nous citerons quelques passages, pour terminer ce court historique et nous conduire naturellement au bout de cette lecture.

» Le 11 novembre 1847, les médecins et chirurgiens de l'Hôpital des Enfants adressèrent au Conseil géneral des hôpitaux une note, dans laquelle se trouvent la description des exercices, le nombre des enfants qui y furent soumis, et les résultats avantageux déjà obtenus. A la fin de cette note, M. le docteur Bouneau ajouta, comme réflexion personnelle : « Nous avons appliqué la gymnastique à d'autres maladies que le scrofule; des essais tentés contre des affections nerveuses, la chorée en particulier, ont donné de bons résultats et en promettent de meilleurs. »

» En 1849, un nouveau rapport constatait la guérison prompte et radicale d'un certain nombre de chorées, due à l'emploi exclusif de la gymnastique. A la fin de la même année, l'Académie de médecine elle-même couronnait un mémoire de M. le docteur Sée, sur la danse de Saint-Guy, dans lequel l'efficacité de la gymnastique est mise en parallèle, à son avantage, avec celle des bains sulfureux. Enfin, plusieurs articles de journaux (dont un, entre autres, dû à M. le docteur Becquerel (1851), est relatif à un cas fort curieux de chorée chronique), sont venus rendre témoignage en faveur de ce moyen, vraiment efficace, sur lequel nous allons maintenant donner notre propre jugement.

» Cent huit cas de chorée ont été soumis au traitement de la gymnastique. Sur ce nombre, cent étaient de première attaque, huit seulement en récidive; observation fort importante et qui a été trop négligée par les auteurs, lorsqu'ils ont eu à juger la valeur d'un agent thérapeutique. La chorée est, en effet, une maladie qui a de grandes tendances à récidiver; et sa durée normale, diminuant à chaque attaque, il est nécessaire d'indiquer où en sont à cet égard les sujets mis en traitement. Du reste, les auteurs sont fort loin d'être d'accord sur la durée de cette première atteinte; beaucoup l'ont fixée trop bas. MM. Rilliet et Barthez la portent de six semaines à *deux mois*. M. Sée à *soixante-neuf jours en moyenne*.

» Les enfants mis en traitement étaient tous (sauf dans quelques cas où la chorée était chronique) au début de l'affection et fortement pris. On peut cependant les diviser en deux catégories, d'après l'intensité de la maladie : trente-quatre cas d'intensité moyenne; soixante-quatorze où l'agitation était aussi violente que possible. Les trente-quatre cas de la première classe ont tous guéri sans exception, dans une moyenne de *vingt-six jours et de dix-huit séances*. Sur les soixante-quatorze cas plus graves, soixante-huit ont également guéri en cinquante-cinq jours et trente-et-une séances. Restent donc, sur le total de cent huit, six cas qui peuvent être considérés comme des insuccès, quoiqu'il s'agisse de chorées chroniques dont la guérison a fini par être obtenue, mais *en cent vingt-deux jours* seulement et soixante-treize séances. En disposant notre calcul d'une autre façon, nous aurions cent deux guérisons en trente-neuf jours et six en cent vingt-deux jours.

» Tel est le résumé des faits observés. Il faut maintenant entrer dans les détails, et montrer par quelle série d'exercices doit passer un choréique. Nous le supposerons, par exemple, couché dans un lit en forme de boîte, parfaitement rembourrée, où il est agité des mouvements les plus bizarres et les plus désordonnés, ne pouvant se tenir un instant debout, laissant échapper tous les objets confiés à sa main, et incapable d'exprimer sa pensée par la parole. Dans un tel état, la volonté du sujet est impuissante ; on ne peut en quelque sorte lui rien demander, et la gymnastique doit être toute passive. Le professeur, aidé de trois ou quatre de ses élèves les plus intelligents, fixe le petit malade sur son lit dans le décubitus dorsal, et le maintient dans l'immobilité pendant dix à quinze minutes. Puis il commence des massages, à pleines mains et longtemps répétés, sur les membres supérieurs et inférieurs et sur le pourtour de la poitrine. Au massage succèdent des frictions énergiques sur les mêmes parties. Des manœuvres semblables sont ensuite pratiquées à la partie postérieure du tronc, et principalement à la nuque et sur les masses musculaires des gouttières vertébrales. Une séance de cette nature dure environ une heure, et on la répète pendant trois ou quatre jours de suite.

» Chaque fois, on constate un amendement dans le désordre des contractions ; l'enfant témoigne qu'il en éprouve beaucoup de bien-être, et s'il était précédemment (ce qui arrive quelquefois) privé de sommeil, il peut enfin dormir d'une manière plus calme. Les jours suivants, sans interrompre complétement le massage, on commence par faire exécuter des mouvements très-réguliers et parfaitement rhythmés. Ainsi, supposons les bras étendus en supination le long du tronc, le professeur saisit les poignets, plie l'avant-bras, porte celui-ci directement en avant et en haut, puis replace l'avant-bras dans l'extension. Arrivées au bout de cette course, les mains se trouvent élevées parallèlement au-dessus de la tête; de là, elles sont ramenées à leur point de départ, toujours suivant une mesure à trois temps bien accentuée.

» Cette manœuvre est exercée un grand nombre de fois avec beaucoup de régularité. Les extrémités inférieures sont soumises à leur tour à des mouvements analogues. La jambe est pliée rapidement sur la cuisse, celle-ci sur le bassin; puis l'une et l'autre sont placées dans l'extension, suivant une mesure à deux temps.

» Il s'offre ici plusieurs réflexions, dont quelques-unes peuvent servir à expliquer la manière d'agir des exercices précédents. Il est clair que les massages et les frictions sont de nature à activer singulièrement l'action du système capillaire de la peau, et des tissus sousjacents, et partant, les phénomènes intimes de la nutrition. Les mouvements sont combinés de façon à ce que les muscles, dont les puissances sont synergiques, se trouvent mis en mouvement d'une manière régulière et simultanée. Ces organes, inhabiles à se contracter spontanément et avec régularité, semblent tout à fait passifs. Aussi, l'on plie et l'on étend les membres sans que la volonté du patient concoure à produire ces effets; le plus souvent même, elle semble s'y opposer, et on ne les obtient qu'en déployant une certaine force.

» Mais au bout de deux ou trois séances, quelquefois même après la première, la main du professeur suit les contractions, qui viennent à son aide d'une manière régulière. La volonté n'avait plus qu'un faible empire sur le système musculaire ; chaque jour, cet empire augmente, en même temps que les mouvements anormaux vont en diminuant de fréquence et d'intensité.

» M. Dufossé (thése inaugurale) a très-justement fait remarquer qu'il existe, chez les choréiques, deux sortes de contractions musculaires : les unes morbides, indépendantes de la volonté ; les autres, plus ou moins fugaces, soumises à l'empire de cette faculté. La main du professeur lutte en faveur de ces dernières, les rectifie et les perfectionne par l'exercice et la nature. On s'aperçoit assez souvent, dans les premiers jours, que les articulations de la main, au niveau du corps, du poignet, du coude et autres, sont douloureuses quand on leur imprime des mouvements un peu forts ; ces arthralgies ont acquis une grande importance depuis le mémoire de M. le docteur Sée et la thèse de M. Botrel, où elles sont regardées comme de nature rhumatismale.

» Je me bornerai à dire pour le moment qu'elles ne sont pas une contre-indication au traitement gymnastique, et qu'elles disparaissent complétement après un petit nombre de séances.

» Au bout de huit à dix jours de ces exercices passifs que nous venons de décrire, l'amélioration est déjà des plus marquée ; l'enfant que nous avons supposé dans un état extrême, ce qui n'est pourtant pas rare, cet enfant, dis-je, peut parler d'une manière intelligible ; il commence à manger seul, et parcourt, tant bien que mal, une partie de la salle. Dès lors, on le fait descendre au gymnase, où il prend part aux exercices, sous la surveillance du maître ou d'un élève moniteur.

» Ces exercices sont gradués et ont pour but la production régulière et souple des mouvements physiologiques du tronc et des membres, mouvements dans lesquels l'attention et la volonté sont mises en éveil et à contribution, au moins autant que les forces physiques.

» Un grand nombre de manœuvres se font en commun ; et pendant leur exécution, le maître et les élèves chantent un air à trois temps très-accentués, suivant que l'exercice lui-même se décompose en deux ou trois temps. Les petits malades, rangés par pelotons, sont entraînés par le rhythme et l'imitation. C'est ainsi que s'opèrent plusieurs espèces de marches, de courses, et de mouvements des membres pectoraux. Il y a, pour exercer ces dernières parties, ainsi que les muscles de la partie supérieure du tronc, plusieurs instruments faciles à se procurer, parmi lesquels nous citerons les haltères, les barres à sphères, dites brachio-pectorales, etc.

» D'autres exercices sont individuels et exécutés par chaque enfant, suivant sa force, sous la direction du maître, ou d'un élève déjà instruit. Tous ont pour résultat de forcer l'attention et de soumettre les contractions musculaires à l'empire de la volonté. A l'échelle orthopédique, l'enfant reste suspendu par les mains, et fait des efforts pour vaincre les contractions morbides et ne pas lâcher prise. On est souvent obligé, dans les commencements, de l'aider, en appuyant sur les mains, qui tiennent le barreau, et en ayant soin de lâcher aussitôt qu'il est fatigué. A la balançoire brachiale, les extrémités supérieures, le tronc, les membres abdominaux sont soumis à des mouvements alternatifs de flexion et d'extension, en même temps que le malade s'applique à ne pas quitter la traverse.

» L'esprit d'ordre et de discipline a sur les enfants

l'influence la plus salutaire. L'attention, le zèle du professeur, son adresse extrême, secondés par l'usage des moyens de sûreté employés dans le gymnase, ont prévenu toute espèce d'accidents; et, sous ce rapport, la mère de famille la plus timorée pourrait être pleinement rassurée.

» Pendant les dix premiers jours, les enfants se livrent avec ardeur aux exercices; ils sont désireux de bien faire. Leur caractère semble heureusement modifié; ils deviennent plus gais, plus ouverts, et en même temps plus dociles. Les facultés organiques subissent, dès l'abord, une remarquable influence; l'appétit devient vif, impérieux ; et l'on doit s'empresser d'y satisfaire, en augmentant la proportion des aliments; les forces musculaires s'accroissent, et déjà semble apparaître un peu d'embonpoint.

» A partir du dixième ou douzième jour, l'amélioration subit un temps d'arrêt. Il faut alors soutenir le courage, d'autant mieux que ce sont les enfants doués de la meilleure volonté, de plus d'intelligence et de docilité, qui font les progrès les plus rapides.

» Après quelques jours de cette résistance de la maladie, on voit un nouvel amendement se montrer; et l'on peut être sûr que la guérison sera prompte et radicale. Je dis radicale à dessein ; car non-seulement les enfants n'ont plus de mouvements irréguliers lors de leur sortie, mais encore ils ont acquis une grande souplesse. On les garde d'ailleurs à l'hôpital jusqu'à ce qu'ils soient arrivés à ce bon état ; ce qui, très-certainement, a contribué à élever le chiffre de notre statistique, relativement à la durée de la maladie. Enfin, s'il est difficile de décider ce que l'avenir réserve à ce modeste traitement, nous pouvons toujours dire que, jusqu'à présent, aucun des malades guéris, n'a eu de récidive. Or, on sait que Sydenham fixait le retour de la chorée à l'automne de la saison qui suivait la guérison.

» Quelle est la valeur thérapeutique de la gymnastique, comparée aux autres modes de traitement, et en particulier aux bains sulfureux ? Cette dernière médication, administrée dans des conditions particulières, à l'Hôpital des Enfants, a donné depuis longtemps des résultats fort remarquables, et qui, il faut le dire, balancent ceux que fournit la gymnastique. Il ressort, en effet, des statistiques que, sur cent trente-cinq malades traités par ces bains, il y a eu dix-huit insuccès, proportion un peu plus considérable que notre chiffre de six sur cent-huit. Mais, d'un autre côté, il paraîtrait que lorsqu'ils agissent, les bains sulfureux le font plus rapidement qu'aucun autre moyen. C'est déjà une assez bonne fortune pour cette dernière méthode, que d'être mise en parallèle avec l'agent thérapeutique reconnu le plus efficace, jusqu'à ces derniers temps, contre la chorée. Mais nous croyons que d'autres considérations, prises en dehors de la statistique, doivent la faire mettre au premier rang. Tels que nous les avons décrits, les exercices gymnastiques sont applicables à tous les cas (1), et ne comportent aucune contre-indication, à l'exception de quelques complications rares d'affections organiques du cœur. Il n'en est pas ainsi des bains ; la dose de sulfure de potasse reconnue nécessaire étant fort élevée, il arrive assez souvent qu'il survient à la peau une petite éruption, à laquelle on est convenu de donner le nom de Poussée, et qui force d'en interrompre l'emploi. Même empêchement, lorsque la peau est dépouillée de son épiderme en quelques points, soit par une vésication, soit par une plaie quelconque. Loin qu'ils amènent du calme dans les premiers jours, il n'est pas rare de leur voir occa-

(1) Il n'est question, bien entendu, dans ce mémoire, que de la chorée des jeunes sujets, et non de la chorée symptômatique, observée par exception dans un âge avancé.

sionner une assez vive excitation générale, sous l'influence de laquelle les mouvements choréiques s'exaspèrent d'une manière fâcheuse, tandis qu'au contraire les exercices passifs que nous avons décrits, calment, dès le principe, les désordres des organes musculaires. C'est surtout l'état général de la constitution, après chaque mode de traitement, qu'il faut prendre en considération, pour juger l'un et l'autre. Certainement, l'appétit devient meilleur, la circulation plus active et la nutrition plus complète, par l'usage des bains sulfureux; la force musculaire gagne de l'énergie, la peau et les membranes muqueuses se colorent, les bruits artériels disparaissent. Mais ces modifications, auxquelles il nous faut attribuer la plus grande part dans la guérison, sont surtout dignes de remarque après le traitement par la gymnastique. Ne serait-il donc pas très-avantageux de combiner ces deux modes de traitement ?

» C'est une question que l'expérience nous a permis de résoudre affirmativement, sinon toujours, du moins dans le plus grand nombre des cas.

» Ce qui vient d'être dit nous dispense de mettre en parallèle la gymnastique avec les bains froids, les affusions, les bains d'ondée, moins efficaces que les bains sulfureux. Il en sera de même des toniques, employés comme médication exclusive, bien qu'ils aient rendu les plus grands services, et que la classe des toniques analeptiques doive être toujours conseillée concurremment avec les exercices du gymnase. L'Académie a déjà compris notre opinion sur les purgatifs, les émissions sanguines, les narcotiques, les excitants ; aussi n'entrerons-nous point ici dans la discussion de tous ces moyens de traitement, dont les résultats ne sont nullement comparables à ceux qu'on obtient par la gymnastique seule, ou associée aux bains sulfureux.

» La plupart des sujets atteints de chorée sont d'une constitution faible ; il ont les membranes muqueuses et la peau décolorées ; leurs muscles sont prompts à se fatiguer ; bon nombre ont des palpitations de cœur, des bruits de souffle dans les grosses artères, et se trouvent, en un mot, sous l'influence de cette constitution générale désignée par les mots de chloro-anémie, d'hydroémie. Si quelques auteurs regardent cet état comme prédisposant à la chorée, il en est beaucoup d'autres qui le regardent comme consécutif, ou comme une simple coïncidence. Quant à moi, j'ai observé que la chloro-anémie précède d'ordinaire la danse de

Saint-Guy ; je crois donc qu'elle doit être considérée comme une cause prédisposante des désordres choréiques. Il y a, dans ces constitutions débiles, un défaut de prépondérance du sang sur le système nerveux, et la moindre occasion est suffisante pour troubler les fonctions de ce dernier. C'est probablement ainsi qu'il faut expliquer l'action de la peur, de la surprise, et de toutes les émotions morales vives, qui sont des causes occasionnelles communes de la chorée.

» Puisque nous touchons à l'étiologie de la chorée, nous ajouterons quelques remarques. Bouteille à fait jouer un rôle important à l'établissement difficile de la puberté, comme cause de la danse de Saint-Guy. Les relevés de M. le docteur Rufz ont déjà montré combien cette opinion était peu fondée. Voici ce que nos dernières notes nous apprennent à cet égard.

» Sur quatre vingt-quatre filles, cinquante-six avaient dix ans au moins ; vingt-cinq de dix à quinze ans ; trois seulement dépassaient leur quinzième année. Nous devons d'ailleurs faire observer ici que celles de nos jeunes malades qui n'étaient pas bien réglées en entrant à l'hôpital, l'ont été régulièrement, après un certain temps d'exercice, et que le même résultat s'est produit chez d'autres filles dont les menstrues étaient douloureuses et insuffisantes.

» Il n'est pas rare de voir apparaître la chorée après une croissance trop rapide. Parmi les symptômes attribués à cet état, il en est un remarquable, dont nous avons déjà parlé, et qui consiste en des douleurs articulaires au niveau des poignets et des coudes. M. le docteur Sée les regarde comme rhumatismales, et s'en sert pour appuyer son opinion sur la nature de la danse de Saint-Guy. Nous avons dit avec quelle facilité les exercices gymnastiques font disparaître ces sortes d'arthralgies, que nous rattachons simplement à la croissance, n'ayant point de motifs réels de les croire rhumatismales. Quatre fois seulement, dans nos observations dernières, la chorée a succédé à un rhumatisme articulaire aigu, affection peu commune au reste chez les enfants, puisque, dans l'espace de dix ans, sur trente-six mille enfants admis à l'hôpital, il n'y eut que soixante et onze cas de rhumatisme. Ce relevé nous a en même temps fourni une opposition curieuse et peu favorable à l'opinion qui regarde la chorée comme presque toujours due au rhumatisme. Pour le rhumatisme, les garçons sont aux filles comme deux et demi est à un, et pour la chorée, ils sont dans la proportion de un à trois. Ce devrait être précisément le contraire si la chorée avait une origine rhumatismale.

» Conclusion. — De tout ce qui précède, nous croyons pouvoir tirer les conclusions suivantes :

» 1° Aucun des modes de traitement appliqués à la danse de Saint-Guy n'a donné un nombre de guérison aussi considérable que la gymnastique, soit seule, soit associée aux bains sulfureux.

» 2° La gymnastique peut être employée dans presque tous les cas, sans qu'on soit arrêté par les contre-indications qui se présentent à chaque pas dans l'usage des autres médications;

» 3° La guérison est obtenue dans un nombre moyen de jours à peu près égal à celui que réclame l'emploi des bains sulfureux ; mais elle semble plus durable, et la sédation se montre dès les premiers jours ;

» 4° En même temps que le désordre des mouvements disparaît, la constitution des enfants s'améliore d'une manière très-sensible ; et les malades sortent guéris, non-seulement de la chorée, mais encore de l'anémie, qui l'accompagne le plus souvent;

» 5° Les exercices gymnastiques, que l'on pourrait

de prime abord croire périlleux, surtout eu égard à l'état des enfants qui s'y livrent, n'offrent aucune espèce de danger ; et de plus, ils peuvent être mis en œuvre sans inconvénient dans toute saison, avantage que n'ont pas les bains ;

» 6° Il est fort important, pour comprendre le mode d'application, de diviser, comme nous l'avons fait, les exercices en deux catégories :

» 1° Les exercices dits passifs, qui peuvent être seuls employés dans la période de l'affection où la volonté n'a pas de prise sur les puissances musculaires ;

» 2° Les exercices actifs, que les enfants exécutent d'eux-mêmes, avec où sans l'aide de machines. »

Au moment où M. Blache écrivait ce rapport, toutes les séances avaient lieu régulièrement dans les quatre hôpitaux, avec deux services au lieu d'un à la Salpétrière.

Le 14 septembre 1854, eut lieu la quatrième cérémonie pour la distribution des prix à l'Hôpital des Enfants malades ; plus de cinq cents francs furent donnés par différentes personnes, pour cette fête qui a dépassé toutes les autres en bienfaits de tous genres.

Le 28 du même mois, une semblable cérémonie avait lieu à l'hôpital Sainte-Eugénie.

Le 18 décembre 1854, les séances se multiplièrent tellement partout que je fus obligé, pour faire soigner cinq à six enfants choréiques, pendant un mois, et deux fois par jour, à l'hôpital Sainte-Eugénie, d'envoyer une jeune fille récemment guérie elle-même d'une forte chorée, à l'Hôpital des Enfants. Je me plais à constater ici qu'elle s'acquitta si bien et si consciencieusement de cette mission que les enfants qui lui furent confiées se trouvèrent presque toutes guéries, à la fin de ce mois. Cette jeune fille était Mlle Lebègue (Clémentine), aujourd'hui professeur dans les hôpitaux.

Dès cette époque, nous pouvions regarder le service des hôpitaux comme entièrement fondé, et il n'avait plus qu'à suivre son cours régulier. Cependant, à chaque instant, il se présentait, surtout à l'Hôpital des Enfants, des cas qui exigeaient des soins spéciaux, et qui surchargeaient considérablement nos services ordinaires. Heureusement pour nous, la guérison presque toujours obtenue, sur les enfants qui nous étaient confiés, était un vrai soulagement à tant de fatigues.

Après avoir consigné (page 176), les précieux documents sur le traitement de la chorée par la gymnastique, lus par M. le docteur Blache, à l'Académie de médecine, en juillet 1854, je ne pensais pas devoir revenir sur des détails aussi judicieusement exprimés; mais, M. le docteur Bouvier, ce savant dont l'éloquence, les hautes capacités, et le jugement sévère, sont connus de tout le monde, fut chargé par l'Académie, de rédiger un rapport sur les observations de M. Blache. C'est pour compléter les faits, dans toute leur réalité, que je reproduis certains passages du rapport de cet éminent docteur.

Du traitement de la chorée par la gymnastique par le docteur BLACHE*; rapport lu à l'Académie impériale de médecine, le* 10 *avril* 1855, *par* M. BOUVIER, *médecin de l'Hôpital des Enfants, membre de l'Académie impériale de médecine, publié chez* J.-B. BAILLIÈRE, *rue Hautefeuille,* 19.

(PREMIER EXTRAIT, PAGE 11.)

« Mais la gymnastique médicale devait bientôt élever de plus hautes prétentions. Dès 1836, notre honorable collègue, M. Jolly, dans un mémoire sur la volonté, lu à l'Académie de médecine (1), pré-

(1) *Revue médicale,* octobre 1836.

senta la gymnastique, et notamment le saut à la corde, la danse, l'exercice du piano, comme capables de guérir seuls la chorée, même après que d'autres remèdes auraient échoué, et il cita des faits tirés de sa pratique, à l'appui de cette manière de voir. C'est sans doute peu de temps après que Récamier, frappé de l'influence des mouvements cadencés sur les contractions morbides des muscles, eut l'idée d'envoyer ses choréiques marcher à la suite des tambours qui battent la retraite chaque soir dans Paris (1).

» Vers la même époque, un de mes collègues de l'Hôpital des Enfants, M. le docteur Bouneau, employait, dans un but semblable, des mouvements réglés par le métronome. Ce doit être en partie par cette influence du rhythme, que la musique seule a pu quelquefois réussir dans la chorée (2).

» Enfin, M. Blache vous a raconté comment, à dater de 1847, la gymnastique est devenue peu à peu le principal, sinon l'unique moyen de traitement de la chorée à l'Hôpital des Enfants. Il vous a remis en mémoire la relation intéressante que M. Sée vous a

(1) E. Moynier, loc. cit.

(2) Büscher, Hannov. Magasin, 1849; Rolland, *de la thérapeutique musicale*, Sens, 1853.

présentée des résultats de ce traitement jusqu'en 1849, ainsi que l'observation curieuse adressée à l'Académie, en 1851, par M. le docteur Becquerel, qui l'avait recueillie à l'hôpital de la Pitié, observation publiée depuis (1).

» M. Blache vous a exposé à son tour ce qu'il avait vu à l'Hôpital des Enfants, où l'Administration, de plus en plus convaincue, par les rapports de ses médecins, de l'utilité et de l'efficacité de la gymnastique dans plusieurs maladies de l'enfance, a fait construire successivement deux vastes gymnases, qui permettent, en toute saison, d'appliquer sur une grande échelle cette ressource thérapeutique, trop longtemps méconnue. Une création analogue a eu lieu à l'hospice de la Salpêtrière, pour le service des épileptiques, et l'on n'a eu également qu'à s'en louer. Le Conseil municipal vient de compléter cette œuvre philanthropique, en ajoutant aux allocations de fonds qu'il avait déjà votées, celles qui étaient encore nécessaires pour assurer à ces gymnases une direction intelligente, active, dévouée, que l'on n'a due pendant longtemps qu'au zèle désintéressé de M. Laisné.

(1) *Gazette des Hôpitaux* du 6 novembre 1851.

» M. Blache vous l'a dit, en effet ; le traitement des choréiques, en particulier, réclame d'autres soins que ceux d'un simple instructeur des gymnases publics. Il faut, pour les faire réussir, dans nos maisons hospitalières, un professeur attentif, capable, sous les inspirations des médecins, d'en observer les effets, d'en varier les moyens, et de les mettre en rapport avec l'état des sujets, la période, le caractère de la maladie.

» M. Blache a, d'ailleurs, justement appelé notre attention sur cette gymnastique passive, la seule applicable au début des chorées intenses, qui s'est montrée si efficace à l'Hôpital des Enfants. Tantôt, c'est une sorte de iatraleptique, comprenant différents modes de frictions et de massages; tantôt, une suite de mouvements cadencés, communiqués aux membres de l'enfant dans des directions données, avec une mesure et des impulsions diverses. Or, c'est là un art véritable, qui ne peut être exercé avec fruit, dans un établissement public, que par un homme intelligent et zélé, versé dans la pratique de ce genre de manœuvres. Ces effets mécaniques de pression, de frictions, de condensation, de distension des tissus, bien appréciés des anciens, ont été mis à profit depuis longtemps dans le nord de l'Europe, pour la cure d'un grand nombre de maladies, et en particulier de la chorée ; ils font une partie essentielle de cette gymnastique suédoise, ou de Ling, que l'Allemagne s'est en quelque sorte appropriée dans ces dernières années. Ce qui se passe sous nos yeux relativement à la chorée donnerait à penser qu'il y a peut-être lieu d'étudier plus sérieusement qu'on ne l'a fait en France, cette nouvelle production d'une terre de découvertes et de rêveries, d'où nous sont venus tout à la fois les illusions infinitésimales et les bienfaits de l'hydrothérapie, les vaines hypothèses de Gall et ses beaux travaux sur le système nerveux, les rêves d'un Mesmer et les hautes conceptions d'un Liebig.

» Deux sortes de documents établissent les effets du traitement gymnastique de la chorée : 1° les relevés numériques de la durée de la maladie chez les choréiques soumis à ce traitement ; 2° les observations directes propres à montrer son influence immédiate sur les symptômes et sur la marche de cette affection.

» I. Relevés numériques. — On doit à M. Sée la première statistique de ce genre. On y voit que, sur vingt-deux cas de chorée traités par les seuls exercices gymnastiques, dix-huit ont guéri en vingt-neuf jours, terme moyen, bien que quelques malades fussent tellement atteints qu'il fallût les porter au gymnase sur un brancard. Chez deux de ces enfants seulement, un état fébrile intercurrent contribua pour sa part à hâter la guérison. Sur seize autres cas où la gymnastique était associée, soit aux bains sulfureux (onze cas), soit aux préparations de fer (cinq cas), onze ont été guéris en trente-trois ou quarante-huit jours. Il faut aussi, pour trois cas, faire la part de fièvres intercurrentes. Nous ne conclurons pas, avec M. Sée, de la durée inégale du traitement dans les deux séries, qu'il y ait plus d'avantage à employer chacun de ces remèdes isolément qu'à en réunir plusieurs ; nous croyons, avec MM. Milliet et Barthez, ces faits trop peu nombreux pour fournir à cet égard des conséquences certaines. M. Moynier, fils d'un de nos honorables confrères de la capitale, et interne distingué des hôpitaux, vient de publier (1) un relevé de la durée du traitement par l'emploi combiné de la gymnastique et des bains sulfureux à l'Hôpital des Enfants, sur soixante-dix-sept sujets des deux sexes. Cette durée

(1) E. Moynier, *du traitement de la chorée* (Archiv. gén. de Méd., juillet, 1854); et *Thèse sur la chorée*, 1855.

a été, en moyenne, de cinquante-trois jours, ou de quarante-trois, si on élague, en les considérant comme réfractaires à cette méthode, sept enfants dont la guérison a exigé plus de cent jours. Ces chiffres donneraient raison à M. Sée, touchant la moindre efficacité des traitements mixtes, si les deux statistiques étaient exactement comparables. Mais, d'une part, M. Sée m'a semblé avoir calculé la durée du traitement depuis l'époque où l'on a commencé l'emploi de la gymnastique jusqu'au moment où tous les muscles, excepté ceux du visage, ont repris leurs fonctions naturelles, tandis que M. Moynier paraît avoir pris pour base de son calcul la date de l'entrée à l'Hôpital, qui peut se trouver antérieure à l'emploi des exercices, et la date de la sortie, qui peut avoir été, dans certains cas, plus éloignée que le moment de la guérison. D'un autre côté, ce dernier fait entrer dans le calcul les moyennes des cas où le traitement a été fort long, et que M. Sée met entièrement de côté comme des insuccès. Et il résulte encore de là des différences inévitables dans l'appréciation du temps moyen nécessaire à la guérison. J'ai refait le calcul de la durée moyenne du traitement avec les observations de M. Sée, qu'il a bien voulu mettre à ma disposition, en suivant une méthode plus analogue à celle que M. Moynier me paraît avoir adoptée. J'ai trouvé, pour trente guérisons, sur vingt-neuf malades presque tous du sexe féminin, une durée moyenne de trente-huit journées de séjour à l'Hôpital, ou au moins de trente-cinq, si l'on retranche des prolongations de séjour qui n'étaient plus motivées par la chorée. Or, ces chiffres ressemblent beaucoup à ceux de M. Moynier, si l'on tient compte du sexe ; car la moyenne de la durée du traitement qu'il a indiquée pour cinquante filles, traitées par la gymnastique et les bains sulfureux, est de trente-quatre jours.

» M. Moynier a observé une particularité que je n'ai pas vue notée dans les ouvrages antérieurs : c'est que les filles guérissaient beaucoup plus vite que les garçons, soit par les exercices gymnastiques, soit par la strychnine. Des observations ultérieures décideront du degré de généralité de ce fait ; mais il est évident qu'il faut, dès à présent, en tenir compte pour juger de l'effet des divers traitements. Ainsi, dans une expérimentation de Baudelocque, citée par M. Rufz (1), la moyenne de vingt-quatre jours de séjour à l'hôpital, observée sur quatorze

(1) Archives gén. de Méd., 1834.

filles traitées par les bains sulfureux, n'a point la valeur qui lui est attribuée par l'auteur, parce qu'elle aurait pu être plus élevée avec les malades des deux sexes. Il en serait de cette circonstance comme de l'influence de l'état de récidive, reconnu, depuis les recherches de M. Sée, favorable à la guérison.

» Le relevé de M. Blache porte sur cent huit cas, quatre vingt-quatre filles et vingt-quatre garçons, traités par la gymnastique seule ou associée à d'autres moyens tels que les bains sulfureux. Je ne reproduirai pas les détails de cette statistique; je me contenterai de rappeler que M. Blache a distingué avec soin les principales circonstances de ces faits; qu'il a établi des catégories en indiquant le résultat obtenu dans chacune d'elles, et qu'en définitive, la guérison a eu lieu, dans cent deux cas, en trente-neuf jours, terme moyen; et dans six cas, qu'il considère comme des insuccès, en cent vingt-deux jours. De ces six cas, deux ont été observés sur des garçons; leur traitement a duré cent quarante-cinq jours; celui des quatre filles, cent huit jours. Mais pour les cent deux succès, la guérison a été un peu plus prompte chez les garçons que chez les filles.

» Sans doute il faudrait une analyse plus approfondie des cent deux cas de guérison, pour déterminer avec exactitude la part qui revient à la gymnastique dans l'heureuse issue de la maladie. Il faudrait rechercher le rôle qu'ont pu jouer, soit les maladies fébriles intercurrentes, soit l'influence du simple séjour de l'hôpital et souvent de meilleures conditions hygiéniques, soit enfin le temps seul, qui, ne l'oublions pas, peut amener, sans aucun traitement, une période naturelle de résolution et de retour à la santé.

» Mais le chiffre brut de ces guérisons, tel qu'il nous est donné, n'en a pas moins une grande importance; car ce qu'il pourrait perdre à l'analyse des faits particuliers lui est commun avec toute autre méthode de traitement, et les réductions qu'il pourrait subir lui laisseraient certainement encore une valeur bien suffisante pour établir les bons effets de la gymnastique.

» Il est à remarquer que la moyenne de trente-neuf jours de traitement, indiquée par M. Blache, se rapproche beaucoup de celle que M. Rufz (1) a trouvée en dépouillant les registres de l'Hôpital des Enfants, de 1824 à 1833. Cent quatre-vingt-neuf

(1) Loc. cit.

choréiques des deux sexes, admis à l'Hôpital dans ces dix années, y séjournèrent, en moyenne, trente-et-un jours. Mais M. Rufz n'a pu savoir si tous ces enfants étaient sortis guéris, et il n'est guère probable qu'il en ait été ainsi. De sorte que cet intervalle de trente-et-un jours est vraisemblablement plus court que l'espace de temps nécessaire à la guérison, lequel à dû être encore plus rapproché du chiffre trouvé par M. Blache; chiffre, d'un autre côté, un peu élevé par le soin que l'on a eu de garder les enfants jusqu'à ce que les dernières traces de la maladie eussent disparu.

» Par ce seul fait, le traitement gymnastique se place manifestement sur la même ligne que les meilleures méthodes curatives connues. En effet, ce sont ces méthodes qu'employaient les médecins de l'Hôpital des Enfants dans la période dont M. Rufz s'est occupé. C'étaient les purgatifs, les toniques, comme le sous-carbonate de fer (Baudelocque), l'opium seul ou uni à la limaille de fer et à l'extrait sec de quinquina (Bouneau), quelquefois les antispasmodiques, tels que la valériane (Jadelot, Guersant), l'oxyde de zinc, l'assa-fœtida; c'étaient surtout les bains froids ou frais, et, à la fin de cette période déjà, les bains sulfureux. Or, puisque le nombre des journées d'Hôpital n'a pas sensiblement varié depuis que la gymnastique est substituée à la plupart de ces remèdes, il faut bien en conclure que son efficacité ne le cède point à la leur.....

» Suivant Dugès (1), on ne doit considérer comme médication réellement active que celle qui arrête la chorée après huit ou quinze jours de durée, parce que cette affection tend à disparaître d'elle-même, quand elle a duré un mois ou deux. Mais si elle a duré trois mois, quatre mois, six mois ou davantage, sans aucune amélioration jusqu'au moment où l'on a recours à la gymnastique, sera-t-il logique d'admettre encore qu'elle était parvenue à son terme naturel? Que serait-ce donc que cette durée vague, indéfinie, que cette terminaison prétendue spontanée, tombant chaque fois précisément à l'époque de l'emploi du remède? Chacun, je pense, ne verrait dans cette explication forcée qu'une hypothèse trop élastique pour l'emporter sur l'évidence des faits.

» Au reste, la condition exigée par Dugès est quelquefois remplie par le traitement gymnastique, comme par les méthodes d'une efficacité semblable.

(1) Loc. cit.

J'en citerai bientôt des exemples, quoiqu'il soient sans contredit moins communs que les guérisons de chorées plus avancées dans leur cours, parce qu'il n'est pas plus facile, comme on l'a dit avec raison, de juguler cette affection à son début que la plupart des autres maladies.

» L'analyse sommaire de quelques observations particulières complétera cet exposé des effets du traitement gymnastique.

» Obs. i. — (M. Sée.) Fille, onze ans: première atteinte d'hémichorée gauche rhumatismale, datant de trois mois; démarche vacillante; peu d'agitation, mais inertie des membres affectés. Bains de vapeur et exercices gymnastiques alternativement. Grande amélioration au bout de quinze jours. Guérison complète le vingt-quatrième jour.

» Obs. ii. — (M. Sée.) Fille, douze ans; chorée des mains depuis trois mois; première atteinte; bains simples et exercices gymnastiques; amélioration à la quatrième séance; guérison le dix-huitième jour.

» Obs. iii. — (M. Sée.) Fille, dix ans; chorée intense; troisième attaque, datant d'un mois. La première remonte à deux ans et a cédé en huit jours à des bains sulfureux; la deuxième eut lieu l'année suivante et dura plus de six semaines. Cette troisième atteinte est traitée par le fer, le quinquina, l'opium et les exercices gymnastiques. Commencement d'amélioration le douzième jour; mieux plus marqué le vingt-et-unième; guérison à peu près complète le trente-deuxième. Rechute et quatrième attaque au bout de trois semaines; traitement gymnastique commencé quelques jours après; guérison en dix jours.

» Obs. iv.—(Communiquée par M. Axenfeld, interne de M. Bouneau.) Fille, dix ans; trois à quatre mois de maladie; chorée intense; traitement par les seuls exercices gymnastiques; amélioration marquée dès la cinquième séance; cessation de tout mouvement choréique le vingt-quatrième jour; faiblesse du côté droit persistant encore huit jours.

» Obs. v. — (M. Sée.) Fille, neuf ans; depuis quinze jours seulement, chorée générale assez intense; gymnastique; guérison presque complète le vingt-sixième jour du traitement.

» Obs. vi.—(M. Sée.) Fille, douze ans; hémichorée gauche d'intensité moyenne, datant de huit jours; troisième atteinte. La première remonte à quatre ans et a duré près d'un an; la deuxième s'est manifestée deux ans après et a duré trois mois.

Gymnastique et bains simples; amélioration marquée le septième jour du traitement; le douzième, mouvements presque normaux; guérison le vingt-quatrième.

» Obs. vii. — (M. Sée.) Fille, dix ans; première atteinte d'une chorée générale, d'une intensité moyenne, survenue depuis dix jours seulement; gymnastique, bains sulfureux, pilules de Méglin; mieux marqué le cinquième jour; guérison le dix-huitième.

» Obs. viii. — (M. Sée.) Garçon, sept ans; première atteinte, datant de quinze jours; chorée presque limitée au membre supérieur droit; gymnastique; amélioration dès le sixième jour; guérison le trente-huitième.

» Obs. ix. — (M. Axenfeld.) Fille, treize ans et demi; chorée intense; troisième attaque; début huit jours avant l'entrée de la malade à l'hôpital; première atteinte un an auparavant, deuxième deux mois après; leur durée n'est pas indiquée. Traitement par la gymnastique seule; amélioration le sixième jour; guérison et sortie de l'hôpital le dixième jour; onze jours après, les mouvements choréiques n'avaient pas reparu.

» Obs. x. — (M. Sée.) Fille, dix ans; chorée intense ayant six mois de date; deuxième atteinte, produite par la frayeur, aux journées de février 1848. La première attaque avait duré tout l'été de l'année précédente, malgré l'emploi de la valériane et des bains frais. Bains sulfureux; amélioration le douzième jour; le dix-septième, état stationnaire; exercices gymnastiques; amélioration rapide et guérison en neuf jours.

» Obs. xi. — (M. Sée.) Fille, huit ans; quatre jours de chorée d'une intensité moyenne; première attaque; pilules de Méglin et bains de vapeur pendant dix-sept jours; pas de changement. Gymnastique; amélioration progressive; guérison en deux mois et demi.

» Obs. xii. — (M. Sée.) Fille, dix ans et demi; depuis quinze jours, hémichorée assez intense; deuxième atteinte; l'année précédente, première attaque qui a duré deux mois; bains sulfureux, vin de Bordeaux; amélioration jusqu'au treizième jour, puis état stationnaire; gymnastique le vingt-huitième jour du traitement; amélioration quatre jours après; guérison en dix-huit jours.

» Obs. xiii. — (M. Sée.) Fille, treize ans et demi; hémichorée assez prononcée, datant d'un mois; première attaque; solution de Fowler; amélioration le troisième jour ; puis la maladie reste stationnaire, malgré la continuation de la médication arsénicale jusqu'au vingt-neuvième jour. Gymnastique le trente-sixième jour ; guérison en treize jours.

» Obs. xiv. — (M. Axenfeld.) Fille, neuf ans ; chorée intense ; première attaque ; début huit jours avant l'entrée de la malade ; bains sulfureux, poudre de fer et de quinquina pendant sept jours, sans aucun changement. Traitement par la gymnastique seule ; diminution des accidents au bout de trois semaines ; guérison en six semaines.

» Obs. xv. — (M. Blache.) Garçon, huit ans et demi ; chorée intense, quatorze jours de maladie ; première attaque ayant succédé à un rhumatisme articulaire ; frictions avec le chloroforme pendant six jours, sans aucun amendement ; bains sulfureux pendant trois jours ; puis fer réduit par l'hydrogène ; même état. Le douzième jour, frictions générales, massages, gymnastique ; amélioration le septième jour de ce traitement ; cessation presque complète des mouvements choréiques le vingt-neuvième jour ; guérison et sortie de l'hôpital le quarante-troisième.

» Obs. xvi. — (M. Blache.) Fille de dix-huit ans et demi ; bien réglée ; chorée très-intense d'un mois de date, traitée inutilement par les bains froids et les pilules de sulfate de zinc ; traitement gymnastique; frictions et massages pendant une heure, deux fois par jour, exercices passifs ; les exercices actifs n'ont commencé à être praticables que le dixième jour ; diminution des mouvements dès le troisième jour du traitement ; amélioration progressive ; guérison le quarante-quatrième jour.

» Obs. xvii. —(M. Blache.) Fille, quinze ans et demi, menstruée ; chorée d'une intensité moyenne, existant depuis plus de deux mois et ayant résisté aux bains froids ; gymnastique ; amélioration le vingt-troisième jour ; guérison le quarante-cinquième.

» Obs. xviii.—(M. Blache.) Fille, vingt ans, bien réglée ; depuis un an, chorée rhythmique affectant particulièrement les membres supérieurs ; inutilité des bains froids, de la belladone, de pilules composées de fer, de zinc et de valériane, de la strychnine ; frictions, massage, gymnastique ; amélioration le neuvième jour ; le treizième, cessation des mouvements choréiques ; le vingtième, agitation passagère des membres inférieurs ; le vingt-quatrième, état normal ; rechute légère le quarante-sixième ; guérison le cinquante-et-unième. Trente-cinq jours après, les accidents ne s'étaient pas reproduits.

» Obs. xix. — (M. Blache.) Garçon, dix ans ; première attaque d'une chorée des plus graves, dont le début ne remonte qu'à dix jours ; point de soulagement, et même aggravation, par les frictions au chloroforme, les purgatifs, les opiacés, les bains sulfureux et les bains froids avec affusions, employés successivement pendant douze jours ; agitation extrême ne permettant d'autre attitude que le décubitus dans une boîte matelassée ; insomnie, déglutition presque impossible, faiblesse considérable ; traitement gymnastique le douzième jour, vingt-deuxième de la maladie ; pendant dix-huit jours, frictions générales d'un quart d'heure à une heure de durée, répétées deux fois chaque jour et bientôt accompagnées d'exercices passifs ; ce ne fut que le treizième jour que l'on put commencer les exercices actifs ; amélioration marquée dès le quatrième jour de ce traitement ; guérison le vingt-huitième.

» Obs. xx. — (M. Becquerel.) Fille, dix-sept ans ; chorée intense, datant de huit mois ; suspension des menstrues, après une seule apparition deux ans auparavant ; au début, cessation presque complète des mouvements après trois semaines de l'usage des bains sulfureux et des pilules camphrées ; retour des mêmes accidents ; six mois de séjour à l'Hôtel-Dieu, où l'on employa particulièrement la strychnine ; soulagement de courte durée ; entrée de la malade à la Pitié, où M. Becquerel lui prescrivit successivement, dans l'espace de quatre mois, la belladone, la strychnine, la valériane, le sulfate de quinine, le quinquina, le fer, le tartre stibié, l'opium, les bains tièdes prolongés, les bains sulfureux, les bains froids avec affusions, l'électricité, sans obtenir la moindre amélioration ; traitement gymnastique ; deux séances par jour de frictions et d'exercices pendant vingt-huit jours, amélioration le cinquième jour ; retour des règles le dixième ; guérison au bout d'un mois ; continuation des exercices gymnastiques ; quatre semaines plus tard, légers mouvements choréiques qui cèdent en dix jours au même traitement. Il n'y a pas eu de récidive depuis.

» Obs. xxi. — (M. Moynier) (1). Garçon, quatorze ans ; chorée d'une intensité moyenne ; première attaque durant depuis six ans ; une application de sangsues au début, puis aucun traitement ; à l'hôpital, sirop de sulfate de strychnine, porté graduel-

(1) Loc. cit.

lement à la dose de quatorze cuillerées à dessert dans un seul jour, ou environ sept centigrammes de sulfate de strychnine; raideurs très-prononcées; diminution très-sensible des mouvements choréiques le vingt-cinquième jour de ce traitement, puis état stationnaire. Gymnastique pour toute médication à partir du trente-huitième jour; nouvelle amélioration au bout d'un mois; guérison après cinq mois d'exercices; depuis plus de deux ans que cet enfant est sorti de l'hôpital, la chorée n'a pas reparu.

» Obs. xxii. — (M. Moynier.) Garçon, treize ans, deuxième attaque d'une chorée assez intense, datant de deux mois et traitée infructueusement par les bains froids, employés avec plus de succès, un an auparavant, contre la première attaque, qui toutefois avait duré cinq mois; sirop de strychnine jusqu'à la dose de dix et quatorze cuillerées par jour, sans qu'il survienne de raideurs ni de diminution des mouvements; pneumonie intercurrente qui ne modifie pas davantage la chorée; le quarante-sixième jour, la gymnastique remplace la strychnine; amélioration progressive; guérison en deux mois et demi.

» Ces faits, choisis parmi beaucoup d'autres non moins probants, recueillis par des observateurs différents, et dont plusieurs se sont passés sous les yeux de votre rapporteur, donneront une idée suffisante de l'efficacité du traitement gymnastique de la chorée......

» La gymnastique proprement dite, ou active, ne peut évidemment trouver sa place dans ces chorées graves, où les malades ont perdu tout empire sur leurs mouvements musculaires; mais il n'en est pas de même des exercices passifs, dont M. Blache vous a entretenus. Ces attitudes imprimées successivement aux articulations, et surtout les frictions générales et prolongées qui les accompagnent, ont suffi parfois pour ramener le calme au milieu de l'agitation la plus désordonnée.......

» Les médications pharmaceutiques s'adressent au système nerveux, dont elles tendent à rétablir l'action normale; mais il est clair que l'on serait bien près d'atteindre le but, si l'on pouvait accroître l'influence de la volonté sur les muscles à un tel point que les contractions énergiques de ceux qu'elle mettrait en jeu fissent céder, ou plutôt rentrer dans leurs limites naturelles, les contractions involontaires de leurs antagonistes. Or, tel est précisément l'objet essentiel, l'effet principal de la gymnastique. Elle réunit tout ce qui peut augmenter l'empire de la volonté sur le système musculaire. La régularité des mouvements, leur mesure ou leur rhythme, marqué par la division des temps ou par le chant, la tendance naturelle à l'imitation dans les exercices pratiqués en commun, tendance si bien appréciée par notre collègue M. Jolly (1), l'ascendant moral du professeur et l'élan qu'il inspire aux jeunes malades, sont autant de circonstances qui tendent toutes à entraîner les muscles dans la voie tracée par la volonté et à surmonter l'action nerveuse pathologique. Une fois que les malades sont parvenus à régler l'action musculaire pendant les exercices, on comprend qu'ils ne tardent pas à la maîtriser aussi dans tout autre moment. L'habitude morbide s'efface ainsi par degrés, à mesure que l'habitude physiologique reprend son pouvoir normal. Il se passe ici, comme l'ont bien vu MM. Lauvet-Lamarre et Jolly, ce qui eut lieu dans un cas de tétanos où notre éminent collègue, M. le professeur Cruveilhier, fit cesser les contractions convulsives du diaphragme au moyen d'inspirations profondes, exécutées en mesure, et dans deux cas de hoquet convulsif, qu'il guérit en excitant une

(1) *Bulletin de l'Académie de médecine*, t. XI, p. 190.

contraction violente des muscles de la déglutition, guidé, dans l'une et l'autre circonstance, par cette idée féconde qu'en forçant un muscle à obéir à l'impulsion d'une volonté toujours agissante, on peut l'arracher à l'empire d'une cause convulsive (2).

» M. Blache vous a fait voir comment, dans les chorées trop violentes pour qu'on puisse rien demander à une volonté tout à fait impuissante, on trouve, dans les mouvements passifs communiqués aux membres, un moyen efficace de produire peu à peu des contractions régulières des muscles, en attendant qu'une amélioration, ordinairement assez prompte, permette d'avoir recours à des exercices plus actifs.

» Jusqu'ici nous nous sommes bornés, dans l'appréciation de la valeur thérapeutique du traitement gymnastique de la chorée, à placer cette nouvelle méthode sur la même ligne que celles qui se partagent encore les suffrages des praticiens. M. Blache a été plus loin : « Les résultats des autres moyens de traitement, dit-il, ne sont nullement comparables à ceux qu'on obtient par la gymnastique seule ou associée aux bains sulfureux. » .....

(2) *Revue médicale*, avril 1824.

» Les effets immédiats de ces deux modes de traitement se ressemblent, comme leur résultat définitif. Une amélioration souvent très-prompte, une excitation générale des fonctions, se voient dans l'un et dans l'autre ; tous deux échouent dans une proportion de cas à peu près égale. Ni l'un ni l'autre ne mettent à l'abri des récidives, et elles ne paraissent ni plus ni moins fréquentes après l'emploi de chacun d'eux. Ce n'est pas toutefois que leur action soit identique, que le choix entre l'un et l'autre moyen soit indifférent dans tous les cas. M. Blache vous a rappelé un inconvénient particulier aux bains sulfureux, l'irritation parfois trop vive de la peau, suivie d'une éruption qui peut aggraver la maladie, irritation encore plus nuisible si quelque partie du corps est dépouillée d'épiderme. C'est là un exemple sensible des effets particuliers qui sont propres à chacune des deux méthodes, et qui peuvent, suivant les cas, faire donner de prime abord la préférence à l'une d'elles ou les faire employer successivement...

» En résumé, nous dirons, en modifiant quelque peu les termes des conclusions dernières de M. Blache, que, dans la plupart des cas, la gymnastique ne le cède en efficacité à aucun des autres modes de traitement de la chorée, et qu'elle n'a point les inconvénients attachés à plusieurs d'entre eux. »

Le 13 septembre 1855, eut lieu la cinquième distribution des prix à l'Hôpital des Enfants. On attachait tant d'importance à cette cérémonie que cette fois, plus de huit cents francs furent réunis pour être distribués en prix accordés aux enfants de cet établissement. Certes, en voyant la gaîté et l'accord qui régnaient sur tous les visages à cette fête paternelle, nous étions loin de nous douter que ce fût la dernière cérémonie de ce genre à laquelle nous assistions à l'Hôpital des Enfants.

Nous étions alors dans une voie très-prospère, lorsqu'à la fin de novembre, notre vénérable directeur, M. Dechaumont, qui venait de se rendre à Forges, fut subitement pris d'une indisposition dont il mourut en trois jours. Le 6 décembre 1855, nous conduisions à sa dernière demeure celui qui, par son dévouement soutenu, son cœur aimant et sa douce sympathie pour tout ce qui pouvait soulager les malades, avait tant contribué à l'installation des cours gymnastiques dans les hôpitaux.

Cette perte si douloureuse, ne devait cependant pas nous faire perdre courage; notre mission nous imposait d'ailleurs le devoir sérieux de chercher à soulager les enfants qui nous étaient confiés. Peu de temps après, nous entreprîmes la guérison de deux malades choréiques, regardées généralement comme incurables ; elles nous donnèrent à elles seules de grandes fatigues, et nous prirent beaucoup de temps ; mais nous eûmes le bonheur de les guérir, et nos fatigues furent aussitôt oubliées.

Les notes consignées dans la *Gazette des Hôpitaux* du 19 janvier 1858, par M. le docteur Parrot et que je donne à la page suivante, me dispensent d'entrer dans aucun détail au sujet de ces deux malades.

En 1856, à l'époque ordinaire des distributions de prix, malgré les démarches du nouveau directeur, et la demande réitérée de MM. les docteurs, il ne put y avoir de cérémonie cette année, au grand désappointement de toutes les personnes qui s'intéressaient vivement à cette fête touchante et sympathique, et je ne crains pas de trop m'avancer en disant qu'aujourd'hui encore la suppression de cette cérémonie est un sujet de vifs regrets.

Depuis 1857, les prix sont distribués en présence de M. le directeur, de M. l'économe et de M. l'aumônier.

Le 22 octobre 1857, le gymnase couvert de l'hôpital Sainte-Eugénie étant complétement terminé,

M. le directeur profita de cette belle salle pour faire une distribution de prix aux enfants de son établissement.

Voici les notes publiées par M. le docteur Parrot, au sujet des deux grandes filles choréiques, traitées à l'Hôpital des Enfants en 1856.

Observation n° 20.

Extrait de la Gazette des hôpitaux (*n° 7, mardi* 19 *janvier* 1858), *deux cas de chorée rebelle guéris par les exercices gymnastiques.*

» Je donne ici les observations de deux cas de » chorée, qu'il m'a été permis d'observer pendant » que j'étais interne à l'hôpital Saint-Louis et à l'Hô- » pital des Enfants malades. Quelques particularités » peu communes qu'ont présentées les deux ma- » lades, et surtout les circonstances qui se rattachent » au traitement, m'ont engagé à publier leur his- » toire.

» Obs. I. — Mlle Henriette P..., âgée de vingt » ans, habite Paris, où elle exerce la profession de » couturière.

» Entrée à l'hôpital Saint-Louis, dans le ser-

» vice de M. Hardy, le 10 juin 1853, elle en est » sortie le 14 mars 1855, parfaitement guérie d'une » teigne faveuse du cuir chevelu, et de deux » énormes tumeurs strumeuses ulcérées, qui avaient » pour siége les parties latérales du cou.

» Au commencement de septembre, un jour que » cette jeune fille travaillait dans son atelier, elle » fut violemment impressionnée par la vue d'un » rat, et tomba privée de connaissance. La malade » ne recouvra le sentiment qu'au bout d'un quart » d'heure environ ; elle était très-fatiguée, et resta » dans cet état plusieurs jours de suite. C'est là » tout ce que j'ai pu savoir sur cet accident. » Quelque temps après, le 6 octobre, une attaque » analogue à la précédente se manifesta, mais sans » cause appréciable. Son invasion fut annoncée » par un cri perçant; puis la malade tomba comme » foudroyée, et fut prise de mouvements convulsifs, » qui s'accompagnèrent de l'émission par la bouche » d'une écume légèrement sanguinolente. La perte » de connaissance dura trois quarts d'heure. Au » moment où la malade reprit l'usage de ses sens, » elle était choréique.

» Le 18 octobre, elle fut admise de nouveau dans » la salle de M. Hardy, à l'hôpital Saint-Louis ; là

» elle épuisa, sans en retirer un soulagement notable, toute la médication anti-choréique.

» L'opium, la belladone, la valériane, la noix » vomique, le fer, les bains simples et sulfureux, les » douches d'eau froide, l'exercice du saut à la » corde, ne purent amener aucun changement dans » l'état de cette jeune fille, qui sortit de Saint- » Louis au commencement de mars 1856.

» Le 6 du même mois, elle fut admise à suivre, » comme externe, les exercices gymnastiques de » l'Hôpital des Enfants.

« Cette chorée était essentiellement constituée » par un mouvement brusque et puissant de flexion » du tronc sur les membres inférieurs, mouvement » qui s'accompagnait quelquefois d'une détente » dans l'articulation du genou, de telle sorte que la » malade avait toute l'apparence d'une personne » faisant un salut brusque et profond. Il existait une » prédominance bien marquée de l'inclinaison du » tronc vers la gauche. Quelquefois l'étendue du » mouvement allait jusqu'à déterminer le contact » des membres supérieurs avec le sol.

» Les phénomènes convulsifs étaient séparés par » des intervalles de dix minutes environ.

» Ils se manifestaient aussi la nuit, mais avec

» moins de fréquence ; toutefois ils troublaient le » sommeil. Ils devenaient plus intenses sous l'in- » fluence de la musique. C'était là, du reste, la seule » cause capable de les modifier. Ils ont été toujours » bornés aux parties que nous avons indiquées ; il » n'y a jamais eu de mouvements dans la face, non » plus que dans les membres supérieurs.

» Après quelques séances de gymnastique, les » mouvements primitifs furent remplacés par une » chorée générale, mais avec un affaiblissement no- » table des convulsions.

» Bientôt une amélioration non douteuse se ma- » nifesta. Dès le 25 mars, le sommeil était meilleur ; » puis les autres symptômes diminuèrent peu à peu » d'intensité, et le 1er juillet 1856, la guérison était » solidement établie. Depuis cette époque, jusqu'au » moment où cette observation a été publiée, la » santé est restée bonne, et il ne s'est manifesté au- » cun mouvement choréique.

» Les exercices ordinaires de la gymnastique, » unis aux frictions et au massage, furent pendant » longtemps pratiqués deux fois par jour. On les a » complétement abandonnés depuis le mois d'avril » dernier.

» Obs. ii. — Mlle H. C..., âgée de vingt-quatre

» ans, passementière, a eu dans son enfance la fièvre » typhoïde, puis la rougeole. Les règles se sont » montrées, pour la première fois, à l'âge de 16 ans » et ont toujours été irrégulières ; il y a eu souvent » des intervalles de plusieurs mois entre deux » époques menstruelles consécutives. Presque » constamment, la malade a été tourmentée par des » symptômes de dyspepsie, et surtout par une né- » vralgie intercostale, présentant un point très-dou- » loureux dans le dos.

» A l'âge de 10 ans et demi, se trouvant dans un » bois près de la maison qu'elle habitait, elle subit » une violente frayeur, rentra chez elle en courant, » et tomba évanouie. A la suite de cet accident, il » survint une affection fébrile qui retint la malade » au lit pendant quatre semaines environ, et pour » laquelle on pratiqua plusieurs saignées.

» Dix-huit mois après, cette jeune fille devint » choréique. La maladie a présenté la plus grande » analogie avec celle que nous avons décrite dans » l'observation précédente. De tous les mouvements, » le plus accusé et le plus constant était une flexion » saccadée et considérable du tronc sur les membres » inférieurs ; de plus, les cuisses fléchissaient sur » les jambes. Les bras étaient de temps en temps

» portés avec violence en dedans, et les coudes ve- » naient s'appliquer contre les parties latérales du » thorax. Ce n'était que d'une manière tout à fait » exceptionnelle que l'on voyait des mouvements » désordonnés se manifester dans la face.

» Les règles paraissent n'avoir jamais eu d'in- » fluence sur la maladie qui a été toujours uniforme. » Si les phénomènes venaient à diminuer d'intensité » pendant quelques jours, ils ne tardaient pas à re- » prendre leur marche habituelle.

» La musique a constamment déterminé une ag- » gravation momentanée des accidents. Il y a tou- » jours eu une prédominance bien marquée des » mouvements de flexion vers le côté gauche.

» A l'âge de quatorze ans, la malade entra pour » la première fois à l'hôpital Necker. Elle y fit un » séjour de deux mois, pendant lesquels elle prit » des bains sulfureux, des pillules de strychnine et » de l'eau de Spa. Il ne se manifesta aucune amélio- » ration, à la suite de ce traitement. Elle fut admise » le 20 septembre 1854 à l'hôpital de Lariboisière, » dans le service de M. Pidoux, où l'on essaya inu- » tilement l'hydrothérapie.

» Elle en sortit trois semaines après pour entrer » dans la salle de M. Hardy, à l'hôpital St-Louis.

» Là, elle prit un grand nombre de bains, des médicaments internes, dont elle ne peut pas spécifier la nature, et se livra pendant longtemps à l'exercice du saut de la corde.

» Comme il n'était survenu aucune diminution dans les accidents, la malade quitta l'hôpital le 20 août 1855, pour rentrer dans sa famille.

» Quelques mois après, sous l'influence d'une vive frayeur, la chorée devint beaucoup plus violente. L'impressionnabilité de la malade était excessive ; le contact le plus léger, l'agitation la plus passagère, non-seulement provoquaient les convulsions, mais encore leur donnaient une rapidité et une force insolites.

» C'est dans ces conditions que cette jeune fille fut admise dans le service de M. Bouneau, à l'Hôpital des Enfants, le 1er décembre 1856. Quelques jours après, elle commença les exercices gymnastiques, qui furent suivis avec une grande régularité.

» Chaque jour, on pratiquait le massage et des frictions sur toute la surface cutanée.

» Au début, il se manifesta une grande fatigue ; mais bientôt les forces revinrent ; et dès le 15 décembre, les mouvements choréiques étaient beaucoup moins fréquents et moins intenses.

» Le 18 décembre, après une aménorrhée de dix-
» huit mois, les règles se sont montrées.

» Pendant leur durée, on a cru devoir interrompre
» les exercices gymnastiques, qui ont été repris le 22.

» Le 28, on commença à faire marcher la malade
» pendant une demi-heure chaque jour, au son
» d'une trompette, dans le but de l'aguerrir contre
» la musique. Il se manifesta d'abord une agitation
» excessive, qui ne tarda pas à se calmer.

» Le 1er janvier, la malade quitta l'Hôpital des
» Enfants pour entrer à l'hôpital Necker, dans le
» service de M. N. Guillot. Elle continue à suivre
» comme externe les leçons de gymnastique.

» Le 20, les règles se sont montrées et ont duré
» comme de coutume. Cette fois, les exercices n'ont
» pas été interrompus.

» L'état de la malade s'est considérablement amé-
» lioré depuis quelque temps. A partir du 26 jan-
» vier, elle prend des leçons de danse.

» Le 11 février, elle quitte l'hôpital Necker.

» Depuis plusieurs jours, les mouvements cho-
» réiques ont complétement cessé, et l'état général
» est excellent.

» Les exercices gymnastiques sont continués jus-
» qu'au 11 avril. Depuis cette époque, la guérison

» s'est maintenue intacte. La musique n'a plus l'influence fâcheuse qu'elle exerçait avant le traitement. Les règles se montrent tous les mois, et l'état général est très-satisfaisant.

» Ces deux observations sont remarquables à plus d'un titre. Et tout d'abord on ne peut s'empêcher de reconnaître entre elles une grande analogie. La frayeur, cette cause si commune des névroses convulsives et en particulier de la chorée, a frappé nos deux malades, et nous ne doutons pas qu'elle n'ait joué le principal rôle dans la production des accidents.

» Les mouvements choréiques, qui se sont montrés presque exclusivement chez la première de ces deux filles, et d'une manière prédominante chez l'autre, consistaient, comme nous l'avons dit, dans une flexion du tronc sur les membres inférieurs. C'est là un point qui m'a paru digne d'être signalé d'une façon toute spéciale ; car dans les auteurs, je n'ai trouvé aucun fait semblable. Chez les choréiques, en effet, les mouvements convulsifs, presque toujours bornés aux membres et à la tête, ne sont que très-exceptionnellement limités au tronc.

» Or, nous n'en doutons pas, chez Henriette

» P... les seuls muscles convulsifs étaient ceux qui » servent à la flexion du bassin sur les membres in- » férieurs. Le mouvement qui avait pour siége l'ar- » ticulation du genou, était une conséquence de ce- » lui qui se passait dans les articulations coxo-fémo- » rales, puisqu'il ne se manifestait que lorsque ce » dernier arrivait à sa limite extrême.

» Pour en finir avec les accidents convulsifs, je » ferai remarquer que, sous l'influence des exer- » cices gymnastiques, la chorée, qui chez notre » première malade était tout à fait localisée, s'est » brusquement répandue dans tout le système loco- » moteur.

» A partir de ce moment, une amélioration s'est » manifestée. Il semble que la maladie se soit affai- » blie par cette dispersion.

» Ce n'est pas là un fait isolé en pathologie; et, » pour ne citer qu'un exemple, que quelques méde- » cins ne trouveront peut-être pas trop éloigné de » notre sujet, ne sait-on pas depuis longtemps que » les rhumatismes mono-articulaires sont beaucoup » plus tenaces que ceux qui sont disséminés dans » une grande partie ou dans la totalité du système » articulaire, et que si l'on triomphe des der- » niers par une médication appropriée, on échoue

» au contraire bien souvent contre les seconds?

» Quelle est la nature des deux attaques, avec perte » de connaissance, dont fut atteinte Henriette P...?

» Le doute ne semble pas permis. Si nous n'a- » vons aucun détail précis sur la première, nous » affirmons que la seconde est un accès d'épilepsie » des mieux caractérisés.

» Une épilepsie bornée à deux accès est chose » rare, je le sais; aussi le fait m'a-t-il paru mériter » une explication : voici celle que je propose.

» N'oublions pas qu'après avoir subi la seconde » attaque, notre malade était choréique. N'est-il » pas permis de supposer que l'état morbide du » cerveau, qui avait produit l'épilepsie, a déterminé » la chorée, se révélant ainsi, sans changer peut- » être de nature, par deux manifestations de » physionomies bien différentes? Quoi qu'il en soit » de cette hypothèse, le fait qui s'est produit chez » la malade est digne d'attention, et nous autorise à » rapprocher la chorée de l'épilepsie. On a déjà » noté plus d'une fois l'existence de ces deux affec- » tions convulsives chez le même individu; mais » ici leur parenté est mise hors de doute par le fait » de la substitution immédiate et instantanée de » l'une à l'autre.

» J'arrive à la partie la plus importante du sujet, » au fait pratique.

» La chorée datait de douze ans et demi, chez » l'une de nos malades, et de six mois chez l'autre. » Dans les deux cas, on avait épuisé les médications » les plus usitées en pareille circonstance ; je veux » parler surtout des anti-spasmodiques, des narco- » tiques, de la strychnine, des bains sulfureux. Ce » sont les exercices gymnastiques, joints à un mas- » sage et à des frictions énergiques, qui ont triom- » phé de la chronicité et de la puissance de la ma- » ladie.

» L'effet salutaire de ce dernier traitement s'est » manifesté très-vite chez la deuxième malade ; et » le retour des règles, qui avaient disparu depuis » dix-huit mois, a été le premier indice d'un état » meilleur. Chez l'autre, l'amélioration s'est accom- » plie d'une manière plus lente, mais non moins » efficace.

» Les massages et les frictions, tels que les prati- » que l'habile directeur du gymnase de l'Hôpital » des Enfants, M. Laisné, auquel revient tout l'hon- » neur de ces deux guérisons, n'ont pas médiocre- » ment contribué à améliorer l'état de nos deux » malades. Nous n'hésitons pas à recommander

» ces moyens comme secondant de la manière
» la plus efficace les exercices ordinaires de la gym-
» nastique.

» Nous avons été témoin l'année dernière, à l'Hô-
» pital des Enfants, d'une guérison obtenue à l'aide
» de ces manœuvres, qui, au début, furent em-
» ployées d'une manière exclusive chez une fille de
» treize ans, choréique pour la troisième fois. Un
» état fébrile très-accusé et un défaut absolu de
» sommeil, avaient fait porter sur l'état de cette
» jeune malade un pronostic des plus fâcheux.

» Les frictions et les massages agissent tout à la
» fois sur les muscles et sur la peau, dont ils modi-
» fient d'une manière très-puissante la circulation
» et probablement aussi l'état nerveux. Mais il faut
» qu'ils soient pratiqués fréquemment, et avec une
» énergie capable de vaincre l'action musculaire
» qui engendre les mouvements désordonnés de la
» chorée. »

« Docteur PARROT. »

Au commencement de 1858, M. Partout, avec lequel j'avais tenté les premiers essais à l'Hôpital des Enfants malades en 1847, est venu prendre la direction de la Salpétrière.

En voyant arriver dans cet immense établissement l'homme qui avait été si bienveillant et si sympathique pour l'introduction des exercices gymnastiques à l'Hôpital des Enfants, il me sembla qu'un nouvel élan allait être donné et que nos pauvres malades allaient profiter de ses bontés bien connues.

Nos prévisions ne furent pas trompées; car le 14 décembre 1858, une fête toute de famille eut lieu à la Salpêtrière, sous la présidence de M. le directeur général.

Le 1er janvier 1860, M. Husson était nommé directeur général de l'assistance publique; et dès ma première visite, je trouvai M. Husson extrêmement bon et bienveillant. Je puis dire ici, en toute sincérité, que cette visite me procura une grande satisfaction.

Dans le courant de février 1860, je reçus de M. le docteur Homolle la lettre ci-dessous, par laquelle il se plait à constater, un cas de chorée très-tenace guérie par nos soins, en 1858 et 1859.

Observation 31.

Chorée guérie par les exercices gymnastiques.

» Je me fais un plaisir de reconnaître que » Mlle P... C..., âgée de seize ans, à laquelle je » donne des soins depuis son enfance, a été affectée » de chorée à plusieurs reprises, et que la dernière » récidive, plus grave et plus opiniâtre que les pré- » cédentes, ayant résisté aux traitements médicaux » les plus variés, institués soit par mon regretté » confrère le docteur Gillette, soit par moi, je l'ai » confiée aux soins de M. N. Laisné, directeur des » gymnases des hôpitaux et des Lycées Louis-le-Grand » et Saint-Louis. J'ai pu constater les effets les plus » heureux des moyens employés par M. Laisné » (massage associé aux exercices variés). Une gué- » rison solide et présentant tous les caractères de la » disparition complète et définitive des accidents » nerveux, s'est opérée dans un laps de temps ne » dépassant pas quatre mois, en même temps » que la croissance, le développement, l'amélioration » de la constitution, le retour de l'embonpoint et » des forces donnaient toute garantie pour l'avenir.

» Je certifie de plus, qu'en l'absence de M. Laisné, » le traitement a été dirigé avec autant de sollici-

» tude que d'intelligence, par Mlle Clémentine
» Lebègue, professeur au gymnase de M. Laisné et
» dans les hôpitaux. »

Paris, le 18 février 1860.

Docteur HOMOLLE,
7, rue Bonaparte.

Ici, je dois faire une remarque. M. le docteur Homolle, n'ayant pas eu besoin de s'occuper de cette fille pendant un certain temps, a pu supposer qu'elle avait été guérie en quatre mois; mais nous, qui l'avons suivie et traitée pendant dix-huit mois, nous pouvons certifier, que la guérison, a duré tout ce temps; et comme ce traitement n'a pas eu d'autre exemple, dans notre longue pratique, je vais par exception, donner un aperçu de la patience, de la persévérance, des sacrifices, et des fatigues qu'il a fallu nous imposer, pour venir à bout de cette maladie tout exceptionnelle.

Voici ce traitement tout entier décrit aussi brièvement que possible.

Cette fille P... C..., est venue pour la première fois à l'Hôpital des Enfants malades, sous la recommandation de M. le docteur Homolle, le 5 janvier 1858; elle était choréique pour la cinquième fois.

Elle était petite, maigre; tous les muscles étaient comme atrophiés; le caractère était insupportable surtout avec sa mère; l'agitation était presque générale, mais cependant sans mouvements trop violents; elle put toujours marcher. La parole était assez difficile. Cette fille avait alors quatorze ans et demi. Nous employâmes de suite le massage et les frictions, joints aux ordonnances de M. le docteur Gillette; et jusqu'au 13 février, elle ne reçut que trois séances par semaine. Du 15 février au 20 mars, elle reçut une séance tous les jours, sans qu'il s'opérât d'amélioration; le 23 mars elle fut remise à trois séances par semaine. A partir du 1er avril, elle fut autorisée à suivre, comme à l'Hôpital des Enfants malades, nos exercices à l'Hôpital Sainte-Eugénie, afin qu'elle pût recevoir une séance tous les jours. Vers le 1er mai, malgré tous nos efforts, nous n'avions encore obtenu aucune amélioration sensible; il y avait même plutôt diminution de force dans la partie droite, et surtout dans le bras; mais je dois ici des éloges bien mérités à Mlle Lebègue (Clémentine), pour sa persévérance à traiter cette fille, dont le caractère aurait pu nous rebuter cent fois, si nous n'avions pas été aussi pénétrés de la conscience de notre mission.

Vers la fin de mai, C... P..., ne pouvait presque plus se servir de son bras droit ; le 1er juin d'accord avec M. le docteur Gillette, nous la fîmes entrer à l'Hôpital des Enfants pour la soumettre exclusivement à un nouveau traitement, que devait lui faire subir ce vénérable docteur. Mais tout ce qu'il put faire pendant vingt-trois jours consécutifs, resta sans effet. Le 24 juin elle sortit de l'Hôpital plus malade qu'avant d'y entrer ; les forces du bras droit avaient encore diminué. J'allai la frictionner et masser huit jours de suite chez sa mère, mais sans obtenir d'amélioration ; le 8 juillet elle commença à suivre nos exercices dans les deux hôpitaux, en recevant à la fin de chaque séance, des soins particuliers. Du 22 août au 25 septembre 1858, époque des vacances, elle est restée chez sa mère ; le 26 septembre, elle revint aux exercices des deux hôpitaux. A ce moment, son état ne nous permettait pas de douter que si nous l'abandonnions elle ne guérirait jamais. Au commencement d'octobre, l'état était encore à peu près le même ; nous étions fatigués de nous donner tant de peine pour cette fille, qui n'avait d'ailleurs absolument rien à nous rendre comme satisfaction morale. Je la fis venir chez moi tous les jours à partir du 16 novembre 1858, et outre les séances prises régulièrement dans les deux hôpitaux, Mlle Lebègue (Clémentine) la massa et la frictionna à nu sur toute la partie thoracique pendant vingt-cinq, trente, et souvent quarante minutes. Ces massages étaient toujours terminés à l'eau froide. Il est utile de constater que C... P..., recevait tous ces soins si accablants pour nous, avec une insouciance singulière et presque avec répugnance; elle parlait rarement, et dès qu'on cessait de lui faire quelque chose, elle se posait sur une chaise dans un coin du salon; il ne lui coûtait pas de rester quatre et cinq heures dans la même position, si on ne la dérangeait pas. A partir de cette époque, comme la mère n'était pas heureuse et que je voyais la maigreur de sa fille persister, je lui fis prendre ses repas avec nous.

Vers le milieu de décembre, loin qu'on obtînt des progrès, le mal semblait augmenter. Le bras droit tombait et pendait le long du corps, comme s'il eût été complétement paralysé; il était hors d'état de pouvoir servir. D'un autre côté, le caractère était devenu de plus en plus insupportable, et la seule amélioration que nous pussions remarquer se décelait dans le teint et la couleur des chairs. J'engageai Mlle Lebègue à ne pas abandonner ce cas de chorée vraiment exceptionnel par ses formes et sa tenacité.

En janvier 1859, le massage à l'eau froide fut continué. C... P... commença à cette époque à prendre un peu d'embonpoint ; le teint continuait à s'éclaircir ; mais elle ne pouvait encore rien faire de son bras droit. Pendant le mois de février, Mlle Lebègue se trouvant trop fatiguée de ce long et pénible traitement, se borna à faire répéter à la jeune fille les exercices qui lui étaient les plus nécessaires. En mars, les massages à l'eau froide furent repris ; mais je fus souvent obligé de remplacer Mlle Lebègue. Vers la fin de mars, les forces parurent revenir légèrement dans le bras droit ; au commencement d'avril, sous l'influence d'une impulsion étrangère donnée à son bras, C... P... put porter la main droite sur la table et saisir une fourchette ; mais le bras retomba aussitôt, sans qu'elle pût le retenir. Je profitai de cette circonstance pour engager de nouveau Mlle Lebègue à persévérer. Vers la fin d'avril, le caractère commença à s'améliorer quelque peu, grâce aux persévérants conseils de sa bienfaitrice ; ceci fut pour nous un symptôme d'autant plus significatif d'une amélioration prochaine que l'appétit était excellent à ce moment. En mai, C... P... commença à tenir sa fourchette assez de temps pour pouvoir porter quelque aliment à sa bouche. Le massage à l'eau continuait toujours. En juin, elle commença à manger seule ; le caractère continua aussi à s'améliorer, bien qu'il fût encore souvent bien désagréable ; mais les mouvements désordonnés de la chorée générale disparaissaient sensiblement ; et, vers le milieu de juin, C... P... put se tenir un moment suspendue par les deux mains, à une barre placée au-dessus de sa tête. Au commencement de juillet, elle en était à s'exercer presque régulièrement ; le caractère s'améliorait aussi toujours ; et, vers la fin de juillet, la malade était assez bien pour qu'un petit peloton d'enfants pût lui être confié. A partir de ce moment, elle ne fut plus massée ni frictionnée.

En août 1859, je considérai cette malade comme parfaitement guérie, après dix-huit mois de soins assidus, pendant lesquels elle a reçu :

En séances d'exercices ordinaires à l'Hôpital des Enfants, 1858 et 1859.	108 séances.
En séances d'exercices ordinaires à l'Hôpital Ste-Eugénie, 1858 et 1859. . .	229 —
En séances particulières à l'Hôpital des Enfants	115 —
En séances spéciales de massage et frictions chez moi.	197 —
En séances de frictions chez sa mère. .	7 —
Total général des séances. .	656 séances.

A partir de ce moment, elle continua de venir dans les hôpitaux pour s'y exercer, et pour conduire un peloton d'enfants, jusqu'au 10 février 1863, époque à laquelle je me vis forcé de la rendre à sa mère, ne pouvant plus continuer à l'avoir complétement à ma charge.

Ce cas de guérison fait grand honneur, je puis le dire, à Mlle Lebègue (Clémentine), qui a soutenu de longues fatigues et de grandes pertes de temps, pour l'accomplissement du devoir que ses fonctions lui imposent dans les hôpitaux. Mlle Lebègue y mit une bien rare abnégation ; car le caractère de la malade était si fâcheux et si rebelle qu'elle ne témoignait pas la moindre reconnaissance, quoi qu'on pût faire pour elle.

Mais je reviens à mon récit général, et je le continue.

Le 8 septembre 1860, eut lieu à la Salpétrière une cérémonie sous la présidence de M. Husson, directeur général de l'assistance publique, pour distribuer des prix aux malades des deux services de cet établissement.

Dans les premiers jours de janvier 1861, nous eûmes la profonde douleur de perdre subitement notre vénérable directeur de la Salpétrière, M. Partout. Cette perte, jointe à celle de M. Dechaumont, nous enleva deux hommes qui, par leur cœur dévoué, leur sympathie pour les malades et leur profond savoir, ont fait le plus grand bien partout où ils ont passé.

En 1861 et 1862, les prix furent donnés, comme en 1860, à la Salpêtrière ; et M. le directeur général de l'assistance publique, avec une bienveillante sollicitude, voulut présider lui-même ces cérémonies qui réveillent toujours, avec la même énergie, la reconnaissance et le courage de toutes nos malades.

Pendant ces deux années, des prix furent également distribués dans tous les autres établissements pourvus de gymnases.

Je ne crois pas devoir terminer le chapitre des Hôpitaux sans parler des personnes qui, par un amour admirable du bien, ont puissamment secondé nos efforts.

Avant tout, je déclare devoir la plus sincère et la plus profonde reconnaissance à MM. les docteurs, qui, dans toutes les circonstances où j'ai dû appliquer ces nouveaux moyens, ont toujours, et en tout temps, protégé nos labeurs, non-seulement par leurs conseils éclairés, mais encore par les paroles les plus encourageantes.

Je dois encore, au nom de l'humanité, et de grand cœur, remercier Messieurs les directeurs et économes des Hôpitaux, qui, depuis mon début jusqu'à ce jour, n'ont cessé de me prêter le concours le plus bienveillant, pour tout ce qui se rapporte à l'ordre, à la discipline, ainsi qu'à l'entretien de nos gymnases.

Je dois la même reconnaissance à toutes les dames, religieuses ou séculières, qui, avec tant de bonté, nous ont permis bien des fois de soigner librement les enfants qui leur étaient confiés.

Je dois, en outre, une reconnaissance toute particulière à Mme la mère Amouroux, religieuse à l'Hôpital des Enfants, qui a pris l'initiative du traitement de la chorée par la gymnastique. Je crois le fait assez intéressant pour le raconter tel qu'il s'est passé ; le voici.

Dans les premiers jours d'octobre 1847, il y avait une dixaine de filles choréiques dans le service de cette bonne mère ; toutes pouvaient encore se tenir debout et même marcher. Il y avait quatre mois que j'avais commencé mes essais, lorsque Mme Amouroux, qui m'avait vu à l'œuvre plus d'une fois (nos exercices avaient lieu sous ses fenêtres), vint me trouver un jour, et me dit avec une conviction qui ne laissait entrevoir aucun doute. « Ah ! mon bon » monsieur, si vous pouviez prendre mes petites » danseuses (c'est ainsi qu'on appelle ordinairement » les choréiques à l'Hôpital des Enfants), et les » faire participer à vos exercices, je suis certaine » que cela leur ferait grand bien et abrégerait beau- » coup leurs souffrances. » Je déclare qu'à ce moment, je n'avais encore aucune idée du massage, et je n'étais pas plus avancé sur les effets salutaires des frictions, dont j'ai commencé à me rendre compte seulement vers le milieu d'octobre 1847, à la suite d'un heureux hasard qui me fit rencontrer le volume de gymnastique médicinale et chirurgicale du docteur Tissot. Mais malgré mon ignorance sur la chorée, et pour satisfaire au désir d'ailleurs si louable qui m'était exprimé par Mme la mère Amouroux, je pris les dix filles qui se trouvaient à la salle Sainte-Catherine, et je les soumis aussitôt aux exercices. C'était en octobre 1847. Bien que je n'eusse aucune notion sur cette maladie, je m'attachai à diriger les exercices de manière à ramener l'ordre dans les mouvements ; je laisse à juger de mon embarras, en me trouvant en face de dix enfants qui ne pouvaient se tenir un seul instant en place et dont plus des trois quarts ne parlaient qu'avec grande difficulté. Quoi qu'il en fût, je m'en tirai assez bien en présence de cette vénérable dame, qui m'encourageait à chaque instant par de bienveillantes paroles. Cet essai fut connu très-vite de MM. les docteurs; et le 4 novembre 1847, il fut décidé que toutes les filles choréiques présentes à l'Hôpital seraient soumises exclusivement au traitement par la gymnastique. M. le docteur Sée fut chargé de tenir note des résultats, et le 15 du même mois, à neuf heures du matin, tous les docteurs, sans exception, purent constater l'état satisfaisant de ces enfants, après douze jours d'expérience. M. le docteur Sée a bien voulu faire connaître les résultats obtenus en les consignant dans un ouvrage qu'il a publié en 1851, sous le titre de : *De la chorée et des affections nerveuses*, par le docteur G. Sée, 1851.

Mais là ne devaient pas se borner nos tentatives. Il y avait aussi dans la salle de la bonne mère Amouroux, une pauvre fille nommée B... M..., qui était prise d'une agitation telle que tous ses membres, ses bras, sa tête et ses jambes, se mêlaient ensemble au point de prendre fréquemment des positions qu'il serait impossible de décrire. Mme Amouroux désira que je la prisse au gymnase; je ne refusai pas positivement; mais Mme Amouroux voyant mon hésitation prit une couverture, fit mettre l'enfant dedans et la fit descendre au gymnase portée par quatre bonnes. Devant un pareil exemple, je ne reculai plus. Le temps était heureusement magnifique; je fis étendre la couverture sur le sol, et j'essayai, avec d'autres personnes, de faire prendre un peu de repos à cette fille, en la maintenant un instant dans l'immobilité. C'est là pour la première fois que j'essayai d'appliquer sur cette enfant quelques massages et frictions, d'après les indications que j'avais déjà puisées dans l'ouvrage de Tissot. Puis la bonne mère voulut que l'enfant prît les poignées de la balançoire brachiale, quoiqu'elle fût dans l'impossibilité de le faire. Voyant ma crainte de quelque accident, Mme Amouroux mit ses propres mains sur celles de l'enfant, et les tint sur les poignées pendant que nous la faisions aller. Nous eûmes beaucoup de mal à placer les mains de cette enfant, qui ne cessait de gesticuler en pleurant; et je la balançai tant bien que mal, la bonne mère Amouroux ne cessant de l'encourager en protégeant ses mouvements. Bien que la volonté de l'enfant fût complétement inerte en cette circonstance, nous recommençâmes la même manœuvre les jours suivants. Le quinzième jour, cette fille se tenait déjà assez bien pour venir au gymnase en donnant, par précaution, le bras à une de ses compagnes. A la trente-sixième séance, elle quittait l'Hôpital parfaitement guérie. J'ai vu cette fille bien des fois depuis sa guérison ; je l'ai connue mère de trois beaux enfants, et elle n'avait plus rien ressenti de cette maladie.

Les autres filles que j'avais prises en même temps qu'elle étaient aussi toutes guéries, après un séjour plus ou moins long à l'Hôpital. Ce sont ces heureux essais, tentés sur la chorée, qui ont fait ajouter à M. le docteur Bouneau, au bas du rapport du 11 novembre 1847, ainsi que je l'ai déjà dit :

« Nous avons appliqué la gymnastique à d'autres » maladies que les scrofules. Des essais tentés con- » tre plusieurs affections nerveuses, la chorée prin- » cipalement, ont donné de bons résultats et en pro- » mettent de meilleurs. »

Telle est la vérité sur les premières applications de la gymnastique aux choréiques de l'Hôpital des Enfants malades. Mme la bienveillante mère Amouroux fut toujours aussi bonne, durant les seize ans pendant lesquels j'ai souvent soigné, sur la demande de Messieurs les docteurs, des enfants de son service.

Je ne puis terminer ces justes éloges sans parler d'une autre personne d'élite, que le hasard a placée au milieu de nos pauvres idiotes de la Salpêtrière, comme pour compenser le fléau dont elles sont atteintes. Je veux parler de Mlle Nicolle, institutrice de ces enfants, qui n'a cessé, pendant seize ans, de se consacrer entièrement au soulagement physique et moral de ces infortunées. Placée, toute jeune encore, au milieu d'elles, dans l'endroit le plus retiré de la Salpêtrière, elle embrassa tout d'abord, avec le feu d'un jeune et bon cœur, la mission qui venait de lui être confiée. Plus tard, elle devint, non-seulement l'institutrice, mais on peut encore ajouter la mère et l'amie de toutes ses élèves. Il serait trop long de faire une liste des sujets qu'à force de soins délicats et pénibles, elle a contribué à retirer d'un état d'abrutissement presque complet ; mais je ne puis m'empêcher de dire que bien des enfants qu'on aurait pu croire, au début, vouées à une réclusion perpétuelle, sont devenues, sous sa direction, des êtres, non pas seulement dociles, mais encore des employées intelligentes, soulageant les malades recueillies dans l'établissement où elles étaient destinées à végéter toute leur vie. Quand on a suivi, comme je l'ai fait, pendant seize ans de suite, les efforts presque surnaturels d'une femme qui a su s'imposer les plus rudes privations pour secourir les autres, on se demande quelles dignes récompenses, parmi celles dont les hommes disposent, pourraient être offertes à tant de mérite.

Il m'est encore impossible de ne pas remercier, d'une façon toute particulière, l'intelligente et dévouée Mme Delsinnes, surveillante des épileptiques, qui n'a cessé depuis dix ans de me prêter son bienveillant concours, tout en se dévouant avec une persévérance admirable au soulagement des pauvres malades qui lui sont confiées.

Voilà, ou à peu près, toutes les personnes dont j'avais à rappeler ici le souvenir. Maintenant, comme je n'ai jamais eu d'autre appui pour me soutenir dans mes longues années d'expérience que cette sympathie générale, je déclare qu'elle a été pour moi un puissant motif d'encouragement, et qu'elle m'a souvent aidé à supporter des fatigues et des sacrifices qui eussent été, sans elle, au-dessus de mes forces.

Je ne voudrais pas ici plus qu'ailleurs entrer dans des détails qui pourraient paraître trop personnels ; mais je crois, dans l'intérêt public, devoir citer quelques cas remarquables de guérison obtenus dans le cours de notre longue pratique, sur des sujets regardés ordinairement comme incurables. Par ce court exposé, on pourra voir combien il faut toujours se tenir en garde contre des accès qui sont simulés quelquefois avec une telle force de volonté qu'il est impossible, même à l'homme de science le plus expérimenté, de discerner si la maladie est feinte ou réelle.

Il est bien entendu que je n'avance rien de mon autorité privée, sur la nature des maladies, et je les signale simplement telles qu'elles ont été constatées au registre médical.

Je déclare de plus que, bien qu'il soit souvent constaté sur le registre médical, que la guérison ou l'amélioration ait eu lieu sous l'influence des exercices gymnastiques, je suis loin de prétendre que ces guérisons, d'ailleurs très-remarquables, nous appartiennent exclusivement; car à côté des soins assidus prodigués par nous à ces intéressantes malades, M. le docteur de service n'a jamais cessé de diriger leur santé.

Observation n° 32.

Extrait du registre médical.

1° L... E..., épileptique hystérique, entrée à la

Salpêtrière le 24 janvier 1849 ; sortie guérie le 30 octobre 1853.

REMARQUES PARTICULIÈRES.

Cette fille était une de celles qui tombaient le plus souvent, quelquefois six et huit fois par jour. Elle s'est mariée peu de temps après sa sortie de la Salpêtrière; elle a eu plusieurs enfants dont deux sont vivants. Cette femme n'a plus ressenti aucun symptôme de son ancienne maladie; c'est une de celles qui ont gagné un prix, pour avoir lutté contre les accès. Il en est parlé dans le Compte moral de 1851, page 157.

Observation n° 33.

Extrait du registre médical.

2° A... L..., épileptique, entrée à la Salpêtrière le 31 mars 1849; sortie guérie le 28 juillet 1851.

REMARQUES PARTICULIÈRES.

Cette fille s'est mariée quelque temps après sa sortie; elle a eu quelquefois à souffrir de fortes douleurs épigastriques, surtout pendant ses grossesses; elle est mère d'un enfant, qui se porte bien, et elle n'a pas éprouvé de rechute de son ancienne maladie. C'est encore une de celles qui ont gagné un prix pour avoir lutté contre les accès, et dont il est parlé dans le Compte moral de 1851, page 157.

Observation n° 34.

Extrait du registre médical.

3° M... C..., épileptique, entrée à la Salpétrière le 20 avril 1850 ; sortie guérie le 10 avril 1852.

REMARQUES PARTICULIÈRES.

C'est de cette fille qu'il est question à la page 135 ; je l'ai vue bien des fois après sa sortie ; et elle n'avait jamais eu la fantaisie de renouveler ses fausses attaques, lorsque je la vis il y a peu de temps.

Observation n° 35.

Extrait du registre médical.

4° B... A..., épileptique, entrée le 29 novembre 1850 ; sortie le 28 février 1852, améliorée mais non guérie.

REMARQUES PARTICULIÈRES.

Cette fille était tellement bien guérie qu'elle

s'est mariée peu de temps après sa sortie ; elle a eu successivement trois enfants, bien portants. Venant de perdre son mari, et restant presque sans ressource, elle sut vaincre ces difficultés avec un courage et une résignation admirables ; elle s'est remariée depuis, et elle se porte aussi bien que possible. Jamais, même dans les plus tristes circonstances, cette femme n'a ressenti aucune atteinte de son ancienne maladie. C'est encore une de celles qui ont gagné un prix pour avoir lutté contre les accès, et elle est citée dans le Compte moral de 1851, comme ayant été reçue fille de service dans la maison, après sa guérison.

Observation n° 36.

Extrait du registre médical.

5° B... L..., hystérique et chlorotique, entrée le 8 septembre 1851 ; sortie guérie le 6 juin 1852.

REMARQUES PARTICULIÈRES.

C'est de cette fille qu'il est parlé dans le rapport de M. le docteur Becquerel, page 151 ; elle est effectivement sortie guérie ; mais comme elle se trouvait quelque temps après dans une assez grande misère, je la fis entrer le 1er novembre 1852, comme fille de service, dans l'Hôpital où elle avait été traitée anciennement comme malade. Elle rendit bien quelques bons services; mais cela ne dura pas longtemps; car à la suite de grimaces ridicules (elle cherchait à simuler la folie), nous fûmes obligés de la remettre au rang des malades dans le courant de mars 1853. Il est bon de constater que cette fille, presque sans instruction, était douée d'une intelligence exceptionnelle. Au commencement d'octobre, elle trouva, quoique étant encore malade, à la Salpétrière, une place de somnambule, qu'elle accepta. Elle sortit le 14 du même mois, pour entrer en fonctions, et s'y fit, en peu de temps, une position lucrative. Elle se maria quelques années après; elle a, depuis longtemps, un enfant qui se porte bien; et cette femme n'a plus rien ressenti de son ancienne affection.

Observation n° 37.

Voilà déjà cinq cas qu'il était bon de signaler; en voici un sixième, non moins intéressant.

6° Au commencement de 1851, il y avait dans le service une employée âgée de 24 ans, D. A. A., qui était atteinte d'accès nerveux très-violents, qu'elle avait éprouvés depuis 1847, à la suite de frayeurs, son mari ayant été broyé sous une voiture devant elle. La menstruation était presque nulle depuis le commencement des accès. Cette femme me fut recommandée, et je m'y attachai tout particulièrement. A l'époque où je la pris pour la première fois; le 18 mars 1851, les accès allaient en augmentant. Je lui fis d'abord faire beaucoup d'exercices; puis je la frictionnai fortement huit à dix jours, avant l'époque ordinaire de ses règles, qui reparurent le 24 avril, c'est-à-dire, trente-six jours après le commencement du traitement. Le mois suivant, je procédai de la même façon, et les menstrues parurent de nouveau dans de meilleures conditions. Le troisième mois, je ne fis que quelques frictions, et elles vinrent cette fois sans aucune difficulté. Pendant ce temps, cette malade s'exerçait beaucoup avec nos enfants, et elle avait déjà vu ses accès s'éloigner et s'apaiser peu à peu. En juin de la même année, j'ai vu cette femme se défendre d'un accès qui allait la prendre, avec un courage admirable; et je puis certifier que, quand on n'a pas été témoin de luttes semblables, on ne peut y croire qu'avec beaucoup de peine. En effet, j'ai vu cette femme avoir le visage pourpre, et étouffer par moments comme si on l'eût étranglée; je l'ai vue se débattre pendant qu'on la délaçait, en étendant ses bras fortement en tous sens. Puis, frappant des pieds, et répétant souvent avec difficulté ces mots : « Ah! je vais tomber! » Je lui répondais d'un ton un peu brusque : « Allons donc! vous seriez moins » courageuse que les enfants; cela n'est pas pos- » sible. » Puis, je lui appliquais, ce qui fait généralement du bien aux personnes qui suffoquent de cette façon, de légers coups réitérés sur toute la surface du dos, la main à plat; et après quelques minutes de cette manœuvre, tout était fini sans accident plus grave. Depuis ce moment, l'apparition des crises devint plus rare; elle avait aussi plus de force pour s'en défendre; car, depuis juin jusqu'à la fin de décembre 1851, elle n'a éprouvé que deux commencements de crise, dont elle a su se rendre maîtresse, avec moins de difficultés que précédemment. Le 10 avril 1852, elle eut une petite crise, dont elle ne put se défendre, à ce qu'elle nous dit. Le 6 juin 1852, elle eut encore une légère crise, aussitôt après s'être couchée; mais elle me déclara franchement qu'elle était furieuse contre elle-même de ne pas s'être levée pour la combattre, espérant qu'elle l'aurait ainsi domptée. A partir de cette époque, elle n'a plus éprouvé qu'un léger malaise le 16 mai 1853 ; puis, elle continua de se bien porter, et fit son service avec dévouement. Depuis lors, elle a pu aller bien des fois faire de longs voyages pour conduire des malades à leur destination ; et jamais, dans aucune circonstance, elle n'a rien ressenti de sa maladie antérieure. Elle est aujourd'hui sous-surveillante ; ce qui prouve qu'elle n'a pas perdu de son activité.

Observation n° 38.

Extrait du registre médical.

7° B. C., épileptique, entrée pour la première fois, le 23 décembre 1851 ; sortie le 23 février 1853 ; rentrée pour la deuxième fois, le 23 juin 1853 ; sortie, améliorée, le 5 avril 1856.

REMARQUES PARTICULIÈRES.

Cette fille a toujours été parfaitement depuis sa dernière sortie, et ses parents sont, on ne peut plus satisfaits de sa conduite. Elle n'a plus rien ressenti de son ancienne maladie, et elle est sur le point de se marier. Ainsi qu'elle, ses parents nous témoignent très-souvent leur reconnaissance, pour les soins tout particuliers que nous avons donnés à leur bonne fille.

Observation n° 39.

Extrait du registre médical.

S° V. L., épileptique simple, entrée le 31 janvier 1852 ; sortie le neuf août 1853.

REMARQUES PARTICULIÈRES.

C'est cette fille qui a avoué la simulation de ses accès ; il en est parlé plus haut, page 160. Elle s'est également mariée quelques temps après sa sortie de la Salpétrière ; je l'ai vue plusieurs fois depuis ; elle a eu plus d'une épreuve à supporter, et elle est restée seule avec un enfant, qui se porte bien. On peut affirmer, je crois, que si cette fille n'avait pas avoué la fausseté de ses accès, elle les aurait renouvelés pour retourner à la Salpétrière, dans certains moments de misère, où elle ne savait véritablement pas comment elle pourrait sortir d'embarras.

Observation n° 40.

Extrait du registre médical.

9° G. V., épileptique, entrée le 3 juillet 1852 ; sortie, guérie, le 3 octobre 1853.

REMARQUES PARTICULIÈRES.

Cette fille s'est mariée quelque temps après sa sortie de la Salpêtrière ; elle a, en ce moment, trois enfants, et n'a plus rien ressenti de sa maladie antérieure.

Observation n° 41.

Extrait du registre médical.

10° B. O., épileptique, entrée le 13 novembre 1852 ; sortie, notablement améliorée, le 26 septembre 1854.

REMARQUES PARTICULIÈRES.

L'amélioration de l'état de cette fille fut tellement complète qu'elle n'a jamais rien ressenti de son ancienne maladie, depuis sa sortie de la Salpêtrière ; et, il y a quelques jours seulement, nous recevions encore une lettre d'elle, où elle nous exprimait de nouveau toute sa reconnaissance pour les soins que nous lui avons donnés. Elle termine sa lettre en nous assurant que jamais sa santé n'a été aussi régulière qu'en ce moment.

Observation n° 42.

Extrait du registre médical.

11° C. J., épileptique simple, qui était entrée à la Salpêtrière le 6 janvier 1851, est également sortie le 23 juin 1855.

REMARQUES PARTICULIÈRES.

Cette fille n'a commencé à se livrer aux exercices que le 17 octobre 1853 ; c'est l'époque à laquelle a commencé la gymnastique, dans le service des épileptiques, auquel elle appartenait. Aussitôt après sa sortie, cette fille entra en place dans la division même où elle avait été guérie. Depuis lors, tout en faisant parfaitement son devoir, elle n'a jamais cessé de rendre de véritables services aux malades, en les conduisant aux exercices gymnastiques, et en me remplaçant même, au besoin, dans la direction de ces exercices ; ce qui lui a déjà valu plusieurs récompenses de la part de l'Administration.

Observation n° 43.

12°. J'ajoute aux observations précédentes que, pour la troisième fois, une jeune fille, nommée J..., âgée de 13 ans, entrée comme épileptique le 11 août 1860, vient d'avouer tout récemment qu'elle n'avait jamais eu d'accès que par sa propre volonté. Comme elle est encore au nombre des malades, je ne puis rien prévoir sur son avenir. Ainsi, depuis l'aveu de C... M..., c'est le troisième sujet qui a le courage d'avouer la fausseté de cette maladie, regardée, avec juste raison, comme étant des plus redoutables.

Je pourrais accumuler des détails analogues à ceux que je viens de rappeler sur un bien plus grand nombre de malades, et surtout je pourrais y ajouter encore les beaux résultats obtenus par Mlle Nicolle sur les enfants arriérées. Mais, afin d'éviter l'ombre même du doute, j'ai préféré ne mentionner que des sujets qu'il nous est possible de voir quand bon nous semble, et qu'on pourrait, si on le voulait, consulter personnellement sans la moindre difficulté.

Comme on peut le remarquer, sur douze malades, trois ont avoué qu'elles n'avaient pas de mal sérieux : et cela était vrai.

Ce qui n'est pas moins remarquable, c'est que les trois filles que nous réunîmes à la fin de novembre 1850, pour les encourager à combattre leur mal, en leur promettant des récompenses, si elles réussissaient, ne sont plus retombées dans aucun accès; elles ont eu quelquefois à souffrir; mais elles ont pu résister, et elles ont dominé leur maladie.

Enfin, pour compléter les observations déjà constatées, et dans l'espérance que ces documents pourront être utiles, je reproduis les dernières observations faites sur des cas de chorée, qui ont été guéries tout récemment dans le service de M. le docteur Blache.

Les voici.

Gazette hebdomadaire de médecine et de chirurgie, 25 *novembre* 1864 (*n°* 48). *Travaux originaux, Médecine pratique.*

Chorées graves (*observées dans le service de* M. BLACHE); *guérison rapide par les massages et la gymnastique méthodiquement appliqués, par* M. BLACHE *fils.*

« Nous venons d'avoir sous les yeux, dans l'espace de deux mois, trois cas de chorées graves, qui ont présenté des phénomènes fort curieux et insolites, dont la guérison a été due à des frictions et à des massages très-habilement pratiqués par M. Laisné, professeur de gymnastique à l'Hôpital des Enfants. Ce mode de traitement complète d'une façon très-heureuse la thérapeutique de la danse de Saint-Guy par la gymnastique.

» M. Blache, dans son rapport à l'Académie de médecine sur le traitement de la chorée (18 juillet 1854), insiste tout particulièrement sur l'emploi des mouvements passifs, qu'on fait exécuter aux enfants trop agités pour prendre part aux exercices d'ensemble, même quand ils sont au lit.

» En 1858 (voy. *Gazette des hôpitaux*, n° 7, janvier), M. Parrot cite deux observations de chorées rebelles, pendant plusieurs années, à toute espèce de traitement, et qui cédèrent définitivement à l'emploi de la gymnastique et des frictions sur les membres.

» Les trois observations que nous rapportons ici, montrent encore une fois de plus le grand avantage qu'on peut retirer de ce traitement de gymnastique, dans les chorées graves, puisque les trois enfants pour lesquels on l'a employé présentaient des symptômes alarmants, contre lesquels les moyens ordinaires avaient échoué.

» Obs. i. — La nommée Rose L..., âgée de 13

ans, entrée le 17 mars 1864, dans le service de M. Blache, à l'Hôpital des Enfants, d'une constitution assez forte et d'une bonne santé habituelle, ressentit dans les commencements de mars les premières atteintes de sa chorée, qui débuta par quelques mouvements involontaires dans le bras gauche. Presque en même temps, un gonflement douloureux apparut au poignet droit et au genou du même côté. C'était la première fois qu'on voyait chez cette enfant une manifestation rhumatismale. Quand on l'amena à l'Hôpital, les gonflements articulaires avaient disparu, et l'agitation localisée des membres supérieurs n'était pas très-marquée.

» L'auscultation du cœur ne révélait aucun bruit de souffle, et l'état général était bon. Pendant un mois, l'agitation n'augmentait pas; mais l'enfant semblait dépérir; elle était dans un état d'apathie et de langueur dont sa famille s'étonnait. Son caractère avait changé, et sa figure exprimait la tristesse. Elle rougissait dès qu'on lui adressait la parole, puis fondait en larmes, si l'on insistait pour obtenir une réponse.

» Le 17 avril, elle eut un accès de fièvre assez violent, qui fut suivi d'une roséole. Cette éruption disparut en deux jours, sans avoir apporté aucune modification à son état d'hébétude. Son agitation choréique semblait plutôt avoir augmenté et coïncidait avec une faiblesse très-marquée. On voulut la lever ; elle ne put se tenir debout, et quand elle fut assise elle se laissa glisser à terre sans essayer de se relever. Depuis quelque temps, elle parlait peu ; à partir de ce moment, elle ne dit plus un seul mot ; et, comme elle était incapable de faire aucun mouvement volontaire, on la faisait manger ; bientôt on s'aperçut qu'elle n'avalait plus qu'avec une grande difficulté.

» Le 25 avril, la déglutition des solides étant devenue tout à fait impossible, on se contenta de la faire boire ; il fallait même se servir d'une cuiller, et avec précaution ; il arrivait assez souvent qu'on provoquait la toux, et l'on voyait alors les boissons revenir par le nez.

» Ce fut le 26 avril que, pour la première fois, voyant échouer toute médication interne, on se décida à la soumettre aux frictions et aux massages. Voici comment procède M. Laisné, le professeur de gymnastique.

» L'enfant étant couchée sur son lit, il fait d'abord un massage général des membres, et plus particulièrement des muscles du tronc, avec percussion légère de la main à plat sur les muscles du dos et sur les masses sacro-lombaires ; frictions sur les parties latérales du cou avec massage modéré des muscles sterno-mastoïdiens, et frictions sur la partie antérieure du larynx. Pendant cinq jours, ces massages furent répétés pendant une heure et amenèrent un peu de mieux. L'agitation sembla se modérer, et l'on put commencer, au bout de quelques jours, après les séances de massages, à faire exécuter à l'enfant des mouvements passifs.

» Dans ces sortes de cas, voici la méthode de M. Laisné. Aidé de quelques personnes, il maintient d'abord l'enfant immobile pendant quelques minutes ; puis il commence par faire exécuter des mouvements rhythmés et très-réguliers. Ainsi, les bras de la petite malade étant en supination, le professeur saisit les poignets, et plie l'avant-bras sur le bras qui porte celui-ci directement en avant, puis en haut, et replace l'avant-bras dans l'extension. Arrivées au bout de cette course, les mains se trouvent élevées parallèlement au-dessus de la tête ; de là elles sont ramenées à leur point de départ, toujours suivant une mesure à trois temps bien accentuée.

» Cette manœuvre est répétée un grand nombre de fois avec beaucoup de régularité.

» Les extrémités inférieures sont soumises à leur

tour à des mouvements analogues de flexion et d'extension, suivant une mesure à deux temps.

» Ce fut ainsi que, pendant plus de huit jours, on procéda à l'égard de la petite malade en question; au bout de ce temps, la dysphagie avait disparu ; l'agitation s'était modérée.

» Le 3 mai, l'enfant semble sortir de son état d'apathie et essaye de parler; elle commence à pouvoir manger sans étouffer. Mêmes massages, mêmes exercices durant une heure tous les jours.

» Le 9 mai, on la lève ; elle se tient bien assise et parvient à faire quelques pas.

» Le 12 mai, elle marche assez bien pour descendre au jardin et reprendre avec ses compagnes les exercices gymnastiques qu'on mesure à ses forces. Il n'y a presque plus d'agitation ; mais le bras droit reste paralysé, et la jambe droite est plus faible que la gauche. A partir de ce moment, on abandonne les massages généraux et les exercices couchés ; on se contente de frictionner chaque jour les membres du côté droit, restés plus faibles. La gymnastique, les bains sulfureux, du fer réduit et du vin généreux, constituent dès lors tout son traitement.

» Peu à peu son bras reprit de la force ; et maintenant elle a recouvré de l'embonpoint, des couleurs, de la force, et il ne lui reste plus aucune trace de sa chorée.

» Obs. ii. — La nommée Louise D..., âgée de douze ans, entrée, le 17 mai 1864, dans la salle Sainte-Catherine pour une récidive de chorée.

» La première attaque de cette maladie remontait à trois ans. Dans la même année, elle avait été, à six mois de distance, deux fois reprise de cette maladie. Amenée les deux fois à l'Hôpital des Enfants, elle avait été rapidement guérie sous l'influence des bains sulfureux et de la gymnastique. Depuis cette époque, elle s'était toujours bien portée, lorsque, trois semaines avant son entrée (17 mai), elle fût prise, sans cause appréciable, des premiers symptômes de l'affection pour laquelle on nous l'amena.

» La mobilité de la figure fut chez elle le premier signe de chorée ; les mouvements des membres, d'abord peu marqués, ne tardèrent pas à s'augmenter ; enfin l'agitation devint excessive, et l'on se décida à l'apporter à l'hôpital.

» A son entrée, elle présentait tous les symptômes d'une chorée générale ; tous ses membres et sa figure étaient dans une agitation incessante. Elle était incapable de prononcer seulement son nom ; elle essayait cependant de parler, mais ne pouvait y parvenir ; elle poussait des cris incohérents.

» Sans raison on la voyait rire ou pleurer tour à tour ; sa figure était grimaçante et très-animée ; ses yeux injectés roulaient dans l'orbite ; ses pommettes étaient rouges, ce qui contrastait avec la pâleur anémique de l'intérieur de la bouche ; son pouls, assez fréquent, était faible et dépressible. Les battements de cœur, tumultueux, n'offraient pas à l'auscultation de souffle appréciable.

» Le 18, la nuit, très-agitée, s'est passée sans sommeil.

» Comme nous venions de constater sur la petite fille qui fait le sujet de la première observation, le succès des massages et des frictions, on confia cette nouvelle malade à M. Laisné. Après avoir essayé de la contenir et de la calmer, il pratiqua un massage et des frictions pendant trois quarts d'heure. Le reste de la journée, l'agitation de l'enfant fut extrême ; cependant M. Laisné, étant revenu le soir, il la massa encore pendant quelque temps, et après cela l'enfant s'endormit.

» La nuit fut assez paisible.

» Le lendemain matin, l'agitation reparut, et

l'enfant poussait toujours des cris plaintifs. Son pouls, toujours un peu fréquent, était très-faible ; elle avait la plus grande peine à boire ; on lui donna du vin pur pour unique boisson.

» Nouvelle séance de massage et frictions pendant une heure. Durant trois jours consécutifs, ce même traitement fut continué, et l'on put chaque jour constater une amélioration sensible. Et, comme le calme se rétablissait, M. Laisné, au bout de ces trois jours, fit exécuter à la jeune malade quelques exercices passifs, auxquels elle sembla apporter attention et prendre même un certain plaisir, malgré son agitation et la mobilité de sa figure, se souvenant des exercices gymnastiques qu'elle avait déjà faits lors de sa première attaque de chorée.

» Les séances de massages, frictions et exercices passifs, furent encore continuées pendant huit jours ; et chaque matin, à la visite, on remarquait une notable amélioration. La mobilité des membres diminua d'abord ; puis ce fut la parole qui revint peu à peu ; mais les mots étaient saccadés, et chaque parole semblait lancée avec effort. Enfin elle revint tout à fait à son état normal. Ce qui disparut en dernier, ce fut l'agitation de la face.

» Le 28, on la leva, et l'on cessa les massages.

» Le 31, quinze séances avaient suffi pour rétablir cette enfant; et, dès ce moment, elle fut assez bien pour pouvoir descendre au gymnase. Elle se rétablit rapidement et sortit entièrement guérie le 19 juin.

» Obs. III. — Marguerite M..., âgée de dix ans et demi, entrée le 20 avril, fut atteinte, pour la première fois, d'une chorée, dont la cause paraît être une grande frayeur éprouvée par cette enfant trois semaines avant son entrée. D'une complexion délicate et petite pour son âge, la jeune malade est pourtant d'une bonne santé habituelle.

» Elle n'a jamais eu de rhumatismes.

» A son entrée, on constate une chorée peu intense, mais particulièrement limitée au bras gauche. A l'auscultation, le cœur présente un bruit de souffle très-léger, qui accompagne le premier temps et se propage dans les artères.

» Soumise au traitement ordinaire, loin de s'améliorer, on vit peu à peu sa chorée augmenter et même se généraliser, sans toutefois acquérir une grande intensité au point de vue de l'agitation.

» Vers la fin du mois de mai, la chorée s'était tout à fait généralisée ; le caractère de l'enfant était changé ; elle était devenue fort apathique et restait taciturne, comme étrangère à tout ce qui se passait autour d'elle. Elle était d'ailleurs très-faible, et ne pouvait marcher seule. Quand on l'interrogeait, elle ne répondait pas ; si on la pressait de répondre, elle faisait un mouvement des lèvres, jetait un regard hébété, puis détournait brusquement la tête et rentrait dans son apathie ordinaire. De jour en jour, la faiblesse allait en augmentant ; et son agitation choréique était peu marquée. Cependant sa figure était grimaçante, surtout quand on la faisait manger ; encore n'était-ce qu'avec la plus grande difficulté qu'on parvenait à lui faire avaler quelques cuillerées de soupe, en lui ouvrant la bouche de force et en les lui introduisant profondément.

» Le 8 juin, comme les phénomènes de dysphagie allaient tous les jours en augmentant, on se décida à la soumettre au traitement des massages. M. Laisné commença par des frictions sur tous les membres et un massage modéré sur les muscles du cou.

» Pendant huit jours, des frictions sur tout le corps et des massages furent pratiqués avec soin, et amenèrent graduellement la disparition de la dysphagie ; mais l'état d'hébétude et d'apathie persistait.

» On vit même quelques mouvements convulsifs dans les yeux, qui, joints à la pâleur de la face, à la diminution de la sensibilité, et à la faiblesse et à la lenteur du pouls, firent penser à une affection cérébrale concomitante. (Calomel à dose fractionnée et grands lavements ; potion tonique).

» Ces phénomènes cérébraux durèrent du 8 au 12 juin ; et, pendant tout ce temps, l'agitation choréique semblait avoir disparu. Néanmoins, les massages furent continués. Enfin, le pouls reprit peu à peu plus de force et de régularité ; l'hébétude disparut aussi de même ; et, le 20 juin, elle commença à parler et à mouvoir ses membres elle-même. On insista alors sur les exercices passifs sans négliger les frictions générales ; les forces revenant un peu à l'enfant, on essaya de la lever.

» Le 22, elle se tenait debout et faisait quelques pas.

» Le 25, elle alla seule au jardin et au gymnase ; dès lors on cessa les massages et les frictions, chaque jour étant marqué par un progrès. Le peu d'agitation choréique qui avait persisté, après la disparition des phénomènes cérébraux, cessa totalement.

» On insista principalement sur l'usage du fer, du vin de quinquina et sur les bains sulfureux ; et aujourd'hui l'enfant a recouvré toute son intelligence et est dans un état de santé parfaite.

» Ces trois observations sont remarquables à plus d'un titre : le début, la marche, la diversité et surtout la gravité des symptômes, de même que le retour rapide à une santé parfaite avec un même traitement, tout y a un intérêt réel.

» Chacune de ces trois chorées a eu son type distinct : dans les observations 1 et 3, la chorée apparaît pour la première fois, tandis que, dans l'observation 2, il s'agit d'une récidive.

» Ce n'est que dans le premier cas qu'il y eut apparence de phénomènes rhumatismaux, mais seulement au début et sans persistance. Pour aucune, il n'y avait eu d'antécédents de ce genre.

» L'agitation n'a pas été la même pour toutes ; ainsi, tandis qu'elle constituait le symptôme prédominant dans l'observation 2, elle n'était qu'un phénomène secondaire dans l'observation 1, et presque insignifiante dans la troisième.

» Les troubles de l'intelligence, bien évidents pour les trois malades, ont acquis, spécialement dans l'observation 3, des proportions extrêmes ; et cependant l'idiotie apparente, qui a existé plus ou moins dans tous les cas, n'a laissé aucune trace après la disparition de la chorée.

» La perte de la parole et la dysphagie furent

très-marquées chez les trois sujets. C'est, en effet, cette dysphagie qui, portée au plus haut degré, est un des points les plus intéressants, en même temps qu'un des faits les plus graves de l'histoire de leur maladie.

» Nous ne nous arrêterons point ici à donner une interprétation physiologique de ce phénomène. Qu'il nous suffise de faire observer qu'il marque une perturbation nerveuse, plus profonde que les mouvements désordonnés des membres. La déglutition, en effet, appartient à l'ordre des mouvements réflexes, qui jouent un rôle si considérable dans la vie organique, et dont l'accomplissement régulier est indispensable aux fonctions nutritives.

» Les phénomènes cérébraux graves, rapportés dans l'observation 3, seraient peut-être rangés par certains auteurs sous le nom de rhumatisme cérébral; mais ici, selon toute apparence, le bruit de souffle que présentait le cœur était purement anémique, puisque, aujourd'hui que l'enfant a recouvré une santé parfaite, ce bruit a complétement disparu. La chorée est, en effet, dans la plus grande majorité des cas, une expression d'anémie, d'atonie et de faiblesse générale, qui survient chez des sujets d'un tempérament lymphatico-nerveux. Dans ces conditions, il y a défaut de pondération entre le sang et le système nerveux. D'où il suit si souvent qu'un traitement général tonique satisfera à la principale indication thérapeutique, en s'attaquant directement à la cause.

» Les toniques forment le fond du traitement que M. Blache fait suivre aux choréiques, qui se trouvent toujours en grand nombre dans son service à l'Hôpital des Enfants. Voici en quoi ce traitement consiste : gymnastique méthodiquement employée et exercices rhythmés par le chant, les frictions et massages, selon l'indication et l'intensité plus ou moins grande de la chorée. Tous les jours, le dimanche excepté, un bain sulfureux avec 125 grammes de sulfure de potassium, à 28 degrés Réaumur, et d'une heure de durée. Chaque jour, quelques tasses d'infusion de fleurs de tilleul et de feuilles d'orangers. Du fer réduit et du vin de quinquina, selon le besoin; nourriture substantielle et variée : vin coupé avec de l'eau minérale de Bussang ou de Spa.

» La gymnastique est pour nous un des moyens toniques et thérapeutiques les plus puissants; les frictions et les massages sont de nature à activer singulièrement l'action du système capillaire de la peau et des tissus sous-jacents, et, partant, les phénomènes intimes de nutrition. Les exercices passifs ont, en outre, une action toute spéciale sur le système musculaire. En effet, les mouvements sont combinés de façon que les muscles, dont les puissances sont synergiques, se trouvent mis en mouvement d'une manière régulière et simultanée. Ces organes, inhabiles à se contracter spontanément et avec régularité, semblent tout à fait passifs. Ainsi, on plie et l'on étend les membres sans que la volonté du patient concoure à produire ces effets ; le plus souvent même, elle semble s'y opposer, et on ne les obtient qu'en déployant une certaine force. Mais, au bout de sept ou huit séances, quelquefois même à la fin de la première, la main du professeur suit les contractions, qui viennent à son aide d'une manière régulière. La volonté n'avait qu'un faible empire sur le sytème musculaire ; chaque jour, cet empire augmente, en même temps que les mouvements anormaux vont en diminuant de fréquence et d'intensité.

» Si maintenant, étant indiquée la manière dont nous comprenons l'action simple et toute rationnelle de ce moyen thérapeutique, nous voulons apprécier son utilité au point de vue de la durée des traitements, comparativement avec les autres moyens employés dans la danse de Saint-Guy, nous n'avons qu'à faire remarquer avec quelle rapidité ont disparu les phénomènes graves que nous venons de signaler dans nos trois observations, en rappelant que les auteurs fixent à deux mois au moins la durée des chorées graves.

» Et d'ailleurs, que faire dans des cas aussi rebelles? M. Trousseau traite la gymnastique de moyen accessoire, et il accorde plus d'importance à la médication interne. Les résultats toujours incertains et quelquefois nuisibles de tous les traitements proposés jusqu'à ce jour, nous font penser autrement, tout au moins pour les médications qualifiées de spécifiques. Le chloroforme, l'opium, la belladone, restent inactifs. L'électricité exaspère souvent les mouvements, par la douleur qu'elle provoque. Le sulfate de strychnine a eu quelquefois des inconvénients très-graves, et le tarte stibié est bien souvent contre-indiqué par l'état général du malade. M. Trousseau dit avec raison, dans sa clinique : « Pourquoi le tartre stibié, chez des individus faibles et délicats comme le sont en général les choréiques? »

» C'est donc précisément par l'emploi des toniques

et de la gymnastique que nous parvenons à modifier l'état général de nos malades, et que nous leur permettons de vaincre l'action excessive et irrégulière du système nerveux : *Sanguis moderator nervorum.* »

Je termine ici toutes ces observations bien longues peut-être pour le lecteur, mais nécessaires au succès de la cause de la gymnastique dans les hôpitaux.

Quant aux personnes qui désireraient des détails plus circonstanciés, sur tous ces faits, nous les engagerons à consulter les ouvrages suivants :

1° *De la chorée et des affections nerveuses,* par M. le docteur Sée, 1851.

2° Le *Compte moral de l'assistance publique,* pour 1851.

3° Le *Moniteur des Hôpitaux,* du 1er août 1854, *Du traitement de la chorée, par la gymnastique,* par M. Blache, médecin à l'Hôpital des Enfants, mémoire lu à l'Académie de médecine.

4° *Du traitement de la chorée par la gymnastique,* par le docteur Blache, rapport lu à l'Académie de médecine le 10 avril 1855, par M. Bouvier, médecin à l'Hôpital des Enfants, membre de l'Académie impériale de médecine.

5° Le *Compte moral de l'administration de l'assistance publique*, pour 1863, etc., etc.

TROISIÈME PARTIE.

DE L'ENSEIGNEMENT ACTUEL

DE LA

GYMNASTIQUE.

Je n'ai pas à faire comprendre au public l'utilité des exercices gymnastiques ; car après avoir été négligée pendant des siècles, cette partie si importante de l'éducation est enfin sortie de l'oubli où on la laissait.

Je n'ai pas non plus à entreprendre l'histoire des exercices, des luttes, des combats et des jeux, qui ont si puissamment contribué à illustrer les peuples anciens. Il serait d'ailleurs difficile aujourd'hui de connaître avec certitude ce qu'ont fait nos devanciers à cet égard ; mais il n'est pas douteux que, pratiquant avec ardeur les exercices du corps, les anciennes générations n'aient produit des sujets d'une force presque miraculeuse. Ces merveilles pourraient encore se reproduire de notre temps, si les habitudes ou la nécessité entraînaient de nouveau les hommes vers un but semblable. A notre époque, nous n'avons ni les mœurs, ni les goûts, ni les besoins des temps passés, en fait d'exercices physiques.

A quoi bon rappeler sans cesse et donner comme exemple des faits qui ne sont plus de notre temps? Au lieu de former des projets inexécutables, je voudrais que notre expérience, en matière de gymnastique, nous servît à nous faire adopter une méthode plus rationnelle et plus profitable que tout ce qu'on a fait jusqu'à présent ; et ce ne serait pas les conseils de gens éclairés qui manqueraient à cet utile enseignement, afin qu'on pût en obtenir en peu de temps d'immenses résultats.

Malheureusement, bon nombre de ceux qui se sont mis à enseigner la gymnastique, ignorant même le mécanisme et les avantages des mouvements les plus élémentaires, se sont livrés, pour cacher leur insuffisance, à toute espèce de tours de force ou de mouvements excentriques qui n'ont jamais fait et ne feront jamais partie de la gymnastique rationnelle, c'est-à-dire de la gymnastique utile à la santé. La liberté sans limite laissée à l'enseignement de la gymnastique, je ne dis pas en France seulement, mais partout, a fait naître fréquemment dans l'esprit du public de l'incrédulité sur les services qu'elle peut rendre, et la jeunesse a été conduite à pratiquer des exercices étranges qui sont toujours nuisibles et souvent dangereux.

Toutefois, nous devons rendre ici justice à nos élèves des Lycées de l'État, dont la direction gymnastique nous est confiée depuis vingt-cinq ans ; jamais, sauf de très-rares exceptions, ils n'ont cédé au funeste penchant de faire tourner les exercices gymnastiques à l'acrobatisme.

Avant d'entrer dans des détails plus minutieux, voyons d'abord quelle marche a suivie l'enseignement de la gymnastique en France depuis la fin du dernier siècle. Grâce à cette revue sommaire d'un passé si voisin de nous, on pourra mieux se rendre compte du désordre qui existe aujourd'hui.

Sans laisser de côté les estimables travaux de beaucoup d'auteurs, plus anciens ou plus récents, sur lesquels je serai trop heureux de revenir souvent, je crois pouvoir prendre, pour point de départ, la gymnastique médicinale et chirurgicale de M. le docteur Tissot, publiée en 1780, à Paris.

Quand on comprend bien les préceptes contenus dans ce précieux livre, et surtout quand on a pu les mettre en pratique pendant un certain temps, on est naturellement surpris que d'aussi sages conseils n'aient pas été plus tôt suivis docilement par tous ceux qui, depuis 1780, aussi bien en France qu'ailleurs, ont cru faire mieux en introduisant de prétendues innovations, qui ne sont généralement qu'une reproduction peu intelligente du livre de Tissot.

Quant à moi, peu éclairé, comme tant d'autres, au début de ma carrière, je déclare avec une vive satisfaction que je n'ai connu l'importance que pouvaient avoir les exercices gymnastiques sur le physique et le moral, et même sur certaines maladies, qu'à partir du jour où j'ai eu le bonheur d'étudier le livre de ce vénérable docteur.

Je ne crains pas d'ajouter qu'il est regrettable que depuis 1780, date de l'apparition de cet ouvrage, la France n'ait vu tenter aucun essai par un de ses enfants, avant que le hasard et la nécessité n'aient mis sur cette voie, trente-six ans plus tard, M. Amoros, Espagnol de naissance.

Afin d'éviter qu'on ne m'accuse ici de malveillance à l'égard de M. Amoros, et dans la seule intention d'établir d'une manière irrécusable quelles furent ses premières tentatives, je vais citer un court passage écrit par lui-même, en 1838, lorsque le gymnase de Grenelle fut dissous par ordonnance royale.

Voici ce passage :

« L'accueil que M. Amoros avait reçu l'ayant
» déterminé à se faire naturaliser Français, des let-
» tres patentes lui furent expédiées le 10 juillet
» 1816. Mais le secours qui lui était accordé comme
» réfugié était loin de compenser les 60,000 francs
» de rentes qu'il avait perdus en quittant l'Espagne.
» Il dut donc aviser au moyen de pourvoir à son
» existence et à celle de sa famille. Ce fut alors
» qu'il fonda une école de gymnastique, chez
» M. Durdan, qui tenait une maison d'éducation,
» rue d'Orléans, n° 9, près le Jardin-du-Roi. »

Je dois faire observer que vers cette époque deux autres professeurs, M. Comte d'Yverdun, et M. Clias de Berne (toujours des étrangers), se trouvaient à Paris poursuivant le même but. Mais M. Amoros sut les devancer, de façon qu'il ne fut question que de sa prétendue méthode. Il est important aussi de remarquer ici que M. Amoros avait à son service, dès 1819, un professeur allemand nommé Weilenmann, qu'il avait fait venir de Zurich.

Arrivé à Paris vers le milieu de 1816, M. Amoros put, par une décision du 4 novembre 1819, se faire concéder l'immense terrain, connu sous le nom de parc de Grenelle, dans lequel il établit d'abord le gymnase militaire ; puis, une année après, un gymnase civil, qui ne différait en rien du premier, pas plus, pour la construction matérielle des machines, que pour l'enseignement des exercices. A partir de ce moment, les choses allèrent vite ; car dans la première période de 1820 à 1826, il fut accordé et dépensé plus de 300 mille francs, tant pour la construction de machines que pour réparations de bâtiments.

Je ne chercherai nullement à entrer dans les détails de ce qu'a pu faire M. Amoros pour maintenir sa position tout exceptionnelle de 1819 à 1838, époque de la dissolution complète d'un établissement qui avait été jusque là soutenu à tant de frais. J'ai sous les yeux une assez grande quantité d'écrits publiés par lui-même à différentes époques ; et en général, ils ont pour sujet principal des plaintes longues et fastidieuses et des demandes de fonds, dont le chiffre allait toujours croissant.

Je dirai seulement, qu'il est permis de douter, quoi qu'en dise M. Amoros, qu'il ait eu quelques pensées sérieuses sur l'art dont il montrait l'intention de vouloir doter la France.

Il ne cesse de parler, dans ses écrits, de ses inventions, de ses découvertes, de ses ateliers de précision construits à grands frais, de salles de dessins, de travaux de fortification, de procédés spéciaux pour former les professeurs, etc., etc.

Certes, si tout cela avait dû être réel et complet, c'était bien à l'époque où je fus détaché de mon régiment pour venir à cette école en qualité de sous-officier du génie, vers la fin de 1835. Je fus nommé, peu de temps après mon arrivée, sous-inspecteur des travaux et exercices. Mais je dois dire ici toute la vérité; je ne trouvai absolument rien de tout ce qu'annonçait M. Amoros, et je puis ajouter qu'il n'existait rien dans cette école qui pût permettre de penser que pareille chose eût jamais existé. Il y avait un maître de musique qui faisait répéter quelquefois les trois ou quatre chants qui servaient à accompagner les mouvements élémentaires, d'un bout de l'année à l'autre. Des moniteurs militaires, depuis longtemps attachés à l'école, montraient à se servir des machines suivant les régles établies par M. Amoros. Les séances avaient lieu cinq fois pas semaine, et duraient deux heures; à huit heures du matin, on réunissait les militaires; les moniteurs les conduisaient aux exercices. M. Amoros venait faire une tournée ; puis la séance terminée, tout le monde partait pour recommencer exactement la même chose le lendemain; et pendant plus de deux années, durant lesquelles j'ai rempli ces fonctions, jamais je n'ai entendu parler de cours spéciaux, ayant pour but de nous faire mieux comprendre l'importance de ce que l'on nous apprenait. Les machines de ce vaste établissement étaient construites sans goût; leur forme était lourde, leurs complications tout à fait inutiles; et les énormes dépenses qu'elles occasionnaient ont eu enfin pour conséquence la suppression de la gymnastique entretenue aux frais de l'État; ce qui réagit sur beaucoup de maisons particulières, où la gymnastique aurait été le plus nécessaire.

Ce déplorable système de machines coûteuses et à développements exagérés, est encore continué aujourd'hui. Combien de fois ai-je été attristé, en voyant dans les institutions des deux sexes, et même dans des établissements orthopédiques jouissant d'une certaine réputation, des machines qui n'étaient pas seulement désagréables à la vue, mais qui devaient en outre produire des résultats funestes, et tout à fait contraires à ceux qu'on en attendait?

Lorsque en 1846, j'ai été chargé par l'administration de la guerre de dessiner toutes les machines adoptées pour l'enseignement de la gymnastique militaire, j'ai déjà beaucoup diminué leurs dimensions, et j'ai supprimé bien des complications inutiles. Mais il reste encore beaucoup à faire pour que ces machines soient complétement en rapport avec le but qu'on s'est proposé, en réglementant les exercices corporels à l'usage de notre vaillante armée. Je ne pouvais pas d'ailleurs opérer à moi seul une réforme définitive, et je dois avouer qu'à cette époque je n'avais pas encore toute l'expérience nécessaire pour modifier, d'une façon irréprochable, toutes les machines adoptées par la Commission.

La gymnastique civile de M. Amoros ne différait en rien de sa gymnastique militaire. Il n'y avait d'ailleurs qu'une seule et unique méthode pour tout le monde, y compris même les enfants des deux sexes. Afin de confirmer cette remarque, je cite en passant, un extrait des considérations générale, sur les échelles de bois (*Gymnastique Amoros*, tome second, page 209.)

» Dans les planches II et III des machines, on » voit des échelles en bois ayant les différentes pro- » portions que je viens d'indiquer, et j'établirai » comme règle générale, que tout élève qui com- » mence ces exercices doit les pratiquer sur une » échelle dont les bâtons doivent être plus ou moins » rapprochés suivant son âge et sa taille, et dont » les montants soient plus ou moins forts et écartés, » selon le poids de son corps et la longueur de ses » bras. De là vient que j'ai dans mon établissement » des échelles depuis huit pieds de hauteur jusqu'à » quarante-cinq pieds, et dont les bâtons sont écar- » tés entre eux depuis trois pouces jusqu'à dix-huit. » Ainsi je puis exercer des élèves, depuis l'âge de » trois ans jusqu'à celui de cinquante, et de petits » êtres qui n'ont que deux pieds six pouces, ou des » grenadiers qui ont six pieds. »

Ainsi, comme on le voit, M. Amoros demandait à peu près le même développement de force musculaire et les mêmes exercices à la nature naissante et à la nature entièrement formée. Il en était malheureusement de même de tout le reste; et ce principe, adopté et développé par l'homme qui avait une grande influence à cette époque, a servi d'exemple à tous ceux qui lui ont succédé, comme il en sert encore aujourd'hui à la grande majorité de ceux qui se présentent pour accroître le développement de la jeunesse et améliorer l'espèce humaine.

Je serais désolé qu'on me supposât l'intention de rechercher plus particulièrement tout ce qui pourrait porter atteinte à la renommée de M. Amoros ; car ce dénigrement est loin de ma pensée. Je veux seulement établir un fait, en exprimant ma surprise de voir que, malgré l'extrême facilité qu'on a en matière gymnastique de créer des exercices de tous genres à l'infini, M. Amoros, après vingt années de pratique en France, ait eu besoin, pour composer son ouvrage, publié en 1838, d'emprunter un certain nombre de figures à un livre publié bien antérieurement au sien (*Gymnastique élémentaire*, par M. Clias, 1819). Ce procédé mécontenta beaucoup M. Clias, puisque, dans un second ouvrage (*Somascétique naturelle*), qu'il publia en 1842, page 5, il se plaint très-amèrement de l'indiscrétion de M. Amoros, en s'exprimant ainsi :

« En 1819, l'auteur publia, à Paris, en langue » française, son cours élémentaire de gymnastique.

» Cet ouvrage aurait pu servir de guide à l'homme » qui débutait alors en France, sans principes, sans » expérience, incapable de démontrer par l'exemple,

» s'il avait voulu étudier et suivre régulièrement la » méthode approuvée par le juge le plus compé- » tent, la Faculté de médecine de Paris. Mais cette » méthode fut honteusement et maladroitement pil- » lée. Sur quatre-vingt-dix figures qu'elle contient, » le professeur officiel s'en appropria cinquante, » sans y changer la moindre chose. Chacun peut ai- » sément reconnaître le plagiat.

» La plupart des exercices reçurent en même » temps de nouveaux noms et une fausse applica- » tion, parce que le gymnasiarque ignorant ne les » comprenait pas et ne pouvait en exécuter aucun. »

Jusqu'à la suppression du gymnase de Grenelle, en 1838, M. Amoros fut le seul, ou à peu près, qui eut un gymnase civil à Paris ; si MM. Comte et Clias firent quelques efforts, on entendit peu parler de leur méthode.

Peu de temps après la suppression du gymnase de Grenelle, M. Amoros reçut encore, à son gymnase civil de la rue Jean-Goujon, quelques officiers et sous-officiers de l'armée. Il conserva cet établissement jusqu'à sa mort, qui eut lieu en 1848. Ainsi mourut un homme qui, après avoir été exceptionnellement favorisé pendant de longues années, ne laissa rien après lui que des embarras et des difficultés. En effet, comme l'immense parc de Grenelle lui avait été concédé pour sa vie durant, on ne put toucher à cette vaste localité après la suppression de l'école. On n'eut pas même le droit de toucher aux machines que le gouvernement avait si largement payées, et elles périrent presque toutes sur place, faute d'entretien; celles même qui avaient été établies, d'après les modèles de M. Amoros, dans les gymnases divisionnaires, eurent le même sort et pour la même raison. Il n'eut pas plus d'égards ni de reconnaissance pour ses plus anciens serviteurs, qui l'avaient si bien secondé dans ses entreprises, et il laissa sa fortune entière, ainsi que son gymnase de la rue Jean-Goujon, à de misérables valets, qui vendirent tout et disparurent.

Si j'ai quelque tort en rappelant des détails aussi tristes, j'en demande sincèrement pardon à la mémoire de M. Amoros. Mais quand je pense à l'état d'ignorance dans lequel je me trouvais, après avoir passé deux années entières là où j'aurais dû tout apprendre, et où j'étais arrivé avec les meilleures dispositions, il m'est impossible, même en faisant de grands efforts, d'avoir la moindre gratitude envers M. Amoros; et je me dis que, connaissant sans aucun doute son infériorité, il n'avait qu'un but dans son enseignement, c'était d'éviter par tous les moyens possibles de laisser se former à son école des hommes capables, dans la seule crainte d'être supplanté et incontestablement dépassé en peu de temps.

Maintenant, après avoir dit franchement le mal, je dois ajouter que M. Amoros était doué d'une persévérance peu commune ; souvent il a eu des luttes sérieuses à soutenir contre de puissantes autorités qui étaient opposées à son système, et toujours il en est sorti vainqueur, jusqu'au moment de sa chute définitive.

Voici, au sujet de ce que je viens de dire, quelques documents qui, je crois, seront lus avec intérêt, si l'on se rappelle le temps où ils se sont produits et les différents jugements qu'ils renferment au sujet de l'établissement de M. Amoros. Je regrette de ne pas les consigner tout entiers; mais il y a des observations plus ou moins longues que je crois pouvoir supprimer, sans nuire au sujet spécial que nous traitons.

Extrait du Moniteur du 20 mars 1832. — Discours prononcé par M. le baron de Mornay, à la Chambre des députés, dans la séance du lundi 19 mars 1832.

« ARTICLE VII, gymnase militaire, 60,000 fr. »

Après avoir longuement développé l'utilité des exercices et la nécessité de les étendre, M. le baron de Mornay s'exprime ainsi :

« La gymnastique affermira la santé des riches et » des pauvres, elle moralisera, fortifiera et embel- » lira la génération qui doit nous remplacer.

» La gymnastique, fondée sur l'anatomie et sur » l'observation des faits, est le meilleur moyen de » corriger la paresse de l'esprit, de développer une » intelligence obtuse, de guérir quelques diffor- » mités, quelques maladies et même plusieurs vices. » (Aux voix ! aux voix !)

» Permettez-moi de vous soumettre une autre ob- » servation. (Parlez ! parlez !)

» Lorsque le gouvernement aura reconnu la perte » énorme qui résulte pour le pays de trois cent » millions d'impôts employés à nourrir, sans profit, » une armée de quatre cent mille hommes, et aussi » de la non production de deux cents autres millions » qu'aurait accumulés tous les ans pour la richesse

» de la France, le travail de ces quatre cent mille » hommes jeunes et forts, alors l'armée, moins » nombreuse, pourra être employée à de grands et » beaux travaux publics.

» Je vous le demande, messieurs, quelle écono- » mie, ne trouvera-t-on pas dans la vigueur et la » faculté de persistance qu'auront acquises nos sol- » dats gymnasiens ! Ils feront deux fois plus d'ou- » vrage que des ouvriers ordinaires, et dix fois plus » que ces ouvriers pitoyables qu'on voit souvent à » Paris simuler le travail, lorsqu'ils sont payés par » l'administration. »

Voici un autre passage :

« Dirigez cet enseignement dans des vues morales » et sympathiques, et vous aurez perfectionné, je » dirais presque créé, l'éducation; car elle doit ten- » dre à l'harmonie des formes et des fonctions. La » gymnastique normale amorosienne me paraît ce » qu'on a fait de mieux pour atteindre ce but; elle » tend à faire ce que l'empereur Napoléon nommait » des hommes carrés, c'est-à-dire qui offrent le rap- » port le plus parfait de l'intelligence de l'âme et » du corps, pour obtenir la plus grande énergie » soutenue. »

Après plusieurs discussions sur l'adoption ou le

refus des 60,000 francs demandés par M. le baron de Mornay, M. Demarçay prend la parole et s'exprime ainsi :

« Il faut véritablement avoir du courage, une » espèce de dévoûment ; il faut ne pas craindre de » s'exposer à toutes les haines, à toutes les calom- » nies des personnes intéressées à soutenir les abus, » pour venir les combattre à cette tribune.

» Je suis allé au gymnase dont il est question ; je » l'ai vu en détail ; on m'a même fait l'honneur de » m'y traiter comme un personnage considérable, » ce qui m'a rendu un peu confus. (On rit.)

» Après tous ces honneurs, je vous avoue que j'ai » fait résistance à ma conscience, depuis plusieurs » années, pour ne rien dire contre cet établisse- » ment. Je ne suis certainement pas ennemi d'une » bonne éducation militaire, tant au physique qu'au » moral ; je m'en suis occupé assez longtemps. Je » ne m'opposerai pas non plus à ce qu'on cultive ce » que la gymnastique peut avoir de bon et d'utile, » comme les marches, les courses, la natation, et, en » général, toute espèce d'exercices dirigés par des » médecins, par des hommes instruits, sous le rap- » port de l'anatomie et de la physiologie. Mais, en » vérité, la plupart des exercices pratiqués dans le

» gymnase de M. Amoros, sont, les uns puérils,
» les autres extrêmement dangereux.

» J'ai vu les exercices de M. Amoros ; et, en
» comparaison de ceux que font les personnes qui
» se livrent particulièrement à ce genre d'exercice,
» ces exercices sont une véritable puérilité ; ce n'est
» rien du tout. Par exemple, on apprend à sauter
» sur des chevaux de bois.

» On n'a qu'à aller prendre des leçons chez Fran-
» coni ou quelque écuyer, et l'on vous fera faire
» des choses beaucoup plus curieuses et instruc-
» tives.

» Si vous vous étiez donné la peine d'aller voir
» ces exercices, vous auriez pu vous convaincre de
» la vérité de ce que je viens de dire. Et il n'est
» personne qui n'eût pensé comme moi des exer-
» cices de cet établissement. Un de nos honorables
» collègues nous a lu le prospectus de M. Amoros. »

M. de Mornay. « Je vous demande pardon ; je
» n'ai point lu ce prospectus. Je demande la pa-
» role. »

M. le général Demarçay. « Messieurs, je dé-
» clare, dans mon âme et conscience, qu'après
» avoir vu ces exercices, je trouve qu'ils méritent
» bien peu d'être encouragés, ou plutôt qu'ils ne

» méritent pas du tout de l'être. (Exclamation.)

» Non, Messieurs, ils ne méritent nullement » d'être encouragés. Ils seront dangereux; ils sont » dirigés sans connaissance de cause, sans instruc- » tion et d'une manière tout à fait contraire au but » qu'on se propose, quoiqu'on nous ait dit que cet » établissement a été approuvé par des hommes re- » commandables. »

Toute cette instructive discussion se termina par le vote d'une somme d'augmentation de vingt mille francs, au lieu de soixante qui était demandée.

Je ne veux rien ajouter à tout ce qui vient d'être rapporté ci-dessus. Je ne puis qu'engager les personnes qui voudraient se rendre compte de la discussion complète, à recourir au *Moniteur universel* du 20 mars 1832.

Quoique ces procédés fussent peu faits pour amener la réussite d'une aussi noble entreprise que celle de rendre les hommes plus forts, d'adoucir leurs mœurs, et d'augmenter leur activité générale, l'armée française n'en a pas moins gagné par les essais de M. Amoros un certain degré d'énergie, et une aptitude militaire, qu'elle ne possédait certainement pas au même degré avant la pratique de ces exercices.

Ce qui permet de penser que la suppression du gymnase de Grenelle eut surtout pour but de mettre un terme aux désagréments sans fin que M. Amoros suscitait au gouvernement, c'est que dès 1839, une commission, présidée par M. le général Du Rocheret, fut instituée pour élaborer un règlement qui dût servir de base à l'enseignement de la gymnastique dans l'armée. Ce règlement fut entièrement fait; mais, par des raisons que je n'ai nulle envie d'approfondir, il ne vit jamais le jour.

Le 21 octobre 1845, M. le ministre de l'instruction publique nomma une commission, qui fut chargée de rechercher les causes du ralentissement passager de ces exercices dans toutes les maisons d'éducation, et de faire un règlement propre à servir de guide à tous les professeurs des colléges, et des écoles du royaume. Cette commission, après quelques recherches insignifiantes, fit venir cinq professeurs de gymnastique près d'elle. Nous comparûmes à la réunion du 12 novembre 1845, et l'on nous interrogea. Ces cinq professeurs représentaient deux nuances différentes; il y avait deux employés civils, et trois employés militaires pompiers. Les questions qui nous furent adressées étaient de très-peu d'importance; et les trois militaires pompiers ne craignirent pas de déclarer, à la suite de questions qui les avaient mis sur la voie, que la gymnastique avait provoqué chez eux des dispositions ignobles. Je crois bon de ne faire aucune réflexion sur les dispositions tout exceptionnelles de ces messieurs; et je me bornerai à dire, que cette déclaration vint fort à propos pour clore la séance; car nous ne sûmes jamais quel rapport avait fait cette commission, ni ce qu'était devenu le fruit de ses recherches.

Le 24 avril 1846, une nouvelle commission militaire fut nommée par M. le ministre de la guerre, sous la présidence de M. le général Aupick, pour composer une instruction propre à l'enseignement de la gymnastique dans les corps de troupes, et dans les établissements militaires. Cette deuxième commission militaire n'échoua pas comme les précédentes: car le résultat de son travail fut imprimé en 1847.

En novembre 1846, la préfecture de la Seine avait provoqué aussi une réunion de professeurs pour nommer un délégué général, chargé de l'enseignement de la gymnastique, dans les écoles communales. Après examen, M. Clias fut nommé à cet emploi, qu'il abandonna bientôt pour retourner dans sa patrie, après avoir obtenu ce qu'il désirait emporter de France, le prix Monthyon ; et, à l'exemple de M. Amoros, il ne laissa aucune trace durable de sa méthode.

En juillet 1847, MM. les docteurs de l'Hôpital des Enfants malades, demandèrent l'introduction des exercices gymnastiques dans cet établissement. J'eus le bonheur, comme je l'ai dit plus haut, d'être chargé de cette mission, et la méthode appliquée aux petits malades réussit tellement bien que les exercices furent adoptés définitivement, vers la fin de la même année, par une décision du Conseil général de la Seine.

En septembre 1849, nous fûmes chargés, M. d'Argy, aujourd'hui colonel d'infanterie, et moi, d'établir un gymnase normal militaire à Fontainebleau ; mais l'emplacement nécessaire n'ayant pu être obtenu, nous reçûmes l'ordre de cesser notre travail.

Le 26 octobre 1849, nous fîmes démolir, par ordre supérieur, tout ce qui restait encore debout, dans l'ancien gymnase du parc de Grenelle.

Le 22 décembre 1849, M. le ministre de la guerre fit former des collections de matériels mobiles de gymnastique, composés par M. d'Argy et moi.

Le 22 juin 1852, nous fûmes chargés, de nouveau, M. d'Argy et moi, d'établir définitivement un gymnase normal militaire, dans la redoute de la Faisanderie, près Vincennes.

Enfin, le 7 novembre 1853, M. le ministre de l'instruction publique nomma une nouvelle commission, chargée de composer un règlement pour l'enseignement de la gymnastique dans les Lycées de l'Empire. Cette commission termina son travail, qui fut approuvé et publié le 13 mars 1854.

D'après tout ce qui précède, que faut-il penser de la gymnastique, telle qu'on l'enseigne le plus communément de nos jours? C'est qu'au début, on n'a pas compris toute l'importance de cet enseignement. Et pourtant, cet art a pour objet de régénérer, de perfectionner, d'augmenter la puissance humaine, sous tous les rapports, aussi bien pour soulager celui qui souffre que pour ajouter à la somme de bien-être de celui dont la santé est parfaite.

Cet art, dis-je, qui touche aux choses les plus précieuses de la vie, est abandonné presque tout entier aux militaires; et si, par hasard, quelques sujets civils se mêlent de l'enseigner, ils manquent, pour la plupart, d'instruction et souvent d'éducation première.

Comment se fait-il, lorsqu'on peut, sans peine puiser à tant de bonnes sources anciennes et modernes, qu'on agisse à contre-sens et qu'on prenne des exercices de saltimbanque pour des études de haute école ? Encore, si ces excentricités n'avaient fait de tort qu'à ceux qui ont eu la faiblesse de les exécuter, et si, surtout, ces tours de force n'avaient pas franchi les murs en toile, qui leur servent ordinairement de limite, on aurait pu garder le silence à cet égard ; mais, se parant du nom de gymnasiarques, qu'ils n'ont usurpé que pour s'introduire plus facilement dans le monde, ces redoutables professeurs ont fait un tort immense à la gymnastique, en inculquent à la jeunesse ce goût effréné d'exercices aussi inutiles que ridicules, qui, de tous temps, ont été condamnés par la bienséance et les gens sensés.

Voici, à ce sujet, une réflexion qui ne manquera pas d'intérêt, et qui ne peut être mieux placée qu'ici ; elle est extraite de l'excellent livre de M. Sabbathier, publié à Paris en 1772, page 4.

« Il s'en faut beaucoup, néanmoins, que le corps
» humain tire une égale utilité des différentes sortes
» d'exercices, dont les Anciens, guidés par le pur
» instinct, ou éclairés par la raison, se sont avisés ;

» car, parmi ces exercices, il y en a quelques-uns
» qui sont accompagnés d'agitations si violentes et
» de contorsions si peu naturelles, qu'ils ne sem-
» blent nullement propres à entretenir les ressorts
» de notre machine dans le juste équilibre, qui doit
» en établir la bonne constitution.

» Tels sont, par exemple, le pugilat, le pancrace,
» les sauts périlleux des voltigeurs, etc., qui ne
» sont bons, tout au plus, qu'à l'acquisition d'une
» force et d'une impétuosité brutales, ou d'une agi-
» lité qui tient du prestige ; qualités, dont tout le
» mérite se borne à se produire en spectacle aux
» yeux du peuple, toujours amoureux de ce qui lui
» paraît surprenant et outré. »

Voici un autre passage, qui servira de confirmation au premier, attendu qu'il a été écrit par un homme de science, et à une date beaucoup plus rapprochée de nous ; il est extrait de la *Gymnastique médicale* du docteur C. Londe, publié en 1821, page 235.

« Les tours de force, exécutés sur le trapèze,
» et toutes les voltiges, n'ont, par rapport à la
» santé et à la force, aucun avantage sur les exer-
» cices que je viens d'examiner. Tout leur mérite
» consiste dans l'acquisition superflue d'une agilité,

» qui tient du prestige, mais qui n'a d'utilité que » pour les hommes qui, faisant le métier de funam- » bules, doivent continuellement, pour en tirer du » gain, éblouir les yeux d'une multitude avide de » tout ce qui lui paraît fort au-dessus de ses » forces. »

Cette perturbation des choses a malheureusement été poussée si loin et acceptée si facilement par le public, qu'il est difficile aujourd'hui de lui faire comprendre l'influence heureuse que peuvent avoir des exercices bien dirigés, sur le physique, aussi bien que sur le moral; et les personnes étrangères à la connaissance de cet art, ne peuvent en découvrir les abus. Pour preuve de ce que j'avance, je ne ferai qu'une observation. Qu'on se donne la peine de regarder à l'entrée de presque toutes les propriétés de campagne, que verra-t-on, que ce soit d'ailleurs pour des enfants ou des hommes? deux poteaux et une traverse, à laquelle sont suspendus un trapèze et des anneaux, c'est-à-dire précisément les deux machines les moins utiles et qui servent de préférence aux acrobates, sur les places publiques. Peut-on conclure de-là, que les personnes bien élevées ont un goût naturel pour tous ces tours de force? Cela ne peut pas être. Il est donc plus sage et plus logique en même temps, comme je le disais tout à l'heure, d'attribuer ce mauvais choix de machines à l'ignorance générale en fait de gymnastique utile.

Et comment l'enseignement de la gymnastique, aurait-il pu faire des progrès? A son début, on ne s'est servi que de militaires pour former les professeurs; aujourd'hui, on se propose de se servir de soldats pour former des moniteurs. Pendant longtemps, bien que la chose fût mal comprise, il y avait cependant une certaine retenue pour tout ce qui pouvait ressembler à l'acrobatisme; aujourd'hui, au contraire, on en fait presque le principal mérite de l'art. Je ne rappelle ici qu'un seul souvenir. Vers 1845 et 1846, une troupe de moniteurs de gymnastique ayant à leur tête le directeur d'un établissement assez bien placé dans la ville, s'établit aux Champs-Élysées pendant les fêtes du roi, pour faire voir, moyennant une faible rétribution, les beaux résultats de la gymnastique; ce qui n'empêcha pas le directeur de la troupe d'être choisi, peu de temps après, pour professeur d'un jeune prince.

Tout le monde a pu remarquer que, depuis lors, cette passion des professeurs de gymnastique de paraître en public sous forme d'acrobate, a pris une extension déplorable. Souvent en entendant parler de commissions nommées pour régler cet enseignement, on a dû penser qu'une réforme, depuis longtemps attendue, pourrait enfin être obtenue ; mais les travaux de ces commissions ont eu des résultats si insignifiants qu'ils ont été plutôt nuisibles qu'utiles au véritable enseignement de la gymnastique.

Et comme je me dois avant tout à l'art auquel j'ai consacré trente-cinq ans de ma vie, je n'hésite pas à dire que la dernière commission, dont le rapport a été publié le 13 mars 1854, a porté un coup funeste à cet enseignement, et d'autant plus regrettable, que c'est la jeunesse même qui se trouve en être la première victime.

Me trompé-je, cette fois encore, en me plaignant de ce règlement, avec toute la réserve et le respect qu'on doit à des hommes éclairés et sincères ? Mais peut-on accepter, de gaîté de cœur, une décision qui fait reculer en arrière un art qui ne demande qu'à faire de sérieux progrès ? Comment admettre, en effet, que pendant trente-six ans que l'enseignement souffre et qu'on parle si souvent de l'améliorer, on ne fait rien, et que, quand on se décide enfin à faire quelque chose, on en soit toujours à tracer l'historique mille fois rebattu de l'influence des exercices du corps sur la santé? Puis, après quelques détails sur la fonction des muscles dans certains mouvements, page 25, on déclare :

« Qu'un homme, qui pourrait entrer dans de tels » détails sur tous les mouvements du corps, aurait » quelque chose de mieux à faire que de se consti- » tuer moniteur de gymnastique dans un lycée. »

Dans un autre passage, page 43, sur l'avis de deux membres de la commission, on déclare qu'on trouvera facilement, pour les lycées de l'empire, des maîtres parmi les hommes sortis des écoles militaires de gymnastique ou du corps des sapeurs-pompiers,

Enfin, la partie la plus difficile de l'art, c'est-à-dire la progression et la description des exercices, aurait pu, un moment embarrasser la commission; mais là, elle ne rencontra pas plus d'obstacle qu'ailleurs, pour résoudre cette difficile question.

Voici son arrêté concernant les exercices, p. 22, § III :

« Cette partie de notre tâche est fort aride; mais » il est un moyen de l'abréger. Dans les excellentes » instructions que l'administration de la guerre a » publiées pour l'enseignement de la gymnastique, » dans les corps de troupes et les établissements

» militaires, chaque exercice, ou plutôt chaque » temps d'un exercice a un nom, un numéro; tous » les détails en sont figurés et décrits; ces instruc- » tions, d'après les vues de la commission, devien- » dront classiques dans les lycées, comme elles le » sont aujourd'hui dans l'armée; il nous sera donc » permis, lorsque nous le jugerons convenable, de » nommer simplement ceux des exercices que nous » leur auront empruntés. »

Tous ces arrêtés, d'une commission chargée d'une mission aussi importante, ne font-ils pas rétrograder la gymnastique au point où elle en était à ses premiers débuts?

Déclarer qu'un homme n'a besoin de rien savoir de ce qui concerne sa profession, n'est-ce pas anéantir l'art dans ses fondements? Déclarer que des hommes sortis de leur village, depuis si peu de temps, seront de bons maîtres auprès de la jeunesse, quand ils auront passé six mois dans une école militaire, où l'on répète toutes les leçons, théorie en main, faute de mieux, n'est-ce pas méconnaître toutes les exigences de cette partie de l'enseignement?

Prendre pour guide une théorie de gymnastique militaire, qui n'est pas adaptée au but qu'on se propose d'atteindre, n'est-ce pas détruire toute la réalité de l'art, et augmenter le mal qu'on voudrait guérir ? Oublie-t-on que toute cette jeunesse est douée d'un vif sentiment d'initiative qui ne dépend pas toujours de sa volonté, mais bien de ce qu'elle voit faire ; que si vous lui donnez des lourdauds pour maîtres, elle les imitera sans s'en douter, et que si elle découvre leur ignorance, le mal sera bien plus grand encore, car elle les imitera en se moquant d'eux? On peut objecter l'influence de la discipline ; cette influence est puissante ; mais suffit-elle pour l'éducation, où le bon exemple fait les trois quarts de la besogne? Non, certainement, et les erreurs que je me suis permis de signaler resteront d'autant plus incompréhensibles, que le président de la commission était inspecteur général de l'ordre de la médecine, et qu'il ne pouvait ignorer que, depuis près d'un siècle, ses collègues témoignent le regret que les professeurs de gymnastique ne fussent pas plus à la hauteur de leur mission.

On pourrait croire, d'après tout ce que je viens de dire, que je suis poussé par quelque esprit d'animosité contre tout ce qui est fait ; il n'en est rien. La douleur que j'éprouve en voyant le désordre augmenter tous les jours, dans un enseignement aussi important, me fait seule agir, et mon unique vœu serait de pouvoir, avec le secours de ma longue expérience et de mes faibles lumières, réussir à faire quelque chose d'utile.

On aurait tort de conclure, de l'état actuel des choses, qu'un nouveau mode d'enseignement serait difficile à établir ; la difficulté ne serait pas aussi grande qu'il paraît; car il n'est pas de personne sensée qui ne déplore, comme je le fais, l'extravagance d'une gymnastique livrée à tous les caprices, et le peu de parti qu'on sait en tirer, quand on devrait tant obtenir d'elle.

Il n'y a plus aujourd'hui à chercher la vérité ; un besoin impérieux se fait sentir partout, d'une gymnastique plus rationnelle et plus dignement pratiquée. Insister sur la nécessité de la réforme, serait ouvrir la porte à de nouvelles discussions, et motiver des retards d'exécution déjà beaucoup trop prolongés.

Néanmoins, avant d'exposer un nouveau mode d'enseiguement, je crois devoir signaler très-succinctement le danger qu'il y aurait à laisser la pratique de la gymnastique dans la voie qu'elle a suivie jusqu'à présent.

J'ai déjà dit qu'elle dut sa première organisation en France à des hommes trop âgés, trop peu instruits, et très-mal enseignés. Le point de départ étant défectueux, la partie la plus délicate de l'enseignement a disparu ; on n'a pas su développer la souplesse, la sûreté, l'adresse, et je dirai même, la délicatesse de mouvements, que la nature donne abondamment à toute cette jeunesse, qui ne demande que des maîtres pour féconder ces dons précieux.

Malgré la longue lutte que nous soutenons depuis vingt-cinq ans, dans quelques Lycées, dans les Hôpitaux et ailleurs, pour enseigner l'art de la gymnastique, avec toute la prudence qu'il exige, cette résistance est impuissante pour combattre le mal au point où il en est. La gymnastique, aussi matériellement enseignée qu'on l'a fait jusqu'à présent, en demandant presque toujours aux enfants trop jeunes une exertion de force prématurée, a contribué à amener l'état nerveux et impatient dans lequel se trouve bon nombre d'enfants et de jeunes gens d'aujourd'hui. Ce malheureux penchant aux exercices excentriques a aussi fait perdre peu à peu la pratique de beaucoup de jeux qui étaient des plus salutaires. Les enfants et les jeunes gens de nos jours se poussent et se heurtent brusquement ; mais ils ne savent presque plus se plaire à aucun jeu ; pris de cette fièvre pernicieuse, qui veut tout connaître sans rien examiner, ils abandonnent, dès le début, l'exercice qu'on leur prescrit, si la machine ou l'instrument n'obéit pas de suite à leur mobile volonté.

Le vénérable docteur Tissot écrivait, en 1784, le passage suivant, dans son *Traité des nerfs*, tome II, page 436. Cette citation prouve que le mal signalé par moi date déjà d'assez loin, et elle servira de corollaire à mes observations.

Voici ce qu'écrivait ce bon et savant homme :

« L'abandon presque total des jeux d'exercice » pour les enfants et pour les jeunes gens, est, » comme je m'en suis déjà plaint, une autre cause » que l'on peut ranger dans le même ordre, et qui » a fait un mal infini. Au lieu du volant, du billard, » du mail, de l'arc, de la paume, on a adopté des » distractions casanières, totalement opposées aux » besoins de la nature, qui, à cet âge, veut de l'ac- » tion. Aussi elles ne sont pas des plaisirs réels ; » elles en usurpent le nom, et, sous ce nom, elles » laissent, réellement, dévorer tacitement par l'en- » nui, et privent, sinon de toute action, au moins » d'une action suffisante; et, *du manque d'action*

» *et de l'ennui, il résulte nécessairement des maux*
» *de nerfs, de l'hypocondrie, des convulsions, à un*
» *âge où elles n'existaient dans les siècles précé-*
» *dents que par quelques raisons graves.* Les jeux
» de cartes, devenus presque partout la seule dis-
» traction de tous les âges, ne peuvent en rien rem-
» placer aucun de ceux dont ils ont pris la place ;
» ils occupent plus qu'ils n'amusent ; ils n'exercent
» point le corps ; ils ne reposent point les passions ;
» ils ne donnent généralement point de vraie gaîté.
» Aussi, l'on n'a à en espérer aucun bon effet, et ils
» en ont plusieurs mauvais, puisqu'ils réunissent
» les désavantages d'une vie sédentaire et occupée,
» et qu'à l'ordinaire on n'en remporte que de la
» tristesse, au lieu de cette gaîté qui est la suite des
» jeux que je regrette. »

Je déclare donc, en m'appuyant sur une autorité aussi respectable, que tous les jeux qui donnent de l'exercice au corps, et qui sont admis par la société, devraient, à l'avenir, faire partie de la gymnastique pédagogique, en les assujettissant aux règles qui leur sont propres, et être enseignés par des professeurs de gymnastique, quand ils commencent l'éducation physique des enfants.

Mais je laisse tous ces détails ; et voici le projet

que je crois utile de soumettre à la haute sollicitude de S. Ex. M. le ministre de l'instruction publique : ce serait d'établir et de fonder, sur des bases dignes de notre civilisation, une école normale de gymnastique générale. On y formerait des gymnastes, qui propageraient, dans toutes les institutions de France, les véritables principes de l'art, qu'ils auraient eux-mêmes appris dans l'établissement central.

Je présente cette proposition avec d'autant plus de confiance, que la création dont il s'agit ne demanderait qu'une assez faible dépense de premier établissement; elle rendrait au pays des services dont il a le plus pressant besoin, et qu'il attendra toujours vainement, si l'administration n'intervient pas avec toute son autorité.

Après être restée longtemps en arrière dans cette partie importante de l'éducation, la France se trouverait tout à coup sans rivale dans le monde entier, pour protéger l'extension d'un art qui doit incontestablement augmenter la force, et même le bonheur des individus.

Si S. Ex. M. le ministre veut bien accorder sa bienveillante protection à l'essai que nous sollicitons avec tant d'instance, le projet de l'école, telle que nous la concevons avec ses règlements, est composé ; et rien ne serait plus facile que de le soumettre au jugement de S. Ex. M. le ministre, s'il nous faisait l'honneur de bien vouloir nous consulter.

Je ne m'abuse pas, d'ailleurs, sur la prompte réalisation de ce projet ; mais, comme il n'est plus possible de négliger l'enseignement de la gymnastique, et qu'il n'y a pas encore d'ouvrage assez précis pour servir de guide à tant de moniteurs à peine dégrossis, je vais, en attendant une décision plus favorable, donner la description des exercices qu'il serait préférable de mettre en pratique dans toutes nos institutions. De cette façon, les moniteurs pourront à première vue, connaître les exercices qu'ils peuvent faire exécuter sans danger, et sans abuser des forces naissantes de leurs jeunes élèves, comme cela arrive trop fréquemment. Je diviserai ces exercices en quatre séries, par des numéros qui indiqueront avant chaque exercice, par quelle série d'élèves il peut être exécuté. En procédant de cette façon, le n° 1, indiquera les élèves de la première cour d'un lycée ; le n° 2, ceux de la deuxième cour ; le n° 3, ceux de la troisième, et le n° 4, les plus petits de la quatrième cour. Dans les institutions particulières, rien ne sera plus facile que de mettre les séries d'élèves en rapport avec celles que je viens d'indiquer.

Avant de donner la description des exercices, je dois dire que déjà, depuis longtemps, dans les lycées, nous avons abrégé et adouci plusieurs commandements, afin qu'ils fussent plus en rapport avec l'éducation de la jeunesse.

Ainsi, au lieu de ces longs commandements inutiles pour l'exécution, comme par exemple :

Garde à vous,

Peloton,

Par le flanc droit,

A droite;

En avant, pas accéléré,

Marche.

Nous commandons :

Face à droite; droite.

Pas accéléré; marche.

Et il en est de même pour tous les mouvements qui peuvent, sans inconvénient, supporter ces abréviations.

Pour les demoiselles, les commandements sont encore plus adoucis. Nous leur commandons :

Alignez-vous, au lieu de : à droite alignement,

Bien, au lieu de : fixe.

Faites un à droite, au lieu de : face à droite.

Partez, au lieu de : marche, etc.

Avant de passer à la description des exercices, je dois consigner quelques observations pratiques d'une grande utilité.

1° CHANT.

L'exercice de la voix, étant aux poumons, ce que les mouvements sont pour le reste du corps, des chants spéciaux devront accompagner tous les exercices d'ensemble.

2° NOMBRE DES SÉANCES.

Pour que les exercices soient bien profitables, ils devraient avoir lieu trois fois par semaine, pour chaque série d'élèves.

3° DURÉE DES SÉANCES.

La durée moyenne d'une séance doit être d'une heure.

4° TEMPS PROPRE AUX EXERCICES.

Le moment le plus convenable pour appliquer les élèves aux exercices est la matinée avant le repas, mais non de très-grand matin.

5° COSTUME.

Un costume particulier, qui permet une grande

droite, les bras, et la jambe gauche, placés comme dans le précédent exercice.

5. Maintenir le corps en équilibre sur la jambe gauche un peu fléchie, les bras et le haut du corps penchés en avant, autant que possible, et la jambe droite tendue en arrière.

6° Maintenir le corps en équilibre sur la jambe droite, en portant les autres extrémités dans la position ci-dessus.

8e Série.

Exercices pour développer l'énergie des jarrets.

Applicables à tous les élèves.

1° Saut de pieds fermes en largeur.

2° Saut de pieds fermes en hauteur.

3° Saut de pieds fermes en arrière.

4° Saut de pieds fermes de côté vers la droite.

5° Saut de pieds fermes de côté vers la gauche.

6° Saut de pieds fermes en avant, en ne se servant que de la jambe gauche.

7° Saut de pieds fermes en avant, en ne se servant que de la jambe droite.

8° Saut vertical sur place, en s'élevant le plus possible, les mains placées sur les hanches et les pieds réunis.

9e Série.

Exercices pour développer l'énergie des jarrets.

Applicables à tous les élèves.

1° Saut en largeur avec élan, c'est-à-dire précédé d'une course.

2° Saut en hauteur, précédé d'une course.

10e Série.

Exercice pour développer la résistance.

Applicable à tous les élèves, dans la mesure de leur constitution.

1° Course de résistance cadencée au rhythme de deux cents par minute, pour les élèves de la première cour et pour les hommes.

La course de velocité, qui consiste à faire partir ensemble, à un signal donné, plusieurs élèves placés sur une même ligne, pour atteindre au plus vite un but plus ou moins éloigné, est supprimée depuis longtemps dans les lycées, à cause des accidents qui peuvent résulter d'une trop grande dépense d'énergie et de force en trop peu de temps.

liberté de mouvements est indispensable pour les exercices.

6° NOMBRE D'ÉLÈVES.

Le nombre d'élèves le plus convenable est de quinze par peloton, au maximum.

7° TEMPS IMPROPRE AUX EXERCICES.

Les exercices pris immédiatement après le repas sont nuisibles à la santé ; ceux qu'on prend immédiatement avant le coucher troublent le sommeil.

8° MANIÈRE D'EXERCER.

Dans aucun exercice, on ne devra débuter par des mouvements violents ; et les mêmes précautions devront être prises pour terminer les séances, c'est-à-dire qu'il faut commencer doucement et finir de même.

9° ABUS DES EXERCICES.

Des exercices trop forts et trop fréquents pour la jeunesse empêchent la croissance, et dénaturent les formes.

10° AUTRES ABUS.

L'abus des exercices de bras, pour élever le corps

aux cordes, perches, barres ou trapèze, arrondissent le dos, ferment la poitrine, élèvent les épaules et excitent à porter la tête en avant ; les exercices libres avec les haltères, les barres à sphères, et les massues, sont le plus puissant moyen pour combattre cette fâcheuse disposition.

EXERCICES.

PREMIÈRE PARTIE.

1re Série.

Applicables aux quatre séries d'élèves.

Exercices pour établir l'ordre dans les rangs.

1° Formation des pelotons.

2° Station régulière du corps.

3° Alignements sur la droite et sur la gauche.

4° Ouvrir, serrer les rangs.

5° Prendre la distance sur la droite et sur la gauche.

6° Exécution de : face à droite et à gauche.

7° Demi-tour à droite.

2e Série.

Exercices pour assouplir les jambes.

Applicables à tous les élèves.

1° Élever et abaisser alternativement les jambes tendues en avant.

2° Élever et baisser alternativement les jambes tendues à droite et à gauche.

3° Fléchir alternativement les jambes sur les cuisses en arrière.

4° Fléchir simultanément sur les deux jambes, les pieds réunis, les mains sur les hanches.

5° Élever alternativement les jambes et les cuisses, cadence modérée.

6° Élever alternativement les jambes et les cuisses, cadence accélérée.

7° Élever alternativement les jambes et les cuisses, cadence de course, 200 par minute.

8° Les jambes étant raisonnablement éloignées, fléchir à droite et à gauche, alternativement les mains placées sur les hanches.

9° Fléchir et tendre alternativement les jambes et les cuisses en quatre temps.

10° S'élever le plus haut possible, sur la plante des pieds, qui seront réunis, en tendant les jambes et les mains placées sur les hanches.

3e Série.

Applicables à tous les élèves.

Exercices pour habituer les élèves à se tenir en ordre lorsqu'ils sont en marche (nous supposons que les élèves sont sur deux, trois ou quatre rangs pour ces manœuvres).

1° Marche de front.

2° Marche de files.

3° Par files à droite et à gauche en marchant.

4° Demi-tour à droite en marchant.

5° Conversion de pieds fermes à droite et à gauche.

6° Conversion à droite et à gauche en marchant.

7° Faire face à droite et à gauche en marchant.

8° Rompre le peloton par rang et le reformer en marchant.

9° Le peloton étant en marche de files, le former en ligne.

10° Sur la droite et sur la gauche, par files, en ligne.

4e Série.

Mouvements pour assouplir les bras.

Applicables à tous les élèves.

1° Lancer alternativement les bras à droite et à gauche avec flexion.

2° Lancer alternativement les bras en avant avec flexion.

3° Lancer alternativement les bras en l'air avec flexion.

4° Lancer simultanément les bras à droite et à gauche avec flexion.

5° Lancer simultanément les bras en avant avec flexion.

6° Lancer simultanément les bras en l'air avec flexion.

7° Lancer simultanément les bras en avant du corps sans flexion, les ouvrir jusqu'à ce qu'ils soient sur la ligne de la poitrine et les replacer dans le rang.

8° Lancer simultanément les bras en avant du corps sans flexion, les croiser au-dessus de la tête avec flexion et terminer en les replaçant dans le rang.

9° Croiser les avant-bras en avant sans flexion, continuer de les élever le plus haut possible au-dessus des épaules, et les faire tourner en cercle de cette façon.

10° Lancer simultanément les bras à droite et à gauche avec flexion, les ramener près des cuisses, les relever aussitôt au-dessus des épaules et les replacer dans le rang près des cuisses.

5e Série.

Exercices pour assouplir le tronc.

Applicables à tous les élèves.

1° Fléchir le corps à droite et à gauche, les mains sur les hanches, la tête suivant le mouvement.

2° Fléchir le corps en avant et en arrière, les mains sur les hanches, la tête suivant le mouvement.

3° Faire tourner le plus possible, le corps à droite et à gauche, les mains sur les hanches, les pieds restant en place.

4° Élever et abaisser simultanément les épaules, en les retirant en arrière, de façon à communiquer un mouvement général à la partie thoracique.

6e Série.

Mouvements pour assouplir les bras et les jambes simultanément.

Applicables à tous les élèves.

1° Exercices des extrémités droites en avant.

2° Exercices des extrémités gauches en avant.

3° Flexion du corps en avant sur la jambe gauche.

4° Flexion du corps en avant sur la jambe droite.

5° Lancer alternativement les bras à droite et à gauche, en se fendant.

6° Fléchir simultanément les jambes, les pieds réunis, et élever simultanément les bras au-dessus des épaules.

7° Flexion du corps en avant sur chaque jambe alternativement, en remplaçant chaque fois une jambe par l'autre, au moyen d'un saut énergique, pris avec une force égale sur les deux pieds.

7e Série.

Exercices pour habituer le corps à se tenir en équilibre sur une seule jambe.

Applicables à tous les élèves.

1° Maintenir le corps en équilibre sur la jambe gauche, la cuisse droite étant dans la position horizontale, et la jambe dans la position verticale.

2° Maintenir le corps en équilibre sur la jambe droite en plaçant la gauche comme la droite au premier exercice.

3° Maintenir le corps en équilibre sur la jambe gauche, le corps droit, les bras, et la jambe droite horizontalement tendus en avant.

4° Maintenir le corps en équilibre sur la jambe

11e Série.

Exercices pour préparer à la natation.

Applicables à tous les élèves.

1° Étant en équilibre sur la jambe gauche, plier la jambe droite, la lancer à droite en étendant le pied, et la replacer près de la gauche.

2° Étant en équilibre sur la jambe droite, plier la jambe gauche, la lancer à gauche en étendant le pied et la replacer près de la droite.

3° Lancer le bras droit au-dessus de l'épaule, la main ouverte, les doigts allongés, et ramener le bras près du corps, en lui faisant décrire un demi-cercle vers la droite.

4° Lancer le bras gauche au-dessus de l'épaule, la main ouverte, les doigts allongés, et ramener le bras près du corps, en lui faisant décrire un demi-cercle vers la gauche.

5° Fléchir sur les jambes, les pieds étant un peu éloignés et ouverts, les maius placées sur les hanches.

6° Étant placé sur les jambes un peu éloignées, lancer simultanément les bras au-dessus des épaules, les mains ouvertes, les doigts allongés, et les ramener près du corps, en leur faisant décrire un demi-cercle à droite et à gauche.

7° Se placer en équilibre sur la jambe gauche, plier la droite et le bras droit, lancer simultanément la droite à droite et le bras en l'air, ramener la jambe tendue près de la gauche, et le bras près du corps, en lui faisant décrire un demi-cercle.

8° Étant en équilibre sur la jambe droite, répéter les mêmes mouvements qu'à l'exercice ci-dessus, avec les extrémités gauches.

9° Plier sur les jambes, les pieds séparés un peu éloignés, placer les deux mains ouvertes près des épaules, et se redresser sur les jambes, en allongeant vigoureusement les bras en l'air, puis ramener les bras près du corps, en leur faisant décrire un demi-cercle à droite et à gauche.

10° Se placer, sur un tabouret, en équilibre sur le ventre, le corps éloigné du sol et un peu incliné vers les pieds, et appliquer le résumé de tous les mouvements ci-dessus, comme si l'on nageait dans l'eau.

Dès qu'on est posé sur le ventre, on place les mains ensemble au-dessous du menton, les bras près du corps, et on plie les jambes en les ouvrant, les talons le plus près possible des fesses ; puis, au premier temps, on lance simultanément les jambes à droite et à gauche, et les bras en avant parallèlement ; au deuxième temps, on réunit les jambes vigoureusement, et l'on renverse les mains à droite et à gauche ; au troisième temps, on étend les bras à droite et à gauche ; et au quatrième temps, on les ramène à la première position.

Pour l'application des mouvements dans l'eau, il est une foule d'ouvrages qui en donnent la description. Mais je trouve que faire dans l'eau l'apprentissage de mouvements qui sont si faciles à exécuter sur terre, c'est aujourd'hui une chose presque absurde, attendu que, depuis 1851, époque à laquelle M. le colonel d'Argy a publié une petite instruction pour l'armée, des expériences faites sur une grande échelle ont toujours prouvé qu'un quart des hommes nagent dès leur première séance à l'eau, quand ils avaient bien appris les mouvements préparatoires à sec. J'ai fait moi-même pratiquer cette méthode par des élèves de tout âge, et les résultats ont été les mêmes.

DEUXIÈME PARTIE.

Exercices avec machines et instruments portatifs.

ARTICLE PREMIER.

Haltères.

1re Série.

Applicable à tous les élèves.

On aura soin d'observer rigoureusement la règle suivante, pour ne pas nuire au développement naturel des forces des élèves :

Il faut, lorsqu'on confie une paire d'haltères à un élève, qu'il puisse, sans le moindre effort, en prendre une dans chaque main, et les tenir un moment les bras étendus de chaque côté du corps, sans éprouver la plus légère fatigue. En prenant cette précaution, on trouve que le poids des haltères est, à peu de chose près, dans les proportions qui suivent : pour les élèves de sept à huit ans, des haltères de six à sept cents grammes ; pour ceux de quatorze à quinze ans, des haltères de un kilo deux cents à un kilo cinq cents grammes ; pour ceux de dix-sept à vingt ans, des haltères de deux kilos cinq cents grammes à trois kilos. Certainement, à première vue, ces poids paraissent bien faibles ; mais il faut remarquer qu'il ne s'agit pas ici de lever un fardeau et de le laisser tomber ensuite. Il s'agit de s'exercer pendant quinze à vingt-cinq minutes sans quitter l'instrument ; et je répète que, hors de ces conditions, on ne fera qu'abuser des forces des élèves, sans aucun profit pour eux, en leur donnant des haltères plus lourds que ceux qui seront dans les proportions ci-dessus.

Exercices sur place.

1° Élever alternativement les haltères au-dessus des épaules.

2° Porter alternativement les haltéres à droite et à gauche.

3° Porter alternativement les haltères en avant du corps.

4° Élever simultanément les haltères au-dessus des épaules.

5° Porter simultanément les haltères à droite et à gauche.

6° Porter simultanément les haltères en avant du corps.

7° Lancer alternativement les haltères en avant, en se fendant.

8° Lancer alternativement les haltères à droite et à gauche, en se fendant sur les côtés.

9° Porter alternativement les haltères en avant du corps, ouvrir les bras dans une position horizontale, et les descendre allongés près du corps.

10° Porter simultanément les haltères en avant du corps, ouvrir les bras et les replacer dans leur première position.

11° Mouvement vertical et simultané des haltères, en fléchissant les jambes.

12° Fléchir simultanément les jambes, en portant les haltères les bras tendus en avant du corps.

13° Mouvement vertical et simultané des haltères, étant fendu en avant de la jambe gauche.

14° Mouvement vertical et simultané des haltères, étant fendu de la jambe droite en avant.

15° Porter alternativement les haltères en avant, étant fendu de la jambe opposée au bras, et faire chaque fois un demi-tour en pivotant sur les pieds pour alterner le mouvement des bras.

16° Étant en place, porter simultanément les haltères en avant du corps et les ramener à leur première position, en leur faisant décrire un grand cercle à droite et à gauche, en les élevant d'abord le plus haut possible, et ensuite de façon à ouvrir la poitrine.

17° Porter simultanément en avant et en l'air

les haltères les bras tendus, en pliant simultanément les jambes.

18° Étant fendu de la jambe gauche, faire tourner l'haltère droite en cercle parallèlement au corps.

19° Étant fendu de la jambe droite, faire tourner l'haltère gauche en cercle parallèlement au corps.

20° Porter alternativement les haltères en avant, en pivotant alternativement sur chaque pied.

2e Série.

Exercices des haltères en avançant et en reculant.

Applicables à tous les élèves, en proportionnant la résistance et l'énergie des mouvements à leur âge et surtout à leur constitution.

1° Porter alternativement les haltères en avant, en avançant le bras et la jambe du même côté.

2° Porter alternativement les haltères en avant, en reculant le bras et la jambe du même côté.

3° Porter simultanément les haltères en avant, en avançant alternativement une jambe.

4° Porter simultanément les haltères en avant, en reculant alternativement une jambe.

5° Porter alternativement les haltères en avant, en avançant une jambe opposée au bras.

6° Porter alternativement les haltères en avant, en reculant une jambe opposée au bras.

7° Mouvement vertical et simultané des haltères, en avançant une jambe alternativement.

8° Mouvement vertical et simultané des haltères, en reculant une jambe alternativement.

9° Porter alternativement l'haltère et la jambe du même côté en avant; faire un mouvement de pendule avec le bras, puis un grand cercle pour le replacer à sa première position.

10° Porter alternativement l'haltère et la jambe du même côté en arrière, et répéter la même chose que ci-dessus avec le bras qui se trouve en avant.

11° Porter simultanément les haltères au-dessus des épaules, en avançant alternativement une jambe, et les redescendre verticalement à leur première position.

12° Répéter exactement le même exercice, en retirant chaque fois une jambe en arrière.

13° Porter alternativement les haltères en avant, en avançant chaque fois la jambe du côté opposé au bras, et faire exécuter un mouvement de pendule au bras, puis un grand cercle pour le ramener à sa première position.

14° Répéter exactement le même mouvement, en

reculant alternativement les jambes au lieu de les avancer.

15° Porter simultanément les haltères en avant, en avançant alternativement une jambe, et replacer les bras à leur première position, en leur faisant décrire simultanément deux grands cercles d'avant en arrière.

16° Répéter le même exercicice, en reculant chaque fois une jambe au lieu de l'avancer.

17° Porter alternativement les haltères en avant, en avançant chaque fois une jambe, porter l'haltère qui est en avant en arrière, et celle qui est en arrière, en avant, reprendre la première position et continuer sur l'autre jambe.

18° Répéter le même exercice en portant chaque fois la jambe en arrière au lieu de la porter en avant.

19° Porter simultanément les haltères à droite et à gauche, en portant alternativement une jambe en avant.

20° Porter simultanément les haltères en avant, en portant alternativement une jambe en avant, leur faire exécuter un mouvement de pendule, puis deux grands cercles pour les ramener à leur première position.

21° Répéter exactement le même mouvement, en retirant chaque fois une jambe en arrière au lieu de l'avancer.

Il y aurait encore beaucoup d'autres exercices qu'on pourrait faire exécuter en marchant; mais la progression que je viens de tracer présente déjà assez de variété pour qu'on puisse s'en contenter.

Il y a encore, avec ces instruments, deux séries d'exercices : l'une consiste à exécuter des mouvements étant étendu sur le dos, et l'autre, étant assis sur un tabouret. Mais, les uns prêteraient trop à rire, et les autres ne sont généralement mis en usage que pour des circonstances particulières.

ARTICLE II.

Exercices avec les barres à sphères.

Applicables à tous les élèves, en évitant de forcer les articulations de ceux qui n'auraient pas assez de souplesse pour faire de suite certains mouvements. Pour le poids de la barre que devra prendre chaque élève, on pourra s'en rapporter à cette règle : il faut que l'élève prenne la barre par son centre, et la tienne quelques instants avec une seule main, le bras tendu, sans éprouver trop de difficulté.

1re Série.

1° Mouvement alternatif des mains, portant chaque fois la barre derrière une épaule du côté opposé à cette main.

2° Les mains étant près des sphères, élever la barre au-dessus de la tête, la descendre sur les épaules derrière celle-ci, la relever de nouveau et la redescendre à sa première position.

3° Faire un double cercle en commençant vers la gauche, la barre restant horizontalement.

4° Faire un double cercle vers la droite, la barre restant horizontalement.

5° Toucher le sol avec la barre, en pliant les jambes, et l'élever au-dessus de la tête en se redressant.

6° Mouvement vertical sur la jambe gauche.

7° Mouvement vertical sur la jambe droite.

8° Mouvement continu autour du corps, en commençant par la main droite.

9° Mouvement continu autour du corps, en commençant par la main gauche.

10° Double cercle en avant, en commençant par la main droite.

11° Double cercle, en arrière, en commençant avec la main droite.

12° Grand cercle, en avant, sur la jambe gauche.

13° Grand cercle, en avant, sur la jambe droite.

14° La barre élevée au-dessus de la tête, la pencher à droite et à gauche, les bras restant allongés, et le corps se conformant au mouvement.

15° Les pieds étant modérément éloignés, faire un grand mouvement de pendule avec la barre qui marque chaque fois un temps d'arrêt au-dessus de la tête.

16° Mouvement vertical de la barre, à droite et à gauche.

Il y a encore beaucoup de mouvements qui s'exécutent avec deux barres tenues par deux élèves; mais attendu la difficulté de les enseigner et celle de réunir deux élèves, parfaitement d'accord, pour les exécuter, je dois renoncer à en donner la progression.

ARTICLE III.

Exercices avec les mils ou massues.

Applicables à tous les élèves, en évitant les mouvements dans lesquels les élèves trop jeunes risqueraient de se cogner. La règle à suivre pour ne pas abuser de la force des élèves, est qu'ils puissent prendre les mils par la poignée, les porter horizontalement à droite et à gauche, les bras tendus, sans trop de difficulté.

1re Série.

1° Mouvement continu autour du corps, en commençant avec la main droite, en avant et vers la gauche.

2° Mouvement continu autour du corps, en commençant avec la main gauche, en avant et vers la droite.

3° Mouvement continu avec la main droite, en commençant en arrière vers la gauche.

4° Mouvement continu avec la main gauche, en commençant en arrière vers la droite.

5° Roulement alternatif des mils sur le dos et les bras.

6° Jet alternatif des mils en arrière.

7° Jet alternatif de mils en avant.

8° Mouvement continu et alternatif des mils autour du cops, en commençant en avant.

9° Mouvement continu et alternatif des mils autour du corps, en commençant en arrière.

10° Jet simultané des mils en arrière.

11° Jet simultané des mils en avant.

12° Jet alternatif des mils à droite et à gauche, en commençant en dehors.

13° Jet simultané des mils à droite et à gauche, en commençant en dehors.

14° Mouvement simultané et continu autour du corps, en commençant en avant.

15° Mouvement simultané et continu autour du corps, en commençant en arrière.

16° Jet alternatif des mils à droite et à gauche, en commençant en dedans.

17° Mouvement simultané et continu des mils autour du corps, en les maintenant toujours l'un près de l'autre.

18° Jet vertical et alternatif des mils au-dessus des épaules.

19° Mouvement du mil droit en cercle, dans un plan parallèle au dos.

20° Mouvement du mil gauche en cercle, dans un plan parallèle au dos.

21° Port des mils à droite et à gauche, les bras tendus.

Il y aurait encore avec ces instruments beaucoup d'autres exercices à exécuter; mais, comme l'exécution pourrait provoquer des accidents, il est préférable de n'en pas parler, attendu surtout que la série ci-dessus est déjà difficile et assez longue à apprendre.

TROISIÈME PARTIE.

Exercices avec machines et instruments mobiles

1re Série.

ARTICLE PREMIER.

Exercice sur l'échelle de corde et de bois.

1 2 3 4 1° Monter une main et un pied après l'autre, et descendre de même.

1 2 » » 2° Monter une main après l'autre et les pieds simultanément, et descendre de même.

ARTICLE II.

Exercices sur les perches oscillantes.

1 2 3 4 1° Monter à l'aide des jambes et des mains alternativement à une seule perche, et descendre de même.

1 » » » 2° Monter à une perche, une main après l'autre, sans le secours des jambes, et descendre de même.

1 » » » 3° Monter à deux perches, une main après l'autre sans le secours des mains, et descendre de même.

1 » » » 4° Monter à deux perches, en élevant les

mains simultanément, et descendre de même.

ARTICLE III.

Exercices sur la corde lisse.

1 2 3 4 1° Monter à l'aide des jambes et des mains alternativement, et descendre de même.

1 » » » 2° Monter à l'aide des mains seulement, et descendre de même.

ARTICLE IV.

Exercices sur la corde à nœuds et à supports.

1 2 » » 1° Monter en élevant les mains alternativement et les pieds simultanément, puis descendre de même.

ARTICLE V.

Exercices sur le mât à perroquet.

1 2 3 4 1° Monter un pied et une main après l'autre, puis descendre de même.

1 2 » » 2° Monter une main après l'autre et les pieds simultanément, puis descendre de même.

ARTICLE VI.

Exercices sur la barre échelle.

1 2 » » 1° Placer les mains sur le premier échelon, se hisser sur la barre et descendre.

1 2 » » 2° Placer les mains sur le premier échelon, se hisser sur la barre, s'y asseoir et descendre en arrière.

1 2 » » 3° Placer les mains sur la barre dans les deux intervalles, se placer sur la barre et descendre.

1 2 » » 4° Placer les mains sur la barre dans les deux intervalles, s'asseoir et descendre en arrière, les mains placées sur le premier échelon.

1 2 » » 5° Placer les mains sur la barre dans les intervalles, se hisser sur la barre, s'y asseoir, se renverser en arrière, en plaçant les mains sur le premier échelon, remonter sur la barre, se renverser en avant, en laissant les mains sur le premier échelon et descendre à terre.

1 2 » » 6° Placer les mains sur la barre, entre les intervalles, se hisser sur elle, chan-

ger les mains de côté et descendre.

1 2 » » 7° Placer les mains sur la barre dans les intervalles, se hisser sur elle, s'y asseoir, et descendre en arrière, les mains placées sur la barre, dans les intervalles.

1 2 » » 8° Répéter le même exercice que ci-dessus, en repassant les jambes entre les bras et la barre, pour se hisser une seconde fois et descendre en plaçant les mains sur le premier échelon.

1 » » » 9° Placer les mains sur la barre dans les intervalles, passer les jambes et le corps entre elle et les bras, se hisser sur elle en montant par le dos, redescendre en arrière, en prenant les deux premiers montants, remonter par le dos, faire un renversement en avant et descendre.

1 » » » 10° Monter par les échelons, une main après l'autre, faire un renversement en arrière, poser les pieds sur la barre, faire un renversement en avant, s'asseoir sur la barre et terminer par un renversement en arrière.

1 » » » 11° Se tenir horizontalement au-dessous de la barre, le corps faisant face au sol.

1 » » » 12° Se tenir horizontalement au-dessous de la barre, le dos faisant face au sol.

QUATRIÈME PARTIE.

Exercices avec Machines et Instruments fixes.

1re Série.

ARTICLE PREMIER.

Exercices sur l'échelle horizontale.

1 2 3 4 1° Marche de côté vers la droite, en plaçant alternativement les mains sur les échelons, les bras, le corps et les jambes droits, et descendre.

1 2 3 4 2° Marche de côté vers la gauche, d'après les mêmes règles.

1 2 3 4 3° Marche de côté vers la droite, les mains placées sur un seul montant, les bras, le corps et les jambes bien droits, et descendre.

1 2 3 4 4° Marche de côté vers la gauche, d'après les mêmes règles.

1 2 3 4 5° Marche en avant, en avançant les

mains alternativement sur chaque montant, les bras, le corps, et les jambes droits, et descendre.

1 2 3 4 6° Marche en arrière, d'après les mêmes règles.

7° Marche en avant, en plaçant alternativement les mains sur chaque échelon, les bras, le corps et les jambes droits, et descendre.

1 2 3 4 8° Marche en arrière, d'après les mêmes règles.

2 2 3 4 9° Marche en avant, et en plaçant la main gauche sur le montant et la droite sur un échelon, et en avançant les mains alternativement, les bras, le corps et les jambes droits, et descendre.

1 2 3 4 10° Marche en avant, d'après les règles ci-dessus, la main droite sur le montant, et la gauche sur les échelons.

1 2 5 4 11° Marche en arrière, d'après les mêmes règles, la main gauche sur le montant, et la droite sur les échelons.

1 2 3 4 12° Marche en arrière, d'après les mêmes règles, la main droite sur le mon-

tant, la gauche sur les échelons.

1 2 3 4 13° Marche par brassées, en tournant le corps à droite et à gauche, les bras, le corps, et les jambes droits, et descendre.

2e Série.

1 2 » » 1° Marche de côté vers la droite, en plaçant les mains alternativement sur les échelons, les bras pliés, et tout le corps bien droit, puis descendre.

1 2 » » 2° Marche de côté vers la gauche, d'après les mêmes règles.

1 2 » » 3° Marche en avant, en avançant les mains alternativement sur chaque montant, les bras pliés, tout le corps bien droit, et descendre.

1 2 » » 4° Marche en arrière d'après les mêmes règles.

1 2 » » 5° Marche en avant, en plaçant alternativement les mains sur chaque échelon, les bras pliés, le corps bien droit, et descendre.

1 2 » » 6° Marche en arrière, d'après les mêmes règles.

1 2 » » 7° Marche en avant, en plaçant la main gauche sur le montant, la droite sur un échelon, en avançant les mains alternativement, les bras pliés, le corps bien droit, et descendre.

1 2 » » 8° Marche en avant, d'après les règles ci-dessus, la main droite sur le montant, et la gauche sur les échelons.

1 2 » » 9e Marche en arrière, d'après les mêmes règles, la main gauche sur le montant, la droite sur les échelons.

1 2 » » 10° Marche en arrière, d'après les mêmes règles, la main droite sur le montant, la gauche sur les échelons.

1 2 » » 11° Marche en avant, par saccade régulière, en avançant les mains simultanément, les bras pliés, le corps bien droit, et descendre.

1 2 » » 12° Marche en arrière, par saccade régulière, suivant les règles ci-dessus.

1 » » » 13° Marche par saccade en avant, en plaçant simultanément les mains sur chaque échelon, les bras pliés, le corps bien droit, et descendre.

1 » » » 14° Marche par saccade, en arrière, d'a-

près les règles de l'exercice précédent.

ARTICLE II.

Exercices sur les barres parallèles fixes.

1re Série.

Exercices s'exécutant sur les barres sans prendre d'élan.

1 2 3 4. 1° Se soutenir un moment sur les deux mains, le corps bien droit, les épaules basses, la tête haute, et descendre.

1 2 3 4 2° Étant soutenu sur les mains, se balancer dans les barres, passer les jambes par-dessus la barre de droite en avant, s'asseoir sur elle, placer la main gauche près du corps, et se lancer à terre en se poussant avec les deux mains.

1 2 3 4 3° Exécuter le même exercice que ci-dessus, sur la barre de gauche.

1 2 3 4 4° Étant soutenu sur les mains, passer en se balançant les jambes par-dessus la barre de droite, les ramener dans les barres, se balancer de nouveau, les passer par-dessus la barre de gauche, et descendre après avoir ré-

pété ce mouvement plusieurs fois de suite.

1 2 3 4 5° Étant suspendu sur les mains, se balancer et se lancer à terre par-dessus la barre de droite en avant.

1 2 3 4 6° Exécuter le même exercice que ci-dessus, en se lançant par-dessus la barre de gauche en avant.

1 2 3 4 7° Étant suspendu sur les mains, se balancer dans les barres, et se lancer à terre par-dessus la barre de droite en arrière.

1 2 3 4 8° Exécuter le même exercice que ci-dessus, en se lançant à terre par-dessus la barre de gauche en arrière.

1 2 3 4 9° Étant suspendu sur les mains, se balancer, passer les jambes par-dessus la barre de droite en arrière, s'asseoir, placer les mains de chaque côté du corps sur cette barre, et se lancer à terre en se poussant avec les mains.

1 2 3 4 10° Exécuter le même exercice que ci-dessus, en passant les jambes par dessus la barre de gauche.

1 2 » » 11° Étant suspendu sur les mains, mar-

cher sur les barres en les avançant alternativement, et se lancer à terre en avant, en se poussant avec les mains.

1 2 » » 12° Exécuter le même exercice que ci-dessus en allant en arrière, et se lancer à terre en arrière à l'autre extrémité, en se poussant avec les mains.

1 2 » » 13° Étant suspendu par les mains, passer les jambes par dessus la barre de droite, et par un élan du corps et des jambes, se lancer à terre vers la gauche, en passant par dessus les deux barres.

1 2 » » 14° Étant suspendu sur les mains, passer les jambes par dessus la barre de gauche, et se lancer à terre à droite par dessus les deux barres, comme pour l'exercice ci-dessus.

1 2 » » 15° Étant suspendu sur les mains, passer les jambes par dessus la barre de droite en avant, les ramener dans les barres, et profiter de cette impulsion pour se lancer de suite à terre, en arrière, par dessus la barre de gauche.

1 2 » » 16° Étant suspendu sur les mains, passer les jambes par dessus la barre de

gauche en avant, et se lancer à terre comme pour l'exercice ci-dessus, par dessus la barre de droite en arrière.

1 2 » » 17° Étant suspendu sur les mains à l'entrée des barres, marcher en avant par saccades régulières, en avançant les mains simultanément, et se lancer à terre à l'autre extrémité, en se poussant en avant avec les mains.

1 2 » » 18° Étant suspendu sur les mains à l'entrée des barres, marcher en arrière par saccades régulières, en reculant les mains simultanément, et se lancer à terre en arrière à l'autre extrémité, en se poussant avec les mains.

1 » » » 19° Étant suspendu sur les mains à l'entrée des barres, passer les jambes réunies par dessus la barre droite en avant, placer les mains simultanément sur les barres en avant du corps, lancer les jambes en arrière par dessus la barre de droite, les ramener par cette impulsion dans les barres, replacer immédiatement les jambes par dessus la barre de droite en avant, et ré-

péter le même exercice jusqu'à l'extrémité opposée ; se lancer à terre par une dernière impulsion en avant.

1 » » » 20° Répéter exactement le même exercice sur la barre de gauche, et terminer de même.

1 » » » 21° Étant placé sur les mains à l'entrée des barres, lancer les jambes réunies par dessus la barre de droite en arrière, porter simultanément les mains sur les barres en arrière du corps, lancer les jambes par dessus la barre de droite en avant, et profiter de cette impulsion pour les replacer de suite par dessus la barre de droite en arrière, et continuer ainsi jusqu'à l'extrémité opposée, en se lançant à terre en arrière par une dernière impulsion.

1 » » » 22° Répéter exactement le même exercice sur la barre de gauche, et terminer de même.

1 » » » 23° Étant suspendu sur les mains, balancer le corps dans les barres, et avancer simultanément les mains chaque fois que les jambes reviennent

en avant, continuer ainsi jusqu'à l'autre extrémité, et terminer en se lançant une dernière fois en avant à terre.

1 » » » 24° Étant suspendu sur les mains, balancer le corps dans les barres, et reculer simultanément les mains chaque fois que les jambes vont en arrière, et continuer ainsi jusqu'à l'autre extrémité, en se lançant en arrière par une dernière impulsion.

1 » » » 25° Étant suspendu sur les mains, balancer le corps dans les barres, passer, dès la première impulsion, en avant, les jambes par dessus elles, à droite et à gauche en les ouvrant, porter simultanément les mains sur les barres en avant des cuisses, lancer, en se portant sur les mains, les jambes simultanément en l'air par dessus les barres, les réunir aussitôt au milieu d'elles, et profiter du moment où elles redescendent pour les replacer de nouveau par dessus les barres, comme la première fois, répéter ce même mouvement jusqu'à l'autre extrémité, et se

lancer à terre par une dernière impulsion en avant.

1 » » » 26° Répéter exactement le même exercice que ci-dessus par des moyens inverses, en commençant à lancer la première fois les jambes en arrière par dessus les barres en les ouvrant, et terminer à l'extrémité en se lançant à terre en arrière.

Il y a encore beaucoup d'exercices qu'on pourrait faire sur ces barres, sans prendre d'élan; mais je puis certifier, par expérience, que l'exécution exigerait une distension exagérée des muscles, ou une dislocation peu naturelle ; ce serait, par exemple, de marcher sur les mains, le corps dans les barres, les bras et les jambes pliés, la tête rentrant dans les épaules, ou de laisser descendre le corps dans les barres aussi bas que possible, étant retenu par les mains et les pieds, ce que les moniteurs appellent ordinairement faire la sirène, etc. ; exercices que je n'hésite pas un instant à rayer de ce programme.

2e SÉRIE.

Exercices sur les barres parallèles fixes précédés d'une course.

1 2 » » 1° Prendre un élan d'une douzaine de pas, arriver près des barres sur la plante des pieds réunis, s'élever en posant aussitôt les mains sur elles, la gauche sur la première, la droite sur la seconde, faire passer le corps par dessus la première barre et en arrière, le laisser descendre entre elles, et profiter de cet élan pour se lancer à terre, en passant les jambes en avant, par dessus la barre de droite.

1 2 » » 2° Répéter exactement le même exercice, en plaçant, cette fois, la main droite sur la première barre, la gauche sur la seconde, et terminer en se lançant à terre en avant par dessus la barre de gauche.

1 » » » 3° Répéter tout ce qui a été dit au premier exercice, mais au lieu de se lancer de suite à terre par dessus la barre de droite en avant, on fait un second ba-

lancement dans les barres, et on se lance à terre par dessus la barre de droite en arrière.

1 » » » 4° Répéter exactement le même exercice en plaçant la main droite sur la première barre, et la gauche sur la seconde, et se lancer à terre par dessus la barre de gauche en arrière.

1 » » » 5° Répéter ce qui a été dit au premier exercice, et se lancer à terre par dessus les deux barres en arrière.

1 » » » 6° Franchir les barres en sens opposé, c'est-à-dire placer la main droite sur la première et la gauche sur la seconde.

Toutes les autres manières de franchir les barres, et, par exemple, de fixer les mains sur l'une d'elles, et les franchir en écartant les jambes à droite et à gauche, au lieu de placer les mains sur la première, et de les franchir toutes deux sans toucher la seconde, n'étant absolument d'aucune utilité et pouvant provoquer des accidents, sont également rayées de ce programme.

3e Série.

Exercices sur les barres parallèles mobiles.

1 2 3 4 1° Etant placé sur la première barre, la seconde étant plus élevée, franchir celle-ci de gauche à droite, en s'aidant des pieds et des mains.

1 2 3 4 2° Répéter l'exercice ci-dessus, en franchissant la seconde barre de droite à gauche. Il est bien évident que la seconde barre sera élevée à une hauteur proportionnée à la taille des élèves qui devront la franchir.

1 2 » » 3° Les barres étant parallèlement élevées au-dessus de la tête, les saisir avec les mains, élever les jambes en avant, placer les jarrets sur chacune d'elles, se relever au-dessus en faisant effort des bras, réunir les jambes du même côté, se placer sur le ventre à travers les deux barres, et descendre, par un renversement en avant, les deux mains placées sur la même barre, et descendre à terre.

1 2 » » 4° Monter sur les barres comme ci-des-

sus, et descendre, par un renversement en arrière, le dos tourné aux barres.

1 2 » » 5° Saisir les barres avec les mains, élever les jambes réunies par dessus la barre de droite, s'asseoir sur celle-ci par le secours des bras et se lancer à terre en avant, en se poussant avec les mains.

1 2 » » 6° Même exercice que ci-dessus en se servant, cette fois, de la barre de gauche.

1 » » » 7° Saisir les barres avec les mains, placer par un premier effort l'avant-bras droit sur la barre de droite, puis l'avant-bras gauche sur la barre de gauche, et, par un dernier effort des deux bras, s'élever droit sur au-dessus des barres, et redescendre entre elles par un renversement en arrière, puis descendre à terre.

1 » » » 8° Saisir une des barres, en faisant face à l'autre, élever les jambes réunies par dessus la barre qu'on tient; puis la tête, enfin l'autre bras, une

fois entièrement au-dessus des barres, se retourner, placer le ventre sur une d'elles, les mains placées de chaque côté du corps et se lancer à terre en arrière, en se poussant avec les mains.

Il est facile de comprendre qu'en mettant ces barres à une hauteur et à un écartement convenable, on peut y répéter beaucoup d'exercices indiqués pour les barres fixes.

ARTICLE III.

Exercices des sauts en profondeur.

1re Série.

1 2 3 4 1° Saut en profondeur, en avant, étant placé à une hauteur proportionnée à l'âge des élèves.

1 2 3 4 2° Saut en profondeur, en avant, étant assis sur le bord de la machine de laquelle on doit se lancer.

1 2 3 4 3° Saut en profondeur, en arrière, étant debout sur le bord de la machine de laquelle ont veut se lancer.

1 2 3 4 4° Saut en profondeur, en arrière, en

prenant un point d'appui avec les mains sur le bord de la machine de laquelle on doit se lancer.

1 2 3 4 5° Saut de côté vers la droite en profondeur.

1 2 3 4 6° Saut de côté vers la gauche en profondeur.

1 2 3 4 7° Saut vertical, étant suspendu par les mains.

Les sauts, en hauteur, largeur et profondeur, avec une perche, étant d'une application assez difficile dans les lycées et n'ayant aucun but d'utilité, je propose de les supprimer complétement.

ARTICLE IV.

Exercices sur le cheval.

1re Série.

Exercices s'exécutant en prenant l'élan sur le côté, le cheval étant d'une hauteur convenable pour les élèves qui doivent s'y exercer.

1 2 3 4 1° Prendre un élan sur le côté du cheval, arriver près de lui, prendre un point d'appui avec les mains et se placer à cheval, en passant la jambe droite par dessus, en arrière; passer ensuite la

jambe gauche par dessus en avant, la réunir à la droite et se lancer à terre en se poussant avec les mains.

1 2 3 4 2° Répéter le même exercice, en commençant, cette fois, par passer la jambe gauche par dessus la tête, en arrière, et sauter sur le côté, après avoir placé la jambe droite contre la gauche.

1 2 3 4 3° Prendre un élan sur le côté, se placer à cheval, en passant la jambe droite par dessus et se lancer à terre vers la droite, en élevant les deux jambes simultanément.

1 2 3 4 4° Répéter le même exercice, en passant la jambe gauche la première, et terminer en se lançant à terre vers la gauche.

1 2 3 4 5° Prendre un élan, se placer à genoux en travers du cheval et, par un petit effort des bras et du corps, se lancer à terre de l'autre côté.

1 2 3 4 6° Prendre un élan, se placer de bout en travers du cheval et sauter à terre, d'après les règles.

1 2 3 4 7° Prendre un élan et franchir le cheval de gauche à droite.

1 2 3 4 8° Prendre un élan et franchir le cheval de droite à gauche.

1 2 3 4 9° Prendre un élan et se placer à cheval, à contre-sens et se lancer à terre par une extrémité, en se poussant avec les mains.

1 2 3 4 10° Prendre un élan, se placer à cheval à contre-sens, en passant la jambe appuyée à la première, et se lancer à terre par une extrémité, en se poussant avec les mains.

2e Série.

Exercices s'exécutant en prenant l'élan derrière le cheval.

1 2 3 4 1° Prendre un élan, se placer à cheval, descendre vers la droite, et passer la jambe gauche par dessus.

1 2 3 4 2° Prendre un élan, se placer à cheval, et descendre vers la gauche, en passant la jambe droite par dessus.

1 2 3 4 3° Prendre un élan, sauter à cheval, un peu en avant, et se lancer à terre,

vers la droite, en élevant d'abord les deux jambes au-dessus, étant porté sur les mains.

1 2 3 4 4° Prendre un élan, sauter à cheval, un peu en avant, et se lancer à terre vers la gauche, en élevant d'abord les jambes au-dessus, étant porté sur les mains.

1 2 3 4 5° Prendre un élan, se placer debout sur la croupe, et se lancer à terre, sur le côté droit.

1 2 3 4 6° Prendre un élan, se placer debout sur la croupe, et se lancer à terre, du côté gauche.

1 2 » » 7° Prendre un élan, et passer les deux jambes réunies par-dessus le cheval, de gauche à droite, de façon à se tenir assis dessus, sur le côté droit, et sauter à terre, en se poussant avec les mains.

1 2 » » 8° Prendre un élan, et passer les deux jambes réunies du côté opposé, puis se lancer à terre, en se poussant avec les mains.

1 2 » » 9° Prendre un élan, et passer sans s'ar-

rêter, les jambes réunies, par-dessus le cheval, de gauche à droite, pour se lancer à terre vers la droite.

1 2 » » 10° Prendre un élan, et passer sans s'arrêter, les jambes réunies, par-dessus le cheval, de droite à gauche, pour se lancer à terre vers la gauche.

1 2 » » 11° Prendre un élan, et se placer à cheval, en passant la jambe droite de gauche à droite par-dessus, puis descendre par la tête, en se poussant avec les mains.

1 2 » » 12° Prendre un élan, et se placer à cheval, en passant la jambe gauche de droite à gauche par dessus, puis descendre par la tête, en se poussant avec les mains.

1 » » » 13° Prendre un élan, et se placer à cheval, en faisant un demi-tour à gauche, en passant la jambe droite de droite à gauche par-dessus, se porter sur les mains, faire les ciseaux, pour opérer un second demi-tour à gauche, et se lancer à terre vers la droite.

1 » » » 14° Prendre un élan, se placer à cheval,

en faisant un demi-tour à droite, en passant la jambe gauche de gauche à droite par dessus, se porter sur les mains, faire les ciseaux, pour opérer un second demi-tour à droite, et se lancer à terre vers la gauche.

Ainsi qu'aux barres parallèles, j'ai supprimé les exercices qui pourraient provoquer des accidents, sans aucun but d'utilité, comme de franchir le cheval en travers, en écartant les jambes à droite et à gauche, de franchir le cheval entre les bras, et de le franchir en deux bonds dans toute sa longueur.

ARTICLE V.

Exercices du vindas.

1re Série.

1 2 3 4 1° Courir de gauche à droite, en tenant la poignée dans la main droite, et la corde dans la main gauche.

1 2 3 4 2° Courir de droite à gauche, en tenant la poignée dans la main gauche, et la corde dans la main droite.

1 2 3 4 3° Courir de droite à gauche, en tenant

la poignée de la main droite seulement.

1 2 3 4 4° Courir de gauche à droite, en tenant la poignée dans la main gauche seulement.

1 2 » » 5° Courir, en se lançant par bonds, de gauche à droite, en tenant avec les deux mains.

1 2 » » 6° Courir, en se lançant par bonds, de droite à gauche, en tenant avec les deux mains.

1 2 3 4 7° Courir de gauche à droite, en tenant la poignée dans la main droite derrière le dos, et la main gauche à la corde, le bras allongé.

1 2 3 4 8° Courir de droite à gauche, en tenant la poignée dans la main gauche derrière le dos, et la main droite à la corde, le bras allongé.

1 2 3 4 9° Courir en arrière, de droite à gauche, en tenant la poignée dans la main gauche, et la corde avec la droite.

1 2 3 4 10° Courir en arrière, de gauche à droite, en tenant la poignée dans la main droite, et la gauche à la corde.

1 2 3 4 11° Courir en arrière, de droite à gau-

che, en tenant la poignée de la main droite seulement.

1 2 3 4 12° Courir en arrière, de gauche à droite, en tenant la poignée dans la main gauche seulement.

1 2 3 4 13° Courir en arrière, de droite à gauche, en tenant la poignée de la main gauche derrière le dos, et la main droite à la corde, le bras allongé.

1 2 3 4 14° Courir en arrière, de gauche à droite, en tenant la poignée dans la main droite derrière le dos, et la main gauche à la corde, le bras allongé.

Il y a encore deux exercices qu'on pourrait faire sur cette machine ; mais ils sont si peu gracieux et provoquent des mouvements si brusques que je les ai supprimé sans hésitation. Ils consistent à saisir la même poignée avec deux mains, et à se lancer dans la course, au moyen des deux pieds toujours réunis.

ARTICLE VI.

Exercices sur l'échelle inclinée.

1re Série.

1 2 3 4 1° Monter par devant l'échelle, en se

servant des pieds et des mains, tourner derrière vers la droite, et descendre, en plaçant alternativement les deux mains sur chaque échelon, les bras allongés.

1 2 3 4 2° Exécuter le même exercice en tournant derrière, vers la gauche.

1 2 3 4 3° Monter par derrière, avec les pieds et les mains, tourner par devant par le montant de droite, et descendre en faisant face à l'échelle.

1 2 3 4 4° Exécuter le même exercice, en tournant par devant, par le montant de gauche.

1 2 » » 5° Monter par derrière, avec les pieds et les mains, et descendre, une main après l'autre, sur chaque échelon, les bras constamment pliés, sans se servir des pieds.

1 2 » » 6° Monter par derrière l'échelle, avec les pieds et les mains, et descendre par les montants, en déplaçant les mains alternativement, les bras constamment pliés, sans se servir des pieds.

1 » » » 7° Monter derrière l'échelle, sans le se-

cours des pieds, en plaçant alternativement les mains sur chaque échelon, les bras pliés, et descendre de même.

1 » » » 8° Répéter le même exercice, en se servant des montants seulement.

1 » » » 9° Monter derrière l'échelle, sans le secours des pieds, en posant alternativement une seule main sur chaque échelon, les bras pliés, et descendre par les montants, en déplaçant les mains simultanément.

1 » » » 10° Monter derrière l'échelle, sans le secours des pieds, en plaçant alternativement les mains sur les montants, les bras pliés, et descendre, en plaçant simultanément les mains sur chaque échelon.

1 » » » 11° Monter sans le secours des pieds, en plaçant simultanément les mains sur chaque échelon, les bras pliés, et descendre de la même manière par les montants.

1 » « » 12° Monter derrière l'échelle, sans le secours des pieds, en plaçant simultanément les mains sur les montants, les

bras pliés, et descendre de la même manière par les échelons.

Il y a encore beaucoup d'autres exercices à exécuter sur l'échelle inclinée; mais la progression précédente est largement suffisante pour donner satisfaction aux élèves des Lycées, quelque forts et adroits qu'ils soient.

ARTICLE VII.

Exercices sur les poutres horizontales.

1re Série.

Exercice sur la poutre basse, environ 75 c. au-dessus du sol.

1 2 3 4 1° Passer sur la poutre, debout en avant.

1 2 3 4 2° Passer sur la poutre, debout en arrière.

1 2 3 4 3° Passer sur la poutre, debout, en marchant de côté vers la droite.

1 2 3 4 4° Passer la poutre, debout, en marchant de côté vers la gauche.

2e Série.

Exercices sur la poutre haute élevée à 1 m. 80 c. au-dessus du sol.

1 2 3 4 1° Passer la poutre, à cheval, en avant, et descendre.

1 2 3 4 2° Passer la poutre, à cheval, en arrière, et descendre.

1 2 3 4 3° Passer la poutre, à cheval, sur la cuisse gauche, en se dirigeant vers la droite; passer la jambe gauche par-dessus la poutre, et descendre.

1 2 3 4 4° Passer la poutre, à cheval, sur la cuisse droite, en se dirigeant vers la gauche; passer la droite par-dessus la poutre et descendre.

1 » » » 5° Se rétablir au-dessus de la poutre, au moyen de la jambe gauche et des deux bras, puis descendre.

1 » » » 6° Se rétablir au-dessus de la poutre, au moyen de la jambe droite et des deux bras, puis descendre.

1 » » » 7° Se rétablir au-dessus de la poutre, par un renversement, au moyen des bras seulement, puis descendre.

1 « » » 8° Se rétablir au-dessus de la poutre, en hissant le corps au moyen des avant-bras, et descendre.

Tous les exercices pouvant provoquer des accidents, comme de tourner autour de la poutre, en se lançant avec une jambe, ou de simuler une chute, sont supprimés.

ARTICLE VIII.

Exercices sur la balançoire brachiole.

1re Série.

1 2 3 4 1° Il n'y a positivement qu'une seule manière de s'exercer sur cette machine : elle consiste à se protéger l'un et l'autre, pour s'élever avec le plus de souplesse possible.

ARTICLE IX.

Exercices sur la barre horizontale.

1re Série.

Exercices s'exécutant en restant sous la barre.

1 2 3 4 1° Marche latérale de côté, vers la droite, les bras allongés.

1 2 3 4 2° Marche latérale de côté, vers la gauche, les bras allongés.

1 2 » » 3° Marche sous les barres, en se servant des pieds et des mains, en avançant vers la tête.

1 2 » » 4° Marche sous les barres, en se servant des pieds et des mains, en avançant vers les pieds.

1 2 3 » 5° Marche par brassées.

2e Série.

Exercices consistant à se rétablir au-dessus de la barre.

1 2 » » 1° Se rétablir au-dessus de la barre, au moyen des deux avant-bras et de la jambe gauche placée sur la barre près d'eux ; repasser la jambe gauche par-dessus la barre, et descendre.

1 2 » » 2° Se rétablir au-dessus de la barre, comme ci-dessus, en employant la jambe droite, et descendre.

1 2 » » 3° Se rétablir au-dessus de la barre, au moyen des deux mains et de la jambe gauche, placée sur la barre près d'elle, repasser la gauche par-dessus la barre, et descendre.

1 2 » » 4° Répéter le même exercice que ci-dessus, en employant la jambe droite au lieu de la gauche.

1 2 » » 5° Se rétablir de la même manière que ci-dessus, en passant la jambe gauche sur la barre entre les deux bras, et descendre.

1 2 » » 6° Se rétablir comme ci-dessus, passant la jambe droite au lieu de la gauche.

1 2 » » 7° Se rétablir au-dessus de la barre, au moyen des avant-bras, et descendre par un renversement en avant.

1 » » » 8° Se rétablir au-dessus de la barre, un avant-bras après l'autre, et descendre.

1 2 » » 9° Se rétablir au-dessus de la barre par un renversement, et descendre.

1 » » » 10° Se rétablir au-dessus de la barre par une impulsion simultanée des deux bras, et descendre.

J'ai rigoureusement observé la même règle que pour les machines précédentes, au sujet des exercices dangereux et sans aucun but d'utilité.

ARTICLE X.

Exercices sur la planche à rétablissements.

1re Série.

1 2 » » 1° Se rétablir au-dessus de la planche, au moyen des avant-bras, par une impulsion simultanée.

1 » » » 2° Se rétablir au-dessus de la planche par un renversement, et descendre.

1 » » » 3° Se rétablir au-dessus de la planche,

en se servant des avant-bras et de la jambe droite, puis descendre.

1 » » » 4° Se rétablir au-dessus de la planche en se servant des avant-bras et de la jambe gauche, puis descendre.

1 » » » 5° Se rétablir au-dessus de la planche, un avant-bras après l'autre, et descendre.

1 » » » 6° Se rétablir au-dessus de la planche, par une forte impulsion simultanée des bras, et descendre.

Je propose de terminer ici les exercices qu'on pourrait avantageusement, et sans danger, faire exécuter dans tous les lycées et toutes les écoles du gouvernement.

Cette progression de mouvements réguliers présente une variété de plus de deux cents exercices pour les élèves de la quatrième cour, et beaucoup de ces exercices peuvent être répétés à l'infini ; plus de trois cents, pour les élèves de la troisième ; quatre cents, pour ceux de la deuxième, et six cents, pour les grands élèves.

Si je n'ai pas parlé du tir à l'arc, ni du javelot, c'est parce que ces exercices, très-jolis et très-récréatifs, sont trop difficiles à établir et à démontrer dans les lycées. Mais je suis loin d'en demander la suppression, j'engage au contraire à les mettre en pratique, toutes les fois que les localités le permettront et qu'on aura quelqu'un pour les enseigner.

Lorsqu'un lycée ou une école aura un gymnase couvert à sa disposition, on fera bien d'ajouter au programme ci-dessus une ou deux échelles orthopédiques, un ou deux tirages continus, un tremplin vertical, avec poignées brachiales, et une armoire à tirages progressifs pour les élèves dont l'état de santé exigerait des soins spéciaux.

OBSERVATIONS GÉNÉRALES

Sur l'utilité plus ou moins grande de chaque machine ou instrument de gymnastique proposé pour les Lycées.

DEUXIÈME PARTIE.

Machines et Instruments portatifs.

ARTICLE PREMIER.

Haltères.

Rien n'est préférable à ces machines, qui, étant appropriées à tous les âges, augmentent ou diminuent l'action des mouvements à volonté et permettent une grande variété d'exercices en place et en marchant. Surtout ils offrent un puissant moyen de combattre le rétrécissement de la poitrine, qui provient généralement de l'habitude d'élever trop souvent et à un âge trop précoce, le corps avec les bras, aux cordes, perches, barres, etc. La forme la plus convenable à donner à ces machines est la réunion de deux rondelles lenticulaires à une poignée en bois; l'haltère de forme vulgaire, et peu commode, consiste en deux boulets réunis par une tringle de fer.

ARTICLE II.

Barre à sphères fixes.

Cette machine est encore très-bonne pour assouplir et développer convenablement toute la partie thoracique. M. le docteur Tissot la recommandait pour ouvrir les poitrines étroites, dès 1780. Elle consiste en deux boules en bois plus ou moins grosses; on peut aussi les établir en fer. Lorsque les boules deviennent trop volumineuses, la meilleure longueur à donner au bâton ou à la barre, entre les boules, est de 1 mètre 20 centimètres; la grosseur du bâton varie depuis 2 centimètres de diamètre jusqu'à 28 à 30 millimètres.

ARTICLE III.

Massues ou mils persans.

Ces machines sont aussi très-bonnes pour développer la partie thoracique. M. le colonel d'Argy, qui en fait usage depuis longtemps, et qui a fait un excellent petit traité spécial, déclare, avec raison, qu'il ne connaît pas de machine dont la pratique soit plus propice pour rendre ambidextre. La forme originale adoptée dans le pays qui paraît leur avoir donné naissance, est celle d'une poire allongée ; la forme la plus généralement adoptée par les fabricants, qui n'y entendent rien, est une partie presque cylindrique, à laquelle est fixée une poignée ; la forme adoptée pour l'armée est absolument celle d'un pain de sucre qui aurait une poignée à sa petite extrémité ; et la forme que je leur ai donnée depuis longtemps, et qui me semble la plus convenable pour exécuter tous les exercices facilement et sans risquer de se faire mal, est celle dont la forme approcherait assez d'une bouteille allongée. Leur longueur totale varie entre 45 centimètres pour les enfants, jusqu'à 75 centimètres pour les hommes les plus grands.

TROISIÈME PARTIE.

Machines et Instruments mobiles.

ARTICLE PREMIER.

Échelle de corde et de bois.

Cette machine n'a pas d'autre importance que d'apprendre à monter à une échelle de ce genre, avec le plus de facilité possible.

ARTICLE II.

Perches oscillantes.

Bonnes pour apprendre à se hisser, sans beaucoup de fatigue, en se servant des pieds et des mains, et plus tard pour apprendre à élever le corps à la force des bras.

ARTICLE III.

Corde lisse.

Remplit à peu près le même but que la perche oscillante, mais beaucoup plus susceptible d'être mise en pratique.

ARTICLE IV.

Cordes à nœuds et à supports.

Bonnes pour faire un ou deux exercices afin de

varier, mais beaucoup moins utile que la corde lisse, vu l'énorme pression qu'il faut faire avec les jambes, pour maintenir les pieds sur chaque nœud, ou chaque support pendant qu'on hausse les mains.

ARTICLE V.

Mât à perroquet.

Bon pour habituer les enfants à monter facilement, en se servant des pieds et des mains, lorsqu'ils trouvent des points d'appuis.

ARTICLE VI.

Barre échelle.

J'ai composé cette machine tout exprès, pour montrer combien est fausse l'idée qu'on se fait de l'influence des exercices exécutés sur le trapèze. Si la barre échelle n'est pas encore aussi utile que je l'aurais voulu, elle aura au moins l'avantage de ne pas vicier le développement des muscles de la partie thoracique, et de ne pas tirer son origine d'un instrument de paillasse, qu'on appelle improprement trapèze.

D'ailleurs il n'est pas sans intérêt de savoir d'où vient le nom de trapèze, ainsi que sa découverte pri-

mitive, avec l'usage qu'on en fit au début. Il faut consulter à cet égard M. Amoros ; je le laisse parler, 2e volume, page 339, chapitre 26, des exercices du trapèze. Il cite d'abord M. Clias : « De tous les ins-
» truments gymnastiques de mon invention (dit
» M. Clias dans sa Gymnastique élémentaire), le
» triangle mouvant a toujours la préférence, parce
» que c'est au moyen de cet instrument que j'ai
» développé mes meilleurs élèves. »

» Je releverai d'abord, dit M. Amoros, quelques
» inexactitudes dans ce paragraphe, et ensuite je
» dirai mon opinion sur l'utilité de cet instrument.
» *Il fut inventé en Italie par les funambules*, et
» servit lontemps à amuser le public, sans que l'on
» en retirât aucune autre utilité. Ses formes et le
» mouvement continuel qu'il prenait, quand les deux
» cordages étaient réunis dans un anneau, lui don-
» naient tout le caractère d'un instrument d'acro-
» bate. La préférence que M. Clias lui accorde sur
» tous les autres instruments gymnastiques, est une
» erreur dangereuse ; car, avant d'être en état de
» s'en servir, il faut se préparer par d'autres exer-
» cices, et au moyen d'autres instruments, qui sont
» par conséquent plus nécessaires. Une échelle de
» bois, les perches à suspension, et autres instru-

» ments gymnastiques sont plus dignes de la préfé-
» rence que M. Clias accorde au triangle, parce qu'ils
» sont plus nécessaires, plus élémentaires et qu'ils
» produisent des résultats plus utiles.

» La première chose que je fis, lorsque je connus
» cet instrument, fut de lui ôter sa mobilité cons-
» tante et funambulique, nuisible aux exercices, et
» dangereuse sans nécessité, et de lui donner une
» forme convenable au parti que je voulais en tirer,
» et aux usages auxquels je le destinais. Au lieu de
» réunir les deux cordes dans le même anneau, je
» mis à l'extrémité de chacune un anneau différent,
» et en les plaçant toujours sur les crochets qui sont
» écartés d'un pied ou d'un pied et demi de dis-
» tance; il en résulta la figure d'un trapèze, et
» c'est le nom que j'ai donné à l'instrument. »

Il n'est pas difficile de voir combien M. Amoros s'est trompé dans son espérance et dans sa nouvelle combinaison; car il est impossible que dans aucun temps, les acrobates aient fait plus d'usage qu'on n'en fait aujourd'hui de cet engin. Voyez, pour compléter l'idée de M. Amoros, ce qu'a écrit M. le docteur Londe à ce sujet, page 299.

Je suis donc entièrement de l'avis de M. Amoros, quand il dit qu'il préfère au trapèze, ou une échelle de bois, ou une perche à suspension ; car il est positif qu'on peut faire des exercices aussi utiles sur ces deux machines, tandis que ceux qu'on exécute sur le trapèze ne sont bons, en général, qu'à donner une satisfaction très-passagère à un besoin de mouvements exagérés, qui n'ont aucun but d'utilité. Je soutiens, de plus, ayant de nombreuses preuves à l'appui de ce que j'avance, que les exercices souvent répétés sur le trapèze arrondissent le dos, font baisser la tête en avant, et ont une tendance très-fâcheuse à fermer les épaules au lieu de les ouvrir. Cela vient tout simplement de ce que les jeunes gens font généralement un usage prématuré de cet instrument. Comme ils n'ont pas encore un développement de force suffisant pour s'y exercer convenablement, ils réunissent les mains, se serrent la poitrine avec les épaules et souvent avec les bras, rentrent la tête en la baissant en avant, pour concentrer leurs forces, et font ensuite avec les jambes des mouvements désordonnés pour se hisser au-dessus du bâton, et pour en redescendre brusquement, sans pouvoir maîtriser aucun de leurs mouvements.

C'est pour éviter une partie de ces désordres que j'ai composé la barre-échelle ; et, comme je l'ai déjà dit, quoique je la préfère absolument au trapèze, je la considère néanmoins comme une machine de bien peu d'importance, comparativement à beaucoup d'autres.

Avec ce système, les élèves ne peuvent plus placer les mains à volonté ; ils doivent, dans l'exécution de tous les exercices, placer les mains soit sur la première base dans les deux intervalles, soit sur la deuxième base, pour monter comme pour descendre. On ne devra plus s'éloigner de cette règle. Comme les enfants de treize à quatorze ans ne doivent pas se servir de cette machine, deux dimensions suffiront pour compléter la série. Le petit système aura, entre les deux premiers montants, 0^m 52 centimètres d'écartement, et la première base sera élevée de 1^m 80 au-dessus du sol. Ce système sera celui des jeunes gens de quatorze à seize ou dix-sept ans. Le plus grand système aura 0^m 58 centimètres d'écartement entre les deux premiers montants, et la première base sera élevée de 2^m 00 à 2^m 05 centimètres, au-dessus du sol, pour les jeunes gens de dix-huit ans et pour les hommes.

QUATRIÈME PARTIE.

Machines et Instruments fixes.

ARTICLE UNIQUE.

Portique.

Le portique sera toujours une excellente et indispensable machine, parce qu'elle sert à recevoir tous les agrès, plusieurs petits mâts mobiles, et généralement une échelle inclinée à chaque extrémité. Il y a des portiques de différentes classes; mais cette complication de machines ne peut avoir lieu que dans un grand gymnase normal, ou un établissement particulier ; pour les Lycées ou pensions, un seul portique de moyenne classe sera suffisant. Il peut être établi de la façon la plus simple, depuis deux poteaux montants, plus ou moins éloignés et élevés, avec une seule traverse, jusqu'à l'établissement complet, comme je l'ai représenté dans ma *Gymnastique pratique*, planche 2.

ARTICLE PREMIER.

Échelle horizontale.

Une échelle, placée horizontalement, est une bonne machine, à cause de la quantité d'exercices qu'on peut y faire, et dont beaucoup ont une tendance à remédier naturellement au mauvais maintien du corps. Les échelons doivent avoir $0^m 40$, et sont espacés en moyenne de $0^m 20$; les montants sont ordinairement en sapin, et je leur donne depuis longtemps une forme ovale, de laquelle on se trouve très-bien pour la résistance du bois.

Je ne parle pas de son élévation au-dessus du sol ; elle sera toujours proportionnée à la taille des élèves qui devront s'y exercer.

ARTICLE II.

Barres parallèles fixes.

Excellente machine, dont on fait trop peu d'usage. Elle est aussi très-propre à régulariser de mauvaises dispositions du corps, et elle présente une grande variété d'exercices. On établit généralement les barres trop matériellement et sur de mauvaises dimensions. On peut en réduire la série à deux systèmes. Pour les jeunes gens de 10 à 16 ans, elles auront $0^m 50$ d'écartement de centre en centre des barres, et seront élevées à $0^m 95$ au-dessus du sol. Le second système aura $0^m 55$ d'écartement de centre en centre des barres, et 1 mètre d'élévation au-dessus du sol. On a donné jusqu'à présent aux barres une forme toute opposée à celle qu'elles devraient avoir. Pour être prises convenablement, elles doivent avoir quatre centimètres d'épaisseur au-dessus, trois au-dessous, et douze à treize centimètres de hauteur.

Si l'on ne peut facilement faire la dépense des barres parallèles mobiles, on pourra les supprimer sans nuire beaucoup à la progression des exercices.

ARTICLE III.

Sautoir.

Il n'y a pas de règles positives pour établir des machines à sauter. On peut se servir d'un marchepied, d'une table, d'un monticule en terre, etc. Ce que je préfère est un double escalier disposé, avec des marches élevées de 0^{m}33 de distance, jusqu'au nombre de cinq ; la dernière, terminée par une plate-forme. De cette façon, les élèves peuvent se lancer de la première, deuxième, troisième marches, etc., sans qu'ils aient rien devant eux, qui puisse les gêner.

Un sautoir ordinaire se compose de deux poteaux, percés de trous de dix en dix centimètres, qui servent à hausser ou à baisser une corde à volonté.

ARTICLE IV.

Cheval.

Bonne machine, surtout quand elle est bien rembourrée avec du crin et recouverte d'une peau en cuir ; exercices d'émulation et de précision, propres à fortifier les bras, les jambes, et à faire acquérir une grande justesse de mouvements. La hauteur et la longueur dépendront toujours des élèves qui doivent s'y exercer.

ARTICLE V.

Vindas.

Le vindas ne présente rien de bien remarquable en fait d'exercices ; il a l'avantage de permettre aux élèves de tout âge de s'exercer au début, sans aucun danger ; et une fois qu'on est habitué, plusieurs de ces exercices ne manquent pas de grâce et exigent une certaine énergie.

ARTICLE VI.

Échelle inclinée.

Cette machine est bonne pour fortifier les bras, et développe, par suite, une grande puissance musculaire dans toute la partie thoracique.

ARTICLE VII.

Poutre horizontale.

Indispensable dans un gymnase de Lycée, pour apprendre aux élèves à marcher dessus de toutes les façons, lorsqu'elle est peu élevée de terre, et pour apprendre aux plus grands à se hisser au-dessus, lorsqu'elle se trouve élevée plus haut que leur tête.

ARTICLE VIII.

Balançoire brachiale.

Cette machine, que j'ai mise en usage pour la première fois au *Couvent des Oiseaux,* en 1838, a le double avantage, d'abord de plaire beaucoup aux élèves, et ensuite d'exercer le corps, les bras et les jambes très-régulièrement. De plus, une fois que l'exercice est bien compris, le corps se trouve élevé avec beaucoup de souplesse et de grâce. Dans aucune circonstance, les élèves ne devront s'y exercer sans être tenus par la corde de sûreté.

ARTICLE IX.

Barres horizontales, dites à suspension.

Bonne machine pour apprendre à se suspendre

par les mains, et surtout pour apprendre aux plus grands élèves à se hisser avec facilité au-dessus d'un obstacle quelconque, dès qu'on peut le saisir avec les mains.

ARTICLE X.

Planches à rétablissements.

Remplace l'octogone, qui est beaucoup trop dispendieux pour un Lycée ; indispensable pour apprendre à se hisser au-dessus de toute espèce d'obstacle quelconque, dont on peut saisir le bord avec les doigts.

Comme je n'ai nullement entrepris dans ce court exposé de donner la construction des machines, je n'ai parlé absolument que de celles sur lesquelles on commet le plus d'erreurs de construction. Pour les autres, il ne manque pas d'ouvrages, qu'on pourra consulter au besoin.

Après tous ces détails, je dois dire un mot sur l'usage des ressorts, dont on a fait un si fastidieux étalage depuis quelque temps, en vue d'une simple spéculation. Oubliant bien d'autres machines ou instruments de gymnastique qui seront toujours préférables, des industriels n'ont pas craint, pour écouler leurs produits, de composer des méthodes complètes de gymnastique avec ces seuls ressorts; mais la pose seule des figures destinées à les faire comprendre, a suffi pour donner une idée de l'importance qu'on devait accorder à ces fantaisies commerciales.

Cela ne veut pas dire que je repousse absolument l'usage des ressorts; loin de là, je m'en suis servi en tous temps et je m'en sers toujours, soit pour des circonstances exceptionnelles, soit comme exercices; mais, je ne leur demande rien de plus.

Si ces prétendues méthodes ont été aveuglément acceptées dans quelques maisons d'éducation, ce n'a pu être certainement que par ignorance de la vraie gymnastique ; et le résultat sera de dégoûter la jeunesse de se livrer aux exercices.

Sans but d'utilité spéciale, ces exercices sont monotones et l'on s'en fatigue bientôt. Ils ne peuvent, d'aucune façon, être comparés à la gymnastique ordinaire, qui est plus attrayante, rend plus agile, donne plus de souplesse, d'équilibre, sans parler du coup-d'œil, de la résolution, du courage et des qualités morales, que les prétendues méthodes à ressorts laissent entièrement de côté.

Si l'on veut bien s'en rapporter à mon expérience, pour faire un choix parmi ces ressorts composés aujourd'hui de tant de manières différentes, je dirai que les plus utiles, à tous égards, sont les ressorts composés de cordes tressées en caoutchouc, qu'on réunit au nombre de deux, trois, quatre et cinq, suivant la résistance qu'on veut obtenir de leur réunion. Les cordes de ce genre se trouvent très-facilement dans le commerce.

Les machines ou instruments que je propose de supprimer, pour que l'enseignement de la gymnastique soit profitable, et sans danger, dans les lycées et écoles, sont :

1° LES ANNEAUX,

Avec lesquels on ne peut faire que des exercices très-brusques, souvent dangereux, et presque toujours sans aucune grâce.

2° LE TRAPÈZE,

Remplacé par la barre échelle.

3° LES MATS VERTICAUX, DITS PASSAGES DE RIVIÈRE,

Qui ne sont bons qu'à faire des exercices inutiles et dangereux, et qui, de plus, détruisent le goût de la vraie gymnastique. L'établissement de ces mâts est, d'ailleurs, très-dispendieux.

4° BARRE DE FER,

Cet exercice, qui consiste simplement à lancer une barre de fer le plus loin possible, ne peut convenir dans les lycées.

5° CORDE INCLINÉE,

Trop dangereux pour les élèves jeunes, qui ne savent pas conserver assez de vigueur pour descendre, lorsqu'ils perdent leurs forces en montant.

6° POUTRE OSCILLANTE,

Le plus dangereux de tous les exercices.

7° PERCHE A SAUTER,

Exercice difficile à bien exécuter, qui est presque un motif de désordre, quand une quinzaine d'élèves tiennent chacun une perche en main ; mais qui, d'ailleurs, est assez gracieux, et qui exige beaucoup d'énergie. Quand on le pourra, on le conservera pour les élèves de la première cour.

8° POUTRE INCLINÉE,

Excessivement dangereux pour les élèves.

9° ASCENSION,

Exercice insignifiant et souvent dangereux.

10° PERCHE A CROCHETS,

Bon pour escalader les murs ; rien n'est disposé dans les lycées pour exécuter cet exercice.

11° TREMPLIN HORIZONTAL,

Cet instrument n'est pas dangereux ; mais il a l'inconvénient de tromper la force des jambes des élèves, qui, une fois habitués à être protégés par l'élasticité de cette planche, ne peuvent presque plus se servir de leurs jarrets sur un sol ferme.

12° ARC-BOUTANT,

Exercice provoquant le désordre et vraiment peu utile dans les lycées.

13° PLANCHES A RAINURES,

Exercice sans danger, mais d'une application difficile dans les lycées, à cause des forces qu'il exige et de l'énorme dépense auxquelles elles entraînent.

Gymnastique Militaire.

Après avoir débarrassé la gymnastique des lycées et des écoles des machines inutiles ou dangereuses, je ne puis m'abstenir d'émettre mon avis sur la gymnastique militaire, dont l'énorme matériel, inutilement compliqué, et l'enseignement mal entendu, ne donnent que des résultats insuffisants.

Il est loin de ma pensée d'attaquer le mérite de la commission qui a organisé le règlement de la gymnastique militaire; car, lorsqu'elle entreprit ce travail, on était encore sous l'influence de la gymnastique Amorosienne, et il aurait été très-difficile à des personnes dont la plupart n'avaient jamais pratiqué la gymnastique, de réaliser tout à coup les modifications que je propose aujourd'hui.

Abordant immédiatement la question, je demande s'il est logique que, sous le nom d'école normale de gymnastique militaire, on détache pendant six mois un certain nombre d'hommes qui viennent s'y exercer, sans autre direction que celle qu'ils tirent d'une théorie imprimée qu'on leur met en main? Aussi, les hommes qui viennent s'instruire, pour porter ensuite le fruit de leurs travaux dans leur corps, s'en retournent pour la plupart moins avancés que beaucoup d'autres qui se sont exercés sans quitter le régiment et sous les yeux de leurs chefs. Est-il encore bien logique, au point de vue de la gymnastique militaire, qu'on fasse perdre le temps à une certaine quantité de soldats, en les exerçant sur des machines qu'ils ne retrouveront plus ailleurs, une fois sortis de cette école? Certainement, les personnes intéressées pourront dire qu'on exerce les hommes non-seulement à la gymnastique, mais encore aux chants, aux armes, voire même à la canne et à la boxe, etc. Mais il faudrait n'avoir aucune connaissance de ces choses, pour croire qu'en aussi peu de temps un homme, sorti d'une école presque sans direction, puisse se mettre convenablement en garde en face du plus petit maître de son régiment. Et, quant aux chants, dont on fait tant de bruit, je ne vois pas où est la nécessité de venir commencer dans une école normale, ce qu'on est obligé de finir d'apprendre à l'école du régiment. J'aurais compris l'importance qu'aurait pu acquérir une école normale de gymnastique militaire, si son premier directeur, M. le colonel d'Argy, homme d'action et de savoir, si bien secondé par M. le capitaine Cécille, y était resté assez de temps pour accomplir le projet qu'il avait conçu.

Voyant qu'en général les hommes envoyés à cette école étaient trop âgés, et qu'ils n'étaient pas assez choisis, voyant également que leurs progrès pendant leur séjour à l'école ne répondaient pas aux vues qu'on s'était proposées, M. d'Argy aurait voulu n'y recevoir que les hommes à peine âgés de vingt ans, et ne leur apprendre exclusivement que la gymnastique. Je ne parle pas des cours de français, de dessin, de musique, etc., qui sont et qui seront toujours de première nécessité dans toutes les écoles. Il ne les aurait fait retourner à leur corps que lorsqu'ils auraient eu acquis assez de connaissances, et qu'ils auraient été assez sûrs d'eux-mêmes, pour exécuter et démontrer tous les mouvements. De cette façon, ils se seraient trouvés, en revenant à leur régiment, supérieurs aux moniteurs déjà en fonctions, au lieu de leur être inférieurs, comme cela arrivait pour le plus grand nombre. Mais, malheureusement pour la dignité de la gymnastique militaire, ce premier chef, à peine parti, les exercices excentriques prirent aussitôt une étendue déplorable, et les sauts périlleux ont charmé plus d'une fois les spectateurs dans les séances solennelles. Quand on connaît tout ce désordre, peut-on ne pas déplorer un pareil état de choses? Qu'on examine sérieusement de quoi est capable l'homme qui a passé une saison dans cette école et qui en sort avec une médaille d'or, et l'on sera fort étonné de son insuffisance. Je me donnerais bien de garde d'attaquer le militaire qui est le sujet de cette récompense ; il peut avoir bien d'autres mérites. Mais comme moniteur de gymnastique, il n'a pas la science qu'on lui suppose, et si l'on faisait des concours semblables dans tous les régiments, parmi les moniteurs qui n'ont jamais passé par l'école, il faudrait donner des centaines de médailles d'or, au moins aussi bien méritées. Si seulement cette gymnastique, mal entendue, ne sortait pas des limites de l'armée, le mal serait loin d'être aussi grand; car, en définitive, il importe peu qu'un militaire monte à l'assaut gracieusement, ou franchisse une barrière avec élégance. Mais le véritable mal, celui qui s'est répandu avec une rapidité qui m'effraye, c'est que la gymnastique civile, n'ayant pas d'école normale pour la relever, le nom d'école normale de gymnastique militaire est seul connu, et que de cette école, comme de celles d'Amoros et des sapeurs-pompiers, est sorti l'abus qui existe aujourd'hui dans l'enseignement général de la gymnastique.

Il est en outre bien certain que les membres de la commission n'ont pu prévoir les dépenses énormes qu'entraînerait l'établissement d'un matériel aussi considérable que celui qui a été décrété, et qui devait se répéter tant de fois dans toute la France, sans compter son entretien, une fois établi. La commission, si elle eût pu deviner ces conséquences, aurait sans doute beaucoup abrégé son travail, et la gymnastique militaire aurait été, à cette condition, mille fois plus praticable pour les chefs qui, devant une complication de machines aussi considérable qu'inutile, se trouvent dans un grand embarras, pour l'enseignement de la gymnastique dans les corps qu'ils commandent.

A quoi bon ces énormes mâts verticaux, qui à eux seuls, coûtent autant que l'établissement de six gymnases au moins, comme il conviendrait de les établir dans un régiment ? Et ces mâts peuvent-ils servir à autre chose qu'à répéter inutilement tout ce qu'on peut faire, aux cordes, aux perches, aux échelles placées au portique ? Reste donc ce fameux exercice qui consiste à se lancer dans l'espace au moyen d'une corde, exercice dangereux et absurde. A quoi bon encore cette machine qu'on appelle octogone, machine d'un prix très-élevé, pour répéter deux ou trois fois de suite sur des ponts superposés, ce qu'on peut faire des milliers de fois avec autant d'avantage, sur la simple planche à rétablissement, dont la dépense est comparativement insignifiante?

Je pourrais en dire autant de beaucoup d'autres machines; mais je me contenterai d'un dernier mot sur les poutres horizontales et inclinées. Pour se procurer une poutre placée horizontalement, comme elle est représentée dans l'atlas, il faudrait dépenser au moins 800 fr., tandis que même, dans les Lycées, une poutre placée sur deux tasseaux, ou sur deux simples montants, si on la préfère plus élevée, ne coûte presque rien et remplit parfaitement son but.

Après ces observations, voici comment je comprends la composition d'une gymnastique militaire.

PREMIÈRE PARTIE.

24 mouvements propres à l'assouplissement et à l'équilibre du corps, dont 4 exercices pour l'assouplissement des jambes, 4 pour les bras, 4 pour les bras et les jambes simultanément, 4 pour les sauts de pieds fermes, 2 pour le pas et la course sur place, 2 pour l'équilibre du corps, sur les jambes, 4 exercices préparatoires pour la natation.

DEUXIÈME PARTIE.

10 exercices de souplesse et d'énergie, en place, en marchant ou en reculant, exécutés avec le fusil tenu avec une ou deux mains.

TROISIÈME PARTIE.

20 exercices d'haltères, dont dix en place et dix en marchant ou reculant.

4 exercices pour lancer la barre de fer.

2 exercices pour lancer le javelot.

10 exercices de massues ou mils persans.

2 exercices pour la petite corde de traction.

2 exercices pour lancer la grenade ou le petit boulet.

4 exercices pour la lutte à la perche.

QUATRIÈME PARTIE.

1 exercice, course de résistance.

1 exercice, course de vélocité.

1 exercice, course sur une jambe.

1 exercice, course en arrière.

CINQUIÈME PARTIE.

1 exercice, marche avec des sacs à terre sur les épaules.

2 exercices pour dresser une échelle debout.

2 exercices, marcher et courir, portant une échelle seul et à deux.

3 exercices pour porter des madriers, sur la tête, sur l'épaule, et sur l'avant-bras.

2 exercices, pour porter des troncs d'arbre et des poutres, à plusieurs hommes.

1 exercice, pour diriger un tronc d'arbre en forme de bélier, pour enfoncer une porte, ébranler un mur, etc.

SIXIÈME PARTIE.

1 exercice, saut en largeur.

1 exercice, saut en hauteur.

1 exercice, saut en profondeur.

1 exercice, saut mixte.

3 exercices, avec procédés différents, pour hisser des hommes au-dessus d'un obstacle, sans le secours d'aucun instrument.

1 exercice, sauts continus par-dessus des buttes de terre peu élevées.

SEPTIÈME PARTIE.

6 exercices pour les passages sur les poutres, assis et debout.

4 exercices, avec les perches à sauter.

3 exercices, avec procédés différents, pour hisser les hommes au-dessus d'un obstacle, avec le secours des perches, et les fusils au besoin.

2 exercices pour hisser un homme sur un obstacle, au moyen d'une perche, plus courte de quatre-vingts centimètres que l'obstacle même.

HUITIÈME PARTIE.

2 exercices sur la corde lisse.

1 exercice sur la corde à nœuds.

1 exercice sur l'échelle de corde.

3 exercices sur les perches oscillantes.

8 exercices sur les échelles de bois.

3 exercices sur la corde-guirlande du portique.

8 exercices sur les barres parallèles, sans prendre d'élan.

8 exercices sur les barres parallèles avec élan.

3 exercices pour se rétablir au-dessus de la poutre, élevée à 1^m 80 centimètres du sol.

6 exercices au-dessous de la barre à suspension.

6 exercices pour se hisser au-dessus de la planche à rétablissement.

2 exercices pour franchir la poutre horizontale.

1 exercice pour monter au mur par des interstices, avec le secours des mains et des pieds.

1 exercice pour monter au mur, avec la corde lisse.

1 exercice pour monter au mur, avec la perche à crochets.

Il est inutile de parler de la formation des pelotons, des distances, etc., personne n'étant au courant de ces sortes d'exercices plus que les militaires. En procédant comme je le propose, on soulagerait la mémoire des soldats de près de cent exercices, dont plusieurs sont ridicules, et le reste inutile. Je suis même certain qu'une pratique sérieuse permettrait d'en retrancher encore une bonne quantité, sans nuire aucunement aux progrès de l'enseignement.

La dépense totale, d'après mon système, pourrait se résumer ainsi, pour chaque gymnase de garnison, sauf à en mettre deux, trois, ou quatre dans les villes les plus importantes, ou simplement à doubler ou tripler le matériel dans les villes de fortes garnisons, mais de peu d'étendue, comme Metz, Arras, Lille, etc.

Toutes les machines et agrès formeraient deux parties bien distinctes.

La première partie comprendrait toutes les machines fixes. Elles seraient établies de façon à ce que leur solidité ne laissât rien à désirer, et se résumeraient comme il suit en se servant des ressources qu'on est toujours à même de trouver dans un régiment.

OBSERVATION GÉNÉRALE.

Comme tous les exercices périlleux sont éliminés de ce programme, il n'y aurait plus lieu de pratiquer des fossés sous les machines pour les remplir de sable en cas de chute. A quoi bon habituer les hommes à se servir de choses qu'ils ne doivent plus rencontrer dans une pratique sérieuse?

PREMIÈRE PARTIE.

Matériel restant sur place.

10	madriers ou petits troncs d'arbre, de 3 à 4^{m}	40 f. » »
6	troncs d'arbre plus forts, pour être placés sur les fossés ou portés par les hommes.	36 » »
9	petits monticules en terre, gazonnée	

de chacun 2m de longueur, avec une distance de 4m entre eux, pour les sauts en hauteur. Leur hauteur serait avantageusement répartie comme ceci : deux de 0m 60, deux de 0m 70, deux de 0m 80, un de 0m 90, un de 1m 00, et un de 1m 10. Ce petit terrassement serait fait par les hommes du régiment.

Pour les sauts en largeur, une suite de fossés, dont les bords devront être parallèles.

Tous ces fossés n'auront pas besoin d'avoir plus de 50 centimètres de profondeur, et les bords seront arrondis.

Un fossé sera établi à part pour y placer les troncs d'arbres ou les poutres.

Pour les sauts en profondeur, un ou plusieurs tertres gazonnés, pouvant permettre aux hommes de s'élever graduellement jusqu'à une hauteur maximum de 2m 66.

Le terrassement sera fait par des hommes du régiment.

Une suite de petits monticules en terre peu élevés, soit en ligne ou en cercle, différemment espacés, pour les franchir successivement en courant.

Report	76 f.	» »
2 systèmes de barres parallèles fixes.	60	» »
1 poutre en sapin, de 4^{m}00 de longueur, soutenue par deux montants, à 1^{m}80 au-dessus du sol, pour les rétablissements.	30	» »
1 système de barres à suspension, de trois intervalles, de chacun 2^{m} 00, soutenu par quatre poteaux.	50	» »
1 planche à rétablissement.	30	» »
1 poutre horizontale en sapin, de 4^{m} 00 de longueur, pour franchir comme barrière élevée de 0^{m} 75 à 1^{m} 20 du sol.	15	» »
1 portique de 4^{m} 00 de hauteur sur 7^{m} 00 de longueur, composée d'une traverse et de deux poteaux seulement.	140	» »
Toute la peinture exécutée par les peintres du régiment.	65	» »
Total pour les machines fixes.	466	» »

Dans toutes les garnisons, il sera facile de trouver un mur, ou une partie de rempart pour exercer les hommes aux assauts.

DEUXIÈME PARTIE.

Machines et agrès devant être replacés dans un magasin spécial après chaque séance.

40	paires d'haltères pesant ensemble 250 kilos, à 80 c.	200	»»
6	barres de fer.	18	»»
10	paires de mils.	40	»»
50	grenades fournies par l'artillerie		
50	boulets fournis par l'artillerie.		
12	perches à sauter, de chacune, 3m00.	30	»»
40	sacs à terre, fournis par le génie ou l'artillerie.		
4	échelles de bois, de chacune, 5m00, deux pour le portique, et deux pour apprendre à les porter, à 30 fr.	120	»»
2	cordes lisses.	18	»»
1	échelle de corde et de bois.	11	»»
2	perches oscillantes.	15	»»
1	corde lisse de 12m 00 pour les assauts ou aux remparts.	16	»»
1	perche à crochets de 6 à 7m pour assaut.	15	»»
1	cordelette de 30 à 40m, pour monter les hommes et les fardeaux.	21	»»
	A reporter	504	»»

Report,	504	»»
12 crochets en bon fer pour le portique.	30	»»
Total.	534	»»
Pour la première partie.	466	»»
Total général pour un gymnase complet.	1,000	»»

Ainsi pour une somme légèrement plus élevée que celle que coûterait la construction d'une simple poutre horizontale, telle qu'elle est comprise dans le règlement, on établirait un gymnase pour ainsi dire complet, composé de douze machines fixes, et de cent cinquante agrès différents.

La boîte d'agrès, dont presque tous les régiments sont déjà pourvus, est une bonne chose à conserver. Pour les bataillons détachés, on y ajouterait seulement quelques paires d'haltères, et on supprimerait ce qui ne serait plus réglementaire.

J'ignore si l'on acceptera la nouvelle organisation gymnastique militaire que je propose ; mais ce dont je suis bien certain, c'est qu'en adoptant ce projet, on serait en droit d'exiger l'exécution du règlement qui rend la gymnastique obligatoire dans l'armée, tandis que, dans l'état actuel des choses, cela est moralement et matériellement impossible.

TABLE DES MATIÈRES

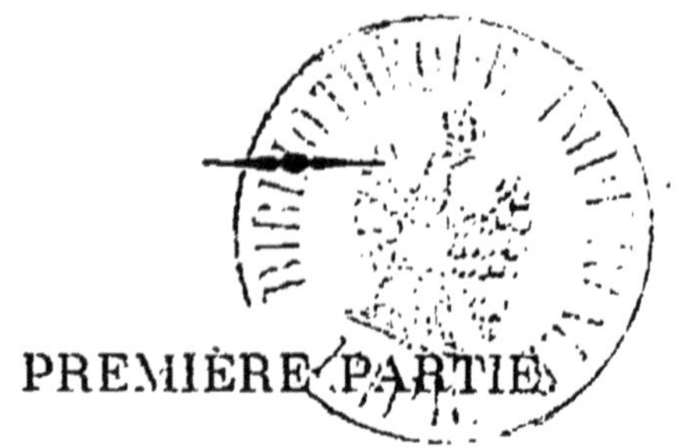

PREMIÈRE PARTIE

Application thérapeutique des exercices, du massage et des frictions,

A diverses indispositions et à quelques maladies parfois très-graves,

Résultats obtenus dans les Hôpitaux et en ville.

DEUXIÈME PARTIE.

Introduction des exercices gymnastiques dans les hôpitaux.

TROISIÈME PARTIE.

De l'enseignement actuel de la gymnastique.

www.ingramcontent.com/pod-product-compliance
Ingram Content Group UK Ltd.
Pitfield, Milton Keynes, MK11 3LW, UK
UKHW022322190726
13856UKWH00001B/146